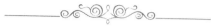

66穴让您健康一生

王启才　郑崇勇　侯献兵　韩善明　编著

中国中医药出版社

·北京·

图书在版编目（CIP）数据

66 穴让您健康一生 / 王启才等编著 . — 北京：中国中医药出版社，
2018.1（2019.1重印）

ISBN 978 - 7 - 5132 - 4560 - 9

Ⅰ . ① 6… Ⅱ . ① 王… Ⅲ . ① 穴位疗法—基本知识 Ⅳ . ① R245.9

中国版本图书馆 CIP 数据核字（2017）第 262696 号

中国中医药出版社出版

北京市朝阳区北三环东路 28 号易亨大厦 16 层
邮政编码 100013
传真 010-64405750
山东润声印务有限公司印刷
各地新华书店经销

开本 880×1230 1/32 印张 10.5 字数 245 千字
2018 年 1 月第 1 版 2019 年 1 月第 2 次印刷
书号 ISBN 978 - 7 - 5132 - 4560 - 9

定价 49.00 元
网址 www.cptcm.com

社 长 热 线 010-64405720
购 书 热 线 010-89535836
维 权 打 假 010-64405753

微信服务号 zgzyycbs
微商城网址 https://kdt.im/LIdUGr
官 方 微 博 http://e.weibo.com/cptcm
天猫旗舰店网址 https://zgzyycbs.tmall.com

如有印装质量问题请与本社出版部联系（010-64405510）

王启才教授简介

王启才，现为南京中医药大学国际教育学院教授，硕士研究生导师，湖北襄阳人，1969年毕业于湖北中医学院，留校从事针灸教学、临床、科研工作。任世界中医药学会联合会套针专业委员会名誉会长，中国针灸推拿协会副会长、中推联合医学研究院专家委员会副主任委员兼新浮刺疗法培训授课专家，中国针灸学会临床分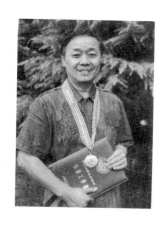会第二、三届秘书长，中国针灸学会首届科普工作委员会副主任委员，美国自然医学研究院荣誉院士，美国纽约中医学院客座教授，加拿大（蒙特利尔）中医学院兼职副院长，加拿大中医研究院学术顾问，香港大学中医药学院针灸研究生班特邀教授，香港中医药研究院学术顾问、客座教授，新世纪全国高等中医药院校规划教材《针灸治疗学》（第1版）主编，成人高等教育规划教材《针灸学》（第1版）主审。

王启才教授从教、从医近50年，积累了丰富的教学、临床经验。其教学生动活泼、幽默风趣，深受海内外学生的欢迎和喜爱，先后赴中国香港、台湾地区及美国、加拿大、法国、澳大利亚、新西兰、新加坡、马来西亚、北非阿尔及利亚和西非贝宁共和国讲学、医疗。他善于思考，勤于笔耕，在国内外医学刊物上发表学术文章200多篇，科普作品300多篇，主编和参编著作80余部。代表作有《王启才新针灸学》《针灸解惑》《针灸医学宝典》《特定穴临床应用》《实用针灸临床辨证论治精要》《启才针灸治疗心悟》《自学中医一本通》《经络的研究及临床应用》《经络发微》及《二级经络学》（英文版）等。

王启才教授临床精于四诊辨证论治和经络辨证论治，擅长运用针灸和新浮刺技术治疗面瘫、颈椎病、肩周炎、坐骨神经痛、尿便失禁、妇科、眼科等疑难奇症以及中医针灸经穴养生。

1989年荣获南京中医学院优秀教学质量奖，2003年荣获南京中医药大学优秀教师金奖，2006年在全国第四届科技大会上被国家科技部评选为中国针灸行业唯一的先进科技工作者，2010年被江苏卫视和山东卫视聘为中医养生栏目主讲嘉宾，同年被中华中医药学会评为全国首届中医药科普"金话筒"奖，既是江苏卫视、山东卫视养生节目几十位主讲专家中的唯一获奖者，也是全国针灸界经络穴位养生保健主讲专家中唯一的获奖者。

内容提要

人体用于防治疾病的穴位有 400 多个，这么多的穴位，普通老百姓是难以学习和掌握的。就是针灸医生，在针灸临床上也有一部分穴位很少用到甚至根本就没有用过。所以，本书密切结合临床实际，从 400 多个穴位中挑选出 66 个防治疾病的精华穴位，采用通俗易懂的语言、深入浅出的写法，逐一介绍它们的定位和多种取法、功能主治、适用范围、操作方法及注意事项等最主要的养生保健、防治疾病的知识。其中不乏古今生动有趣的病例作印证。让你一看就能懂，一学就会用，一用就有效。

穴位保健，强身健体！人身 66 穴寓意人生六六大顺。深信广大读者们都能通过轻松愉快的穴位保健，获得知识！获得快乐！获得健康！获得幸福！

目　录

上篇

基础篇

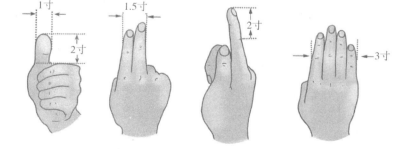

一、穴位的定位和取法

穴位保健时，取穴是否准确，直接影响到效果。为了能尽量将穴位取准，首先要学习和掌握的就是常用的定位取穴方法。常用的定位取穴方法有以下几种：

（一）体表标志取穴法

体表标志取穴法就是根据人体表面的一些自然标志来取穴的方法，一般又分为固定标志和活动标志两种。

1. 固定标志　有五官、眉毛、发际、乳头、肚脐、指（趾）甲及骨性标志等，如鼻旁 5 分取迎香，两眉头连线中点取印堂，两乳头连线中点取膻中，脐旁 2 寸取天枢等。

2. 活动标志　需要采取某种动作姿势才会出现的活动标志，有皮肤的皱褶、肌肉的隆起或凹陷、肌腱的显露及某些关节凹陷等。如咬牙时下颌角咬肌隆起处取颊车；张嘴时耳前颧弓下取下关；尽量屈曲肘关节，肘横纹头取曲池穴；上臂平举抬肩，肩峰前下凹陷中定肩髃；握拳，第 5 指掌关节后方纹头取后溪。

（二）简便取穴法

简便取穴法就是利用一些简便易行的方法取穴。如两耳尖直上与头顶正中线交点取百会穴；拇指向食指并拢，虎口处肌肉隆起最高点取合谷穴；两虎口自然平直交叉，食指尖所抵达处取列缺穴；屈膝，掌心盖住膝关节髌骨，手指垂直向下（食指紧靠在小腿胫骨前嵴外缘），中指尖所达之处取足三里等。

（三）手指测量法

手指测量法是以手指的长短、宽窄为依据定穴，因为此法只限于自身使用，故又称"手指同身寸法"（如果高矮胖瘦和手指长短粗细差不多的人可以互用，否则，就得根据实际情况增加或减少）。其中，以大拇指指节的宽度为 1 寸；食、中二指并拢后第 2 指节的宽度为 1.5 寸；食指上两节的长度或拇指端到 1、2 掌骨指蹼连接处为 2 寸；食指、中指、无名指、小指并拢后第 2 指节的宽度为 3 寸（古代简称"一夫法"，图 1）。

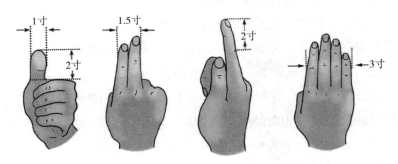

图 1　手指同身寸法

这样一来，我们取穴的标准 1 寸、1.5 寸、2 寸、3 寸都有了。如果哪个穴位是 2.5 寸，就 1.5 寸再加 1 寸；如果是 4 寸，我们就来个"一夫法"加 1 寸；如果是 5 寸，我们就来个"一夫法"加 2 寸；要是六寸呢？我们来 2 个"一夫法"不就可以了吗？

很多人（包括医生）习惯将食指、中指、无名指并拢的宽度视为 2 寸来定穴，这是不准确的。因为四指并拢（一夫法）才 3寸，细细的小指头的宽度怎么可能有 1 寸呢？也就是说，食指、中指、无名指并拢的宽度已经超过 2 寸、接近 2.5 寸了。

（四）骨度分寸法

骨度分寸法是将正常成年人身体各部位按一定的尺寸折量，规定为一定的尺寸。如头部前后发际之间为 12 寸，肚脐正中至胸剑结合部为 8 寸，小腿外膝眼至外踝尖高点为 16 寸。不论男女老幼、高矮胖瘦一律如此（表 1、图 2）。

表 1　常用骨度分寸

部位	起止点	折量分寸	度量法	说明
头 部	前发际至后发际	12 寸	直寸	如前后发际不明，眉心至前发际加 3 寸；大椎至后发际加 3 寸；眉心至大椎为 18 寸
	前额两发角之间	9 寸	横寸	
	两耳后高骨（乳突）之间	9 寸		
胸腹部	心口窝（胸剑联合）至脐中	8 寸	直寸	前正中线旁开的胸胁部取穴骨度，一般根据肋骨计算
	脐中至耻骨联合上缘	5 寸	直寸	
	两乳头连线之间	8 寸	横寸	女性用锁骨中线取代

续表

部位	起止点	折量分寸	度量法	说明
背腰部	肩胛骨内侧缘至后正中线	3 寸	横寸	第 3 胸椎下与肩胛冈脊柱缘平齐，第 7 胸椎下与肩胛下角平齐，第 2 腰椎下与肋弓下缘或肚脐平齐，第 4 腰椎下与髂棘平齐
上肢部	腋前纹头至肘横纹	9 寸	直寸	—
	肘横纹至腕横纹	12 寸		
下肢部	股骨大转子至膝中	19 寸	直寸	膝中的水平线，前平膝盖下缘，后平膝弯横纹，屈膝时平膝眼穴
	臀横纹至膝中	14 寸		
	膝中至外踝尖	16 寸	直寸	
	膝关节内下方高骨下至内踝高点	13 寸		

初学者不妨用一根弹性很好的约 1 厘米宽的松紧带，自制一个测穴尺，上面按每 1 厘米划 1 个小格，总共划 20 个格子就可以了（因为我们人体的骨度分寸，最长的是 19 寸，有 20 个格子足够了，图 3）。这样，就可以根据某个穴位的实际分寸，利用松紧带测穴尺可长可短的伸缩性，比较准确地确定这个穴位的具体位置。

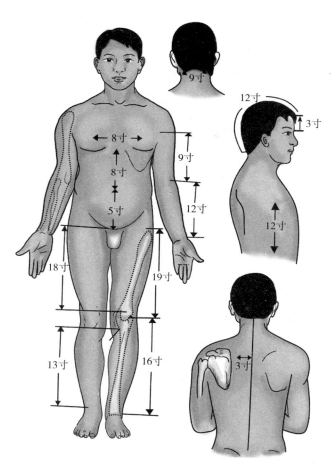

图 2 全身骨度分寸

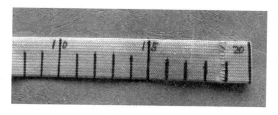

图 3 松紧带测穴尺

二、穴位保健操作技能

从家庭保健的实用性、安全性出发，普通百姓主要是学会和掌握指压、按摩、艾灸、拔罐、刮痧、皮肤针叩刺等简易疗法的操作技能。

（一）指压、按摩手法

指压、按摩又称"点穴疗法"，是通过手指代替针具点按穴位或压痛点，用以强身保健或治疗疾病的方法。这在古代叫"指针法"，即"以指代针"的方法。除了强身保健作用之外，还可以用于中暑、休克、癔症、昏厥、小儿脑瘫、中风偏瘫、头痛、失眠、胃痛、腹痛、腹泻、遗尿、尿失禁、尿潴留、牙痛、咽喉痛、颈肩腰腿等全身大小关节疼痛等病症的治疗。

从家庭实用性出发，本书只介绍一些简单易行而且使用安全，不会造成人为损伤的常用按摩手法。

1. 摆动类手法 即用手指、掌或腕关节做连续协调摆动的一类手法。包括一指禅推法、滚法和揉法等。

（1）一指禅推法：通过拇指持续不断地作用于病变部位或穴位上，称为"一指禅"推法。

【操作方法】

施术者以拇指指端（图4）或指腹（图5）着力于受术者体表一定部位或穴位上，拇指伸直，其余四指自然弯曲，前臂做主动运动，带动腕关节进行有节律的摆动；同时第一指间关节做屈伸活动，使所产生的功力通过指端或指腹轻重交替，持续不断地作用于治疗部位或穴位上；手法频率每分钟150～200次。

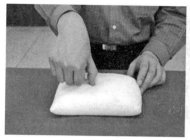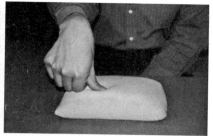

图 4　指端"一指禅"推法　　　　图 5　指腹"一指禅"推法

【适用部位】

"一指禅"推法以指端操作，接触面较小，刺激相对较强，适用于全身各部经络穴位。以指端偏峰推法，轻快柔和，多用于颜面部；以指腹操作刺激相对较平和，多用于躯干及四肢部的经络穴位。

（2）滚法：滚法是由腕关节的屈伸运动和前臂的旋转运动复合而成，以第 5 指掌关节背侧突起部吸定治疗部位，用前臂的主动运动带动腕关节的屈伸旋转活动，持续不断地作用于治疗部位的手法。

【操作方法】

滚法有前臂旋转带动指掌关节的滚法和屈伸腕关节滚法两种：前臂的旋转运动是以手背的小指侧为轴来完成的，即以第 5 指掌关节背侧突起部附着于治疗部位，手指放松、微曲，手背绷紧，前臂主动做旋转运动，使手背偏小指侧部在治疗部位上进行连续不断地滚动（图 6）；屈伸腕关节滚法是以第 2 至第 4 掌指关节背侧为轴，带动腕关节做较大幅度的屈伸活动（图 7）；手法频率每分钟 120 ～ 160 次。

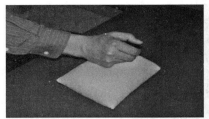
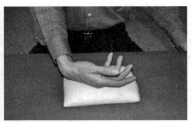

图 6　指掌关节滚法　　　　　图 7　屈伸腕关节滚法

【适用部位】

本法由于腕关节屈伸幅度较大，所以，接触面和刺激面均较大，刺激力度也较强，多用于项、背、腰、臀及四肢部。

（3）揉法：以手指或手掌为吸定点，带动治疗部位做轻柔缓和的环旋转动，称为"揉法"，是按摩常用手法之一。其中指揉法又分为拇指或中指揉法和食、中、无名指、小指四指揉法；掌揉法又分为掌跟揉法和大鱼际揉法。

【操作方法】

①揉法：指揉法分单指揉法和四指揉法两种，用拇指或中指指腹（图 8）或食、中、无名指、小指四指指腹（图 9）吸定在某一穴位或部位上，腕关节保持一定的紧张度，带动皮下组织做轻柔的小幅度环旋转动。手法频率每分钟 120 ～ 160 次。

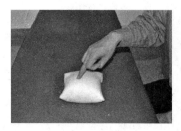
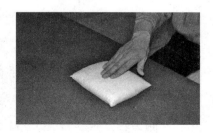

图 8　单指揉法　　　　　　　图 9　四指揉法

②掌揉法：掌揉法又分掌根揉法和大鱼际揉法两种，掌根揉法以掌根部紧贴治疗部位，腕关节放松，以前臂的主动运动带动腕关节，同时掌根部带动治疗部位进行环旋转动（图10）；大鱼际揉法以大鱼际部紧贴治疗部位，腕关节放松，以前臂的主动运动带动腕关节，同时大鱼际部带动治疗部位进行环旋转动（图11）；手法频率每分钟120～160次。

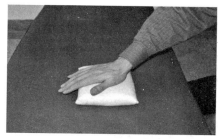 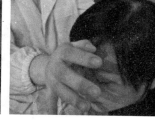

图10　掌揉法　　　　　　　图11　大鱼际揉法

【适用部位】

指揉法接触面小，力量轻柔，适用于头面部穴位；掌跟揉法面积较大，力量沉稳适中，多用于背、腰、臀、躯干部；大鱼际揉法适用于面部、颈项部、腹部及四肢部。

2. 摩擦类手法　即用手指或手掌部贴实体表，做直线或环旋移动的一类手法。包括摩法、擦法、推法、搓法、抹法等。

（1）摩法：即用手指或手掌在体表做环形移动的手法。

【操作方法】

①指摩法：手指自然伸直并拢，腕关节略屈并保持一定的紧张度，食、中、无名、小指四指指面紧贴治疗部位，以肘关节为支点，前臂做主动运动，通过腕、掌使指腹在治疗部位做环旋运动（图12）。频率每分钟10～15次。

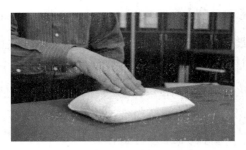

图 12　指摩法

②掌摩法：手掌自然伸直，腕关节略背伸并放松，将手掌吸定在治疗部位，以肘关节为支点，前臂做主动运动，通过腕部使掌心在治疗部位做环旋运动（图 13）。频率每分钟 12 次左右。

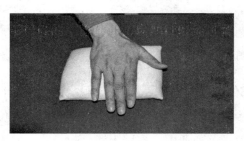

图 13　掌摩法

【适用部位】

摩法刺激轻柔和缓，适用全身各部，尤其以胸腹、胁肋等部位最为常用，如摩腹等。

（2）擦法：用手掌掌跟、大小鱼际附着于一定部位，进行快速的直线往返运动，使之摩擦生热的按摩手法。

【操作方法】

①掌擦法：将手掌的掌面贴附于施术部位，腕关节伸直，以肩关节为支点，上臂主动运动，通过肘关节、前臂和腕关节使掌

面做前后方向的连续移动（图 14），以温热或透热为度。操作频率每分钟 100 ～ 120 次。

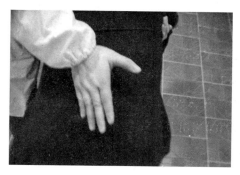

图 14　掌擦法

②大小鱼际擦法：手掌伸直，腕关节平伸，将大鱼际或小鱼际贴附于治疗部位。以肩关节为支点，通过肘、腕使大小鱼际进行均匀的前后往返移动（图 15），以温热或透热为度。操作频率每分钟 100 ～ 120 次。

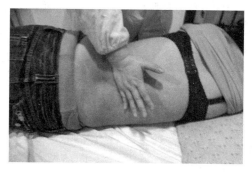

图 15　小鱼际擦法

【适用部位】

掌擦法擦动的范围大，多用于胸胁及腹部，如胸部擦膻中、背腰部擦脊椎两侧。大鱼际擦法在胸腹、腰背、四肢均可应用，小鱼际擦法多用于肩、背、腰、臀及下肢部位。

（3）推法：即将手指、手掌贴实于施术部位上，做单方向直线移动的方法，又名"平推法"。分别有"指推法"（"拇指推法"和"四指推法"）"掌推法""拳推法"等。

【操作方法】

①拇指推法：以拇指指端贴实于治疗部位或穴位上，其余四指置于对侧或相应的位置以固定助力，腕关节略屈并偏向尺侧。拇指及腕臂部主动施力，向拇指端的前方直推（图16）或向侧面横推（图17）。

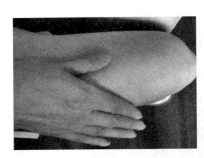

图 16　拇指直推法

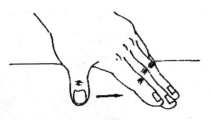

图 17　拇指横推法

②四指推法：以食指、中指、无名指、小指四指指腹相对着力于一定的部位或穴位上，向前做直线推动（图18）。操作时要求四指指腹始终附着于肌肤，用力均匀柔和，刚柔相济。

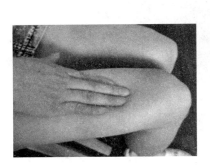

图 18　四指推法

③掌推法：以掌根部贴实施术部位，腕关节背伸，肘关节伸直。以肩关节为支点，上臂部主动施力，通过前臂、腕关节，使掌根部向前做单向直线均匀缓慢推进（图19）。

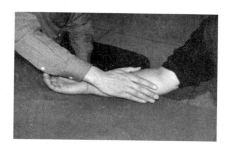

图 19 掌推法

④拳推法：自然握拳，掌心朝下，利用拇指以外的四指前二节背侧和大小鱼际接触皮肤，向前做推擦手法（图20）。

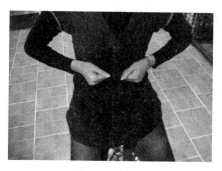

图 20 拳推法

【适用部位】

拇指推法接触面小，推动距离短，施力柔中含刚，易于查找和治疗小的病灶，故常用于面部、项部、手部和足部；四指推法接触面积可大可小，刺激量可强可弱，常用于颈项、腰背及四肢；掌、拳推法接触面大，推动距离长，力量柔和而沉实，多用于背腰、胸腹部及四肢肌肉丰厚处。

（4）搓法：用手掌对着某一部位或穴位来回搓揉，或者双手掌夹住肢体的一定部位，相对用力做快速搓揉的手法。

【操作方法】

①单手搓法：用一只手的手掌对着某一部位或穴位来回搓揉，如搓脚心。

②双手掌搓法：双手掌夹住施术部位，以肘关节和肩关节为支点，前臂与上臂主动施力，做相反方向的较快速往返搓动，并同时由肢体的近心端向远心端往返移动（图21）。

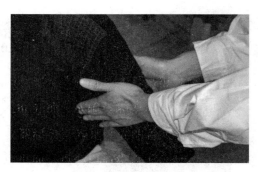

图 21　双手掌搓法

【适用部位】

多用于四肢部，如搓上臂与前臂、搓脚心涌泉穴等，通常作为按摩的结束手法使用。

（5）抹法：即用单手或双手拇指指腹螺纹面紧贴皮肤，作上下或左右直线或弧形曲线往返移动的按摩手法。

【操作方法】

将单手或双手拇指指腹螺纹面置于受术者一定部位，其余手指置于相应的位置以固定助力。以腕关节为支点，拇指的掌指关节主动运动，拇指指腹螺纹面在施术部位作上下左右直线或弧形曲线往返的移动（图22）。

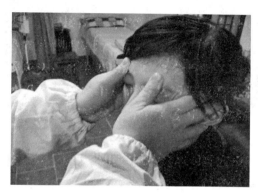

图22 抹法

【适用部位】

抹法活动范围小，多用于头面、颈项部，如面部指抹除皱等。

3. 挤压类手法 即以手指、手掌或肢体其他部位按压或对称性挤压体表一定的部位，使之产生压迫或挤压感觉的一类手法。包括点压、按法、掐法、拿法、捏法、捻法等。

（1）点压：以拇指指端、中指指端或拇指、食指、中指指间关节突起对准体表的一定部位或穴位，适当用力点压，使之产生酸、麻、胀等感觉。

【操作方法】

①拇指点压：拇指伸直，手握空拳（或其余四指张开），以拇指端着力，按压体表一定部位或穴位（图23）。点压的时间及用力轻重，视患者的体质状况和病情而定。

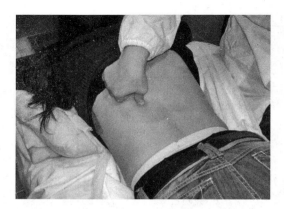

图 23 拇指点压

②中指点压：中指伸直，其余四指半握拳或张开，以中指端着力，按压体表一定部位或穴位（图 24）。点压的时间及用力轻重，视患者的体质状况和病情而定。

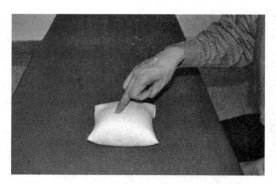

图 24 中指点压

③指关节点压：弯曲拇指或食指、中指，以任意一个指间关节背侧突起部位按压体表一定部位或穴位（图 25-27）。

点压法常与按法、揉法、击法等结合，组成点按、点揉、点击等复合手法应用。

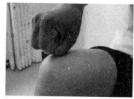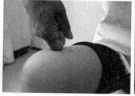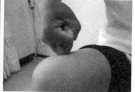

图 25-27　指关节点压法

【适用部位】

点压法作用面积小，刺激较强，常用于穴位及肌肉较薄的骨缝处。

（2）按法：以手指、手掌或肘部着力于一定的部位，逐渐用力，按而留之的手法，称为"按法"。分指按法、掌按法和肘按法三种。

【操作方法】

①指按法：可用拇指或中指指腹螺纹面对准体表一定部位或穴位，由轻而重，适当用力持续按压（同时还可以配合有节律地揉动），使之产生酸、麻、胀等感觉（图 28）。按揉的时间及用力轻重，视患者的体质状况和病情而定，一般每处少则 2 ～ 3 分钟，多则 5 ～ 6 分钟。

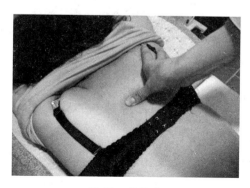

图 28　指按法

②掌按法：手指伸直，以手掌为着力部，用单掌（图29）、双掌或双掌重叠（图30）按压。

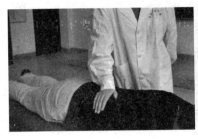 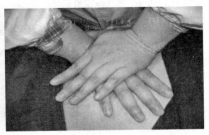

图29　单掌按法　　　　　　　图30　双掌按法

③肘按法：肘关节屈曲，以肘尖突起部位着力于体表一定部位或穴位，垂直持续按压（图31）。

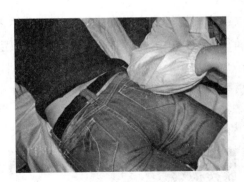

图31　肘按法

按法在临床上常与揉法结合应用，组成"按揉"复合手法应用。

【适用部位】

指按法施术面积小，适用于全身各部经络穴位；掌按法适用于面积大而又较为平坦的部位，如腰背和腹部；肘按法刺激力最强，适用于腰骶及下肢后侧。

（3）掐法：即用拇指指甲用力掐按穴位的方法，多与按法结合使用，组成掐按的复合手法。

【操作方法】

术者一只手固定相应部位，用另一只手的拇指指甲对准穴位用力掐按、挤压。也可以一边掐；一边按揉（图32）。使之产生胀、疼痛等较重的感觉。掐压的时间及用力轻重，视患者的体质状况和病情而定。

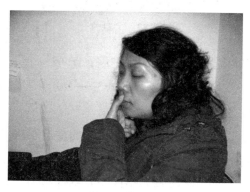

图 32　掐人中

【适用部位】

主要用于掐人中、鼻尖，掐耳穴和四肢末端。

（4）拿法：即用拇指与其他四指指面对称用力，相对挤压一定的部位或穴位，提起拿捏的方法。

【操作方法】

以单手或双手的拇指与其他手指相配合，相对挤压治疗部位的肌肤或肢体，进行轻重交替、连续不断且有节律性地拿捏提揉（图33）。使之产生酸、麻、胀等感觉，拿捏的时间及用力轻重，视患者的体质状况和病情而定。

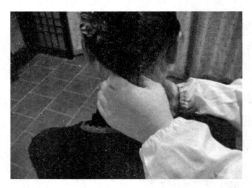

图 33　拿风池

本法多与捏法、揉法结合使用，组成拿捏、拿揉的复合手法。

【适用部位】

本法刺激量较强，临床常作为治疗的重点手法。常用于颈项风池穴、肩部肩井穴和四肢等部位。

（5）捏法：即用拇指与其余四指对称性用力、相对挤压一定部位的按摩手法。分二指捏法、三指捏和五指捏三种。

【操作方法】

①二指捏法：分对捏穴位法和捏脊法二种。

对捏穴位法：拇指与中指、食指、无名指分别置于肢体相互对应的穴位上（例如内关与外关、太溪与昆仑等），同时用力按压、对捏（图 34），使穴位处出现酸、麻、胀、痛感。

捏脊法：患者俯卧，裸露其腰背部，术者用双手拇指、食指（拇指伸直，食指弯曲紧贴拇指）沿患者背部脊柱从尾骶骨两侧开始由下而上直线向上提捏夹脊穴（先把皮肉拉起来，然后松开，如此一捏一放地向上移动）。每次在经过相应病变脏腑的背俞穴时，就停留片刻，并将穴位处的皮肉向上提 3 ～ 5 次，起到重点刺激的作用，一直捏到第 7 颈椎下大椎穴两侧为止，反复操作 3 ～ 5 遍（图 35）。

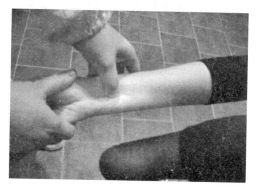

图 34　对捏穴位（内关、外关）

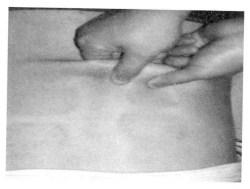

图 35　二指捏脊法

②三指捏脊法：患者俯卧，裸露其腰背部，术者将双手拇指与食指、中指呈撮捏状，沿患者背部脊柱从尾骶骨两侧开始由下而上直线向上提捏夹脊。每次在经过相应病变脏腑的背俞穴时，

都要停留片刻，并将穴位向上提 3 ～ 5 次，一直捏到第 7 颈椎下大椎穴两侧为止，反复操作 3 ～ 5 遍（图 36）。

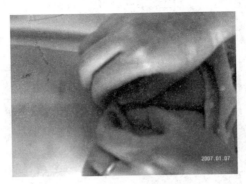

图 36　三指捏脊法

③五指捏法：用拇指与其余四指相对用力挤压治疗部位，如捏四肢、捏腓肠肌等（图 37）。

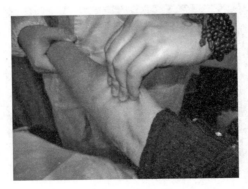

图 37　五指捏法

捏法常与拿法同时使用，组成拿捏的复合手法。但捏法不同于拿法，捏法以单纯以对掌挤压为主；拿法则是提起揉捏治疗部位。

【适用部位】

本法是较为柔和的一种手法，主要用于颈、肩、腰背夹脊、四肢部。诸如捏脊、捏四肢、对捏内关与外关等。

（6）捻法：即用拇、食指螺纹面对称用力，相对挤压治疗部位，状如捻线样快速捻搓的手法。

【操作方法】

以拇指指腹的螺纹面和食指的桡侧（拇指侧）面相对挤压治疗部位，相对用力来回地捻动，边捻转边向远端移动，上下往返（图38）。

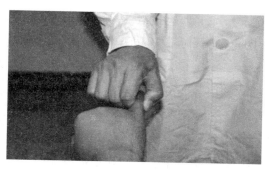

图 38　捻法

【适用部位】

捻法轻柔和缓、操作灵活，多用于指、趾部小关节及浅表肌肤。

4. 叩击类手法　即用手掌、手指、拳背或借助桑枝棒击打体表的一类手法，包括拍法、弹法、击打、捶打法等。

（1）拍法：用虚掌拍打受术者体表的方法，称为"拍法"。

【操作方法】

五指并拢且微屈，用虚掌拍打体表（图39）。既可单手操作；也可双手操作。

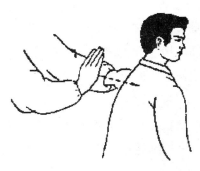

图 39　拍法

【适用部位】

本法用于背部、腰骶部、四肢。本法施术时受术者有较强的振击感。

（2）弹法：即用手指指端弹击病变部位或穴位的方法。

【操作方法】

手指微曲，将拇指指腹紧压住中指指甲盖上（形同"莲花指状"），然后用力将中指弹出。连续弹击治疗部位（图 40），每分钟弹击 150 次左右。

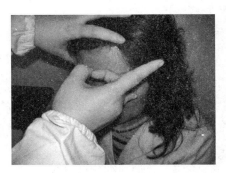

图 40　弹法

【适用部位】

多用于头部。

（3）击打法：即用手指、指掌关节、掌根、小鱼际、握拳或手持桑枝棒击打体表的方法。

【操作方法】

①手指叩击法：用指尖对准施术部位或穴位快速点击的方法，分单指叩击法和多指叩击法二种。单指叩击法是将一手中指自然弯曲，用指端对准穴位上快速点击（图41）；多指叩击法是将一只手或双手五指自然弯曲成爪状，以指尖着力，有弹性、有节律地击打病变部位或穴位（图42）。一般用于叩击头部（如叩击百会及四神聪），每穴每次叩击100～200次为宜。

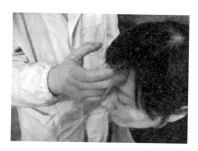

图41　单指叩击法

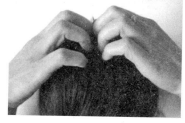

图42　多指叩击法

②掌根捶击法：手指微屈，腕略背伸，以掌跟着力，有弹性、有节律地击打体表的一定部位（图43）。

③指掌关节捶打法：握拳，以第5指掌关节或者手背整个指掌关节捶打病痛部位或穴位（图44）。

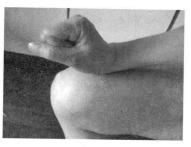

图43　掌根捶击法

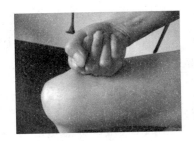

图44 指掌关节捶打法

④小鱼际击法：握拳或者五指自然伸直，拇指向上，以小指侧指掌关节以及小鱼际着力，双手有弹性、有节律地击打体表（图45）。也可以两手交叉相合，同时击打施治部位（图46）。

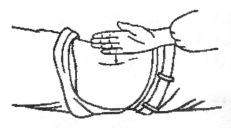

图45 单手小鱼际叩打法

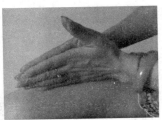

图46 双手小鱼际叩打法

⑤握拳捶打法：手握空拳，以拳面（图47）或拳背（图48）有弹性地击打病变部位。

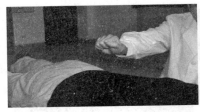

图47 拳面捶打法

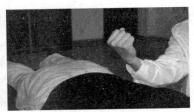

图48 拳背捶打法

⑥桑枝棒击法：手握特制的桑枝拍打棒（用无数层软布包裹笔直且修理光滑的桑树枝，外用胶布缠紧），有弹性、有节律地击打腰背部或下肢的后侧。

无论上述哪一种击法，施术部位都会有振动、舒适感。

【适用部位】

手指叩击法主要用于头面部（两手指尖击法，一般同时叩击头顶及两侧、后枕部）；掌根击法主要用于腰骶部、下肢；指掌关节捶打法适合于下肢部；小鱼际击法主要用于颈肩部、四肢部；握拳捶打法用于背部、腰骶、下肢；桑枝棒击法用于腰背部及下肢的后侧。

5. 振动类手法 即通过一定的手法，使接受部位产生振动的手法。包括振法、抖法等。

（1）振法：能使治疗部位局部产生振动的按摩手法，称为振法。分为指振法和掌振法2种。

【操作方法】

①指振法：以食、中二指指端置于体表的穴位上，稍用力使穴位局部产生酸胀得气感后，同时腕关节挺紧，以前臂的静力性收缩，带动手指在治疗部位做连续、快速的上下颤动（图49）。

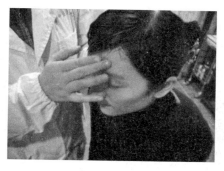

图49　指振法

②掌振法：将手掌平覆于治疗部位，以上臂及前臂的静力性收缩，使手掌在治疗部位做连续、快速的上下颤动。频率要

快，每分钟施振 500～700 次，接受治疗的部位有明显的振动感（图 50）。

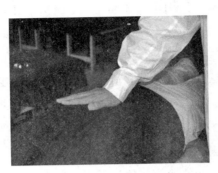

图 50　掌振法

【适用部位】

振法主要用于胸腹部和腰部穴位，指振法还可用于头顶。

（2）抖法：是一种在四肢末端施术，使肢体近端产生抖动的方法。临床以上肢抖法最为常用。

【操作方法】

患者取坐位（年老体弱的患者可取仰卧位），施术者站在病人患侧，双手握住患者的手指，使其肩关节外展，在牵引的情况下，做均匀的、小幅度、快速的、连续的上下抖动，使抖动上传至肩关节。在抖动过程中，可以瞬间加大抖动幅度 3～5 次，但只加大抖动的幅度，不加大牵引力（图 51）。

【适用部位】

适用于肩部及上肢，施术于肢体远端，效应产生于

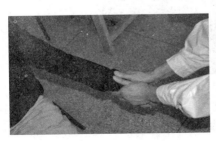

图 51　上肢抖法

肢体近端。

6. 指压、按摩注意事项 指压、按摩对急性传染病患者无效；皮肤有溃疡、疖肿、血小板减少性紫癜以及肿瘤的局部禁用。

（二）灸法操作技能

灸法就是用易燃的物品为原料，点燃以后在体表的一定部位熏烤或烧灼。给人以温热性刺激，即借火力的作用强身健体、防治疾病的方法。

灸用材料主要是中药艾叶（图52），为了治疗的方便，临床上常将艾叶加工成柔软的艾绒（图53）。为了使用上的方便，临床上常将艾绒做成艾条（图54）。

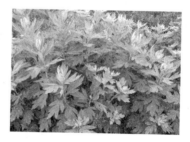

图 52 艾叶

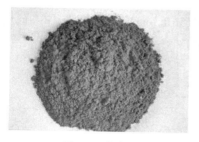

图 53 艾绒

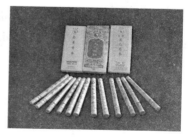

图 54 艾条

灸法的作用和适应证有哪些呢？艾灸的功能作用和临床适应范围是比较广泛的，具有温经通络、行气活血、祛湿逐寒、消肿散结、回阳救逆及防病保健等作用。适宜于阳气不足的阴寒之证；慢性虚弱性疾病以及风、寒、湿邪为患的病证。例如伤风感冒、各种关节痛、寒性哮喘、疝气以及气血虚弱引起的眩晕、贫血、乳少、闭经、小儿消化不良；脾胃虚寒、中气下陷、肾阳不足引起的胃痛、腹痛、久泄、久痢、遗尿、功能性子宫出血、脱肛、子宫脱垂、内脏下垂、遗精、阳痿、早泄、性功能低下及寒厥脱证等。

1. 艾灸法　艾灸法常分为艾条灸、艾炷灸、艾熏灸和温灸器灸四种。

（1）艾条灸：艾条灸分固定灸、雀啄灸、回旋灸3种。

①固定灸：将艾条的一端点燃，对准施灸部位（距0.5～1寸）进行熏烤（图55），使患者局部有温热感而无灼痛。一般每处施灸3～5分钟，至皮肤发红为度。

②雀啄灸：将点燃的艾条对准一定的部位（距离不固定），像小鸟啄食一样，一上一下地移动施灸（图56）。一般5分钟左右，至皮肤发红为止。

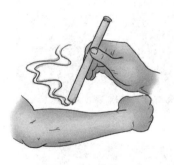

图55　固定灸

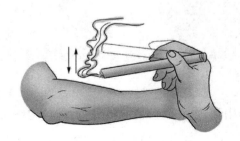

图56　雀啄灸

③旋转灸：将点燃的艾条对准一定的部位（约距 0.5 寸），不停地作回旋转动施灸（图 57）。一般 5 分钟左右，适合病变范围较大的部位。

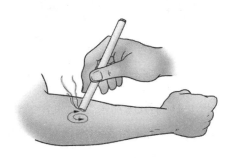

图 57　旋转灸

对于儿童和昏厥、局部知觉减退的患者，家属可将食、中指置于施灸部位两侧。这样可以通过施术者的手指对热的感觉来测知患者局部受热程度，以便随时调节距离，掌握施灸时间，防止施灸过度引起局部烫伤。

（2）艾炷灸：艾炷是将艾绒制成类似削好的铅笔头那样的圆锥体。艾炷的灸量单位是"壮"，即以青壮年人为标准，制定的对某病、某穴的艾灸数量。燃烧 1 个艾炷，即称为"1 壮"。灸量的多少应因人、因病、因施灸部位不同而异，一般可灸 3 ～ 5 壮。

艾炷的制法是：将艾绒放在平板上，用拇、食、中三指撮捏成圆锥形小体，要求撮捏紧实，耐燃而不易散裂。其大小须因人（年龄大小、体质强弱）、因病（病性、轻重）、因施灸部位的不同而异。小者如米粒或麦粒（谓之"麦粒灸"），中等如黄豆或梧桐子，大者如蚕豆或枣核大小（图 58）。

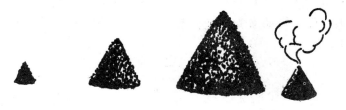

图 58　艾炷

艾炷灸分直接灸和间接灸两种。

①直接灸：将艾炷直接放在选定施灸部位的皮肤上点燃施灸，当燃剩 1/3 左右，病人开始感到热烫时，即用镊子将剩余艾绒压灭或去掉，另换艾炷再灸，至局部皮肤红晕充血为度（图 59）。因其灸后不化脓，也不留疤痕，故易于为病人所接受。

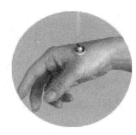

图 59　艾炷直接灸

直接灸还有一种做法，那就是让艾炷一直燃完之后换炷再灸 2 ～ 3 壮。这种人为地、有意识地造成施灸局部组织烧伤的灸法力量较强，作用持久，可以治疗一些顽固性病症，为古人所常用。因灸后会起水泡、化脓（称为"灸疮"），最后还会留下疤痕，故不被现代人所接受。必须用时，事先也一定要征得本人的同意，并认真处理水泡（小水泡不必处理，任其自然吸收；大水泡用消毒针具或牙签刺破排水，外加干净纱布或创口贴同衣服隔离），保护灸疮（每日用淡盐水清洗疮口，涂抹少许抗生素药膏或绿药膏，直至结痂）。

②间接灸：又称"间隔灸"或"隔物灸"。艾炷不直接放在皮肤上，而是在艾炷与皮肤之间用其他物品隔开施灸。其名称由

间隔物的不同而异，家庭保健多用"隔姜灸"。

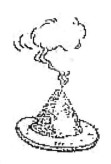

图60　隔姜灸

隔姜灸如何操作呢？隔姜灸就是把一块生姜切成二三分厚薄的圆形小块，用针或牙签刺穿无数小孔，置于穴上；再将艾绒捏成花生米大小的圆锥体，置于生姜片上点燃施灸（图60）。当患者感觉灼痛时，可用镊子将姜片夹起，离开皮肤数秒钟，然后放下续灸。一炷燃尽，则换炷再灸，一般连续灸5～7壮，至局部皮肤潮红、湿润为止。

（3）艾熏灸：将适量艾叶（或艾绒）放入容器内煎煮，然后盛于盆中，趁热用蒸汽熏灸病痛患部；也可以将艾绒放入器皿中点燃，以艾烟熏灸（图61）。

（4）温灸器灸：随着针灸科学技术的不断发展，近代还研制出了各种各样的温灸器。

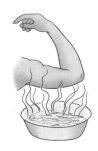

图61　艾熏灸

有简易的木质灸筒、灸盒，有塑料加金属制作的圆筒或圆盒状灸具，有完全是金属制作而成的滚动式灸器，还有融艾灸和按摩于一体的艾灸按摩棒（图62-67）。

一般都是用金属制作的圆筒灸具或木制灸盒，底部有专门放置艾绒或艾条的钢丝网罩。使用时先把外壳的盖子打开，剪一段艾条（约1寸长）放在里面，点燃以后将盖子合上，即可固定在穴位上施灸或来回熨烫，用起来非常方便。它有四大优点：一，施灸过程中可以将艾灸器用松紧带固定在穴位上，不必用手拿着——方便、省力，还可以做自己的事情、到处走动，甚至上街乘车、购物都不受影响；二，燃烧的艾绒位于半密封空间——烟尘比较少，减少污染、净化环境；三，可以随着热度的高低进行

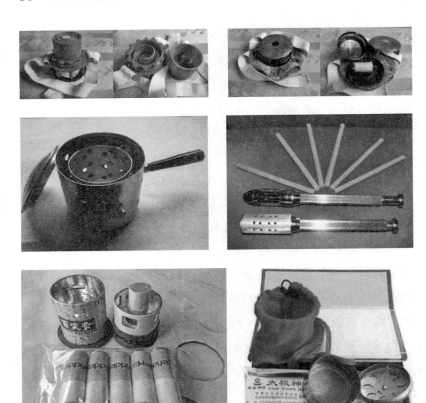

图 62-67　各式各样的温灸器

调节，温度高了就把通风口减小一点（或把旋钮往上旋），温度低了，再把通风口打开一些（或把旋钮往下旋）——灵活随意；四，艾绒处于不充分燃烧的状态——节省艾条（一段 1 寸左右长短的艾条，如直接在空气中燃烧大约是 5 分钟的话，而在艾灸器中可以燃烧半小时以上）。

　　上述各种灸法该如何把握操作程序呢？一般施灸次序应是先灸上部、腰背部；后灸下部、胸腹部；先灸头身、后灸四肢。

如此从阳引阴，可防止气血因灸火引导上行而致面热眩昏、目赤、咽干口燥等不良反应，并无亢盛之弊。

2.非艾灸法　非艾灸法就是不以艾叶为原材料而用其他易燃物品为材料的施灸方法。比如棉花灸、火柴灸、香烟灸、线香灸、灯火灸、发泡灸等。棉花灸、火柴灸、香烟灸、线香灸除了选用材料与艾灸法不同之外，其操作方法完全相同，这里就不重复说明了，只详细介绍一下灯火灸和发泡灸法。

（1）灯火灸：灯火灸又称"灯草灸""油捻灸""爆灯火""十三元霄火"，灸用材料是"纸捻"或中药"灯心草"，是民间沿用已久的简便灸法。具体方法是：取 3～5 寸长的纸捻或灯心草 1 根，用麻油或其他植物油浸渍 1～1.5 寸，点燃后快速点灼施灸部位的皮肤（图 68），听到"叭"的响声，即快速移开。如无响声出现，可重复一次。

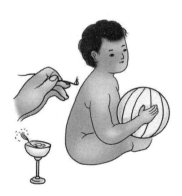

图 68　灯火灸

（2）发泡灸：发泡灸又称为"天灸""自灸""穴位敷贴"，是将某些对皮肤具有刺激性的药物涂敷在患处或穴位上，使局部充血、潮红或起水泡，以发挥治疗作用的方法（图 69）。

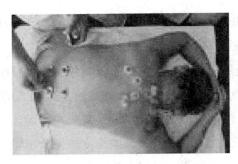

图 69　发泡灸

　　所用药物大多是单味中草药，也可以用复方。常用的有葱白、生姜、蒜泥、辣椒、胡椒、斑蝥、毛茛、小茴香、白芥子、天南星等。鲜品直接捣烂如泥，干品则研为细末，以醋、蜂蜜或生姜汁等调成糊状，贴敷于患部或穴位上，外以油纸或纱布覆盖，并用胶布固定。

　　针灸临床观察发现：先把姜汁加热约 50℃，然后拌药粉，再加少许冰片（按与药物 0.1：3 的比例）和适量凡士林后敷贴，可以防止发生过敏反应以及提高疗效。

　　每次敷灸时间的长短，应因药、因人而异，这与药物对皮肤的刺激性和患者皮肤对药物的敏感程度有关。总体来说，应该以患者局部皮肤产生轻度灼痛，而后起水泡为宜，参考时间少则 3～5 小时，多则 5～8 小时（适合普通成年人），至皮肤潮红、起泡为度。1 岁以下婴幼儿贴半个小时左右，1 岁以上儿童贴 1～2 小时。有些患者由于皮薄肤嫩、过于敏感、耐受性差，不到时间就起水泡、刺痛难忍，贴敷时间应适当缩减。若敷贴后局部皮肤瘙痒、灼痛难忍，应提前取下。如果有些皮肤粗糙、对药物不敏感的患者，局部皮肤反应迟钝，时间到了还感觉不到，也可以适当延长敷贴时间至 12 小时甚至更长的时间。总之，必须区别对待，灵活掌握。

穴位药物敷贴如果在三伏天实施，则称之为"伏灸"，主要用于防治伤风、感冒、寒性咳喘、寒性胃病、过敏性鼻炎、风寒湿性关节炎等。

最后还要提一下灸疗的禁忌和注意事项：灸法属于温热刺激，故高热、神昏、中暑等不宜使用灸法；重要组织器官如颜面五官、心脏部位、项后延髓处、表浅的血管部位、重要筋腱以及孕妇的腹部、腰骶部均不宜施灸。

（三）拔罐基本技能

拔罐是以各种罐状器材为工具，利用燃烧或其他途径排除罐内空气，造成负压，使罐吸附于皮肉上，产生温热或吸力刺激并造成局部组织瘀血以治疗疾病的一种方法。家庭保健有火罐和气罐两种。

罐具的种类很多，临床上常用的有竹罐、陶罐、玻璃罐、气罐数种，有些罐口较大的药瓶、罐头瓶也可作代用品（图70）。

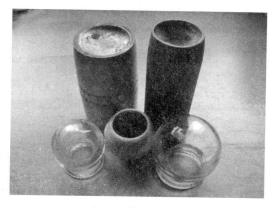

图 70　罐具的种类

拔罐的作用和适应证有哪些呢？拔罐有温经通络、祛湿逐寒、行气活血、消肿止痛的作用。主要用于风湿痹证如肩、背、腰、腿痛，面瘫，肌肤麻痹；肺部疾病如伤风感冒、咳嗽、哮喘；胃肠疾病如胃痛、腹痛、呕吐、泄泻等。

适合于家庭保健的拔罐方法主要有火罐法、气罐法。在拔罐前应先准备好各种罐具、酒精、棉球、火柴、小纸片等。有时为了增强火罐的吸附力和保护皮肤，可事先在拔罐部位或罐口涂抹少许油膏。

1. 火罐法：拔火罐要求火力强、动作快、部位准、吸附稳。**方法是**　用镊子夹住 95% 的酒精棉球，点燃后在火罐内壁闪一下即迅速退出，将火罐迅速罩在选定部位（图 71）。

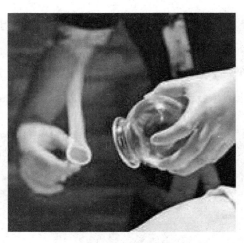

图 71　闪火拔罐法

如果是侧面横拔，在燃烧物不会落在皮肤上的情况下，也可以因陋就简，将酒精棉球或火柴杆、小纸片点燃后投入罐内，然后迅速将火罐吸拔在选定部位（图 72）。

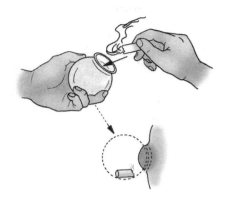

图 72　投火拔罐法

　　拔罐后，留置不动者称为"坐罐"（图 73）。一般留罐 10 分钟左右，痛症可适当延长，待局部皮肤充血或瘀血呈紫红色时即可取罐。

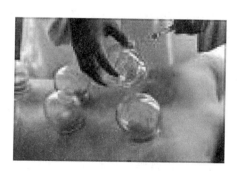

图 73　坐罐法

　　如果病痛的范围比较大（如腰背、大腿），而家里又只有 1 个罐具，则可以采用"走罐"（"推罐"）法。方法是：先在选定部位涂一层润滑剂（如各种按摩油膏等），将罐拔住，不等罐具吸紧时即用手握住罐体，用力向上下或左右方向慢慢推动，至皮肤充血为止（图 74）。

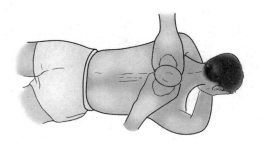

图 74　推罐法

取罐时一手扶住罐身，一手手指按压罐口皮肤，使空气进入罐内，火罐即可脱落，不可强力硬拉或左右旋转（图 75）。

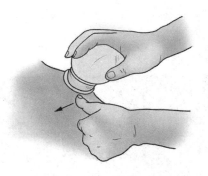

图 75　取罐法

取罐后局部发红或出现紫红色，属正常现象。如局部出现水泡，系火力烫伤所致。小水泡可任其自然吸收，不必处理；水泡较大或皮肤有破损时，应刺破水泡，放出液体，然后用创可贴或纱布敷盖。防止因衣服摩擦引起疼痛或导致感染。

还有一种"改良火罐"，是用特殊陶瓷材料制成的一种罐具，火罐外形类似特大号玻璃火罐，但是罐底却有一个能放酒精棉球的圆形凹陷（图 76、77）。除了用火排除罐内空气、造成负压以外，留罐过程中，罐底也放置一个较大的酒精棉球，点燃的酒精棉球不断加热，对病变部位甚至整个躯体产生持久的温热刺激。与此同时，操作者还通过反复闪罐、摇罐、拍打、震动等不同手法，以及配合拔罐油"火疗"。更加理想地发挥疏通经络、行气活血、祛风除湿、消肿止痛的治疗作用，提高拔罐的治疗效果。

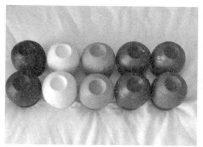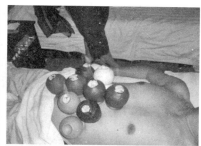

图 76、77　改良新式火罐

2. 气罐法　罐具一般由有机玻璃制成，配一把抽气枪（图78）。此法的优点是不用火，清洁卫生更安全，对于热性病症又需要拔罐者有违适宜。不足之处是缺乏火罐的温热刺激作用，对于寒性病症达不到火罐的治疗作用。

使用的时候，把气罐顶端的小塞子提起来，气罐罩在病变部位或穴位上，将打气枪插在气罐顶端，连续不断地抽气，这时患者会感觉到罐具吸拔得越来越紧。当吸力适中的时候就停止抽气，留罐 10 ～ 15 分钟。取

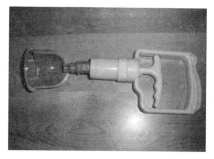

图 78　气罐

罐时只需将气罐顶端的小塞子再提起来就可以了。

　　我们在家庭里也可以自制小气罐，方法是将带有橡皮塞的废弃青霉素瓶的瓶底切去，再打磨光滑。使用时，将药瓶扣在选定部位，再用注射器刺穿橡皮塞，抽去瓶内空气，即能吸住（图79、80）。此法的优点是可用于部位较小、皮肉浅薄处，不足之处是缺乏火罐的温热刺激作用。

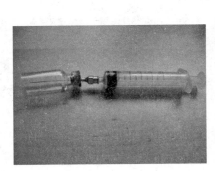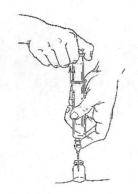

图 79、80　自制小气罐

　　3. 易罐　易罐，取其容易操作的意思，是用软质、富有弹性的高级 PU 塑料（硅胶），加工制作成半圆球形（图 81、82）。

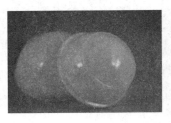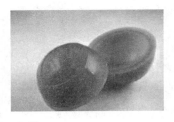

图 81、82　易罐

　　易罐的特点是制作轻巧、手感柔软舒服、携带方便、用法简单、安全耐用、容易清洗。它克服了传统火罐的不足，使用时不必用火点燃，也不必借用其他任何工具。因此，不受任何时间、任何场合、任何情况的限制，在休息时、工作中、运动间隙、旅途中、做家务时都可以随时随地使用。

易罐的作用是：通过拔罐，提起体表软组织，牵拉皮肤，松解患部皮肤下的肌筋膜；减轻肌肉、韧带、神经、血管和筋膜受到的压迫；刺激穴位，疏通经络，改善局部的血液循环和气体交换；调节微循环，促进新陈代谢，排走代谢废物，有助于消除疲劳，缓解病症带来的不适或疼痛。

易罐疗法的适应证广泛，大凡传统火罐的适应证大都适合用易罐治疗，能防治 100 多种病种。诸如临床常见的颈、肩、腰腿痛可以即时见效，也可以治疗各种软组织损伤、手术后疼痛（诸如阑尾、胆囊、肾脏切除术，甚至是乳腺癌切除术后引起的上肢肿痛）、炎症性疼痛、神经病理性的疼痛；对腰椎滑脱、腰椎压缩性骨折并伴有骨质疏松症的患者也有疗效；还可以作为亚健康的防治。

易罐的操作方法：使用易罐时，只需要将大小适宜的罐具扣在体表的病变部位或者穴位上，用大拇指按压罐具最高点处，直到罐具顶端的内壁接触到皮肤为止即可被吸附；或者把易罐平放在皮肤上，用拇指和其余手指将罐身捏扁后再放开，即可吸住；如果想要产生更大的吸力，则先将易罐翻转过来，使罐内壁最高处紧挨皮肤，然后双手配合按压易罐的边缘，将罐具再翻转过来，即可获得更强的吸力（图）。

每次可以拔 5～6 个，一般留罐 5～10 分钟。如果时间过长，也会出现局部刺痒或水泡。

易罐操作的辅助手法：留罐过程中，罐具留置不动，称为"坐罐"；若不断用拇指和其余手指挤压、捏动罐身，使馆内的压力时紧时松，谓之"闪罐术"；如果用手指在罐具顶部及四周反复叩击，使罐内出现连续不断的振动感，谓之"叩罐术"；如用五指握住罐身，反复向前后左右做摇晃手法，谓之"摇罐术"；如果将邻近的两个坐罐往相反的方向拉至皮肤绷紧病持续 3 ~ 5秒钟，再向左右方相摇晃数下，谓之"拉摇术"。

易罐的取罐法：拇指用力按压罐具顶端，使顶端内壁接触皮肤；或者用手指按压罐具周边皮肤，罐具即可自行脱落。

易罐的适应证同普通火罐，只是由于没有火的参与，在对风寒湿性肌肉关节病症在温热作用方面有所欠缺。

易罐使用过程中的注意事项可参照普通火罐。

4. 水罐法　将完好无损（没有缺口、没有裂纹）的竹罐放在水里煮沸，然后用镊子将罐颠倒夹出，快速用几层毛巾紧扪罐口，再趁热扣在选定的部位会穴位上，即能吸住。对感受风寒湿邪导致的各种体表和内脏疼痛有较好的治疗效果。

5. 药罐法　即水罐法在水中加入配制的药物煮沸拔罐法，是一种罐药结合的治病方法。药物依不同病情配制（多为祛风除湿、舒经通络、行气活血、消肿止痛之类的药物），放在布袋内，扎紧袋口，置于清水中煮至适当的浓度，再把竹罐投入药水内煮沸 10 ~ 15 分钟即可使用。

6. 扶阳罐　扶阳罐是在传统拔罐、刮痧的基础上，研制的一种集推拿、按摩、拔罐、刮痧和现代电疗、热疗、磁疗、远红外等多种理疗功能于一体的新型罐具。

（1）扶阳罐的结构特点：扶阳罐的罐身为橡木，罐底为硅胶，底边为特制陶瓷（由富含人体所需各种微量元素的黏土高温烧制而成，寒性属阴的黏土经过千度以上高温的锻炼，炼就成了温性属阳的陶瓷），罐内装有恒温发热装置、强力钕铁硼磁片和红光发射以及振动装置，整个罐身均为绝缘体。结构轻巧、造型美观、携带方便，操作安全（图 83）。

（2）扶阳罐的性能特点：扶阳罐集拔罐、温灸、刮痧、磁疗和红外线理疗于一体，创造性地以罐代手轻松推拿按摩；运用温热的罐体循经走罐，无烟艾灸，底边的陶瓷用于无痛温热刮痧。既能温灸热疗而无烟熏之弊，又融入磁疗和远红外技术，起到温推、温刮、温灸、渗透等多重作用。既祛除毒邪于体外，又温补正气于体内，祛邪而不伤及正气，扶正而不留滞病邪。不但适用于

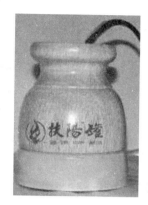

图 83　扶阳罐

普通家庭防病保健，也适合各级专业医疗机构使用，是理想的防治疾病、调理亚健康的保健工具。

扶阳罐的种类也很多，有普通型、红光型、振动型、脊柱型、健胸型、少儿型、足疗型以及便于驾驶或乘车使用的车载型等等。适应于不同人群、不同部位的罐型品种以及丰富多彩的应用形式和操作方法，把扶阳罐的性能特点和优势展现得淋漓尽致。扶阳罐的这些技术优势，已经入选世界卫生组织《中医治未病》课题项目，得到业界的广泛认同。

（3）扶阳罐的作用和适应范围：扶阳罐将电能、热能、磁能、远红外能等多种能量结合在一起，利用红光理疗局部照射，能量能透过人体皮肤组织，产生谐振。辐射的能量再通过经络的传送而深入到组织的不同的层面，被生物细胞吸收，引起组织的

温热效应，起到通阳、温阳、升阳、养阳的作。进而活化细胞组织，激发脏器功能，产生强身健体、防治疾病的效果。

扶阳罐对人体的作用是多方位的，有疏经通络、行气活血、祛风散寒、除湿消肿、软坚散结、化瘀镇痛、降脂减肥、降压强心、清肠排毒、养颜美容、清利三焦、补益脾肺、滋养肝肾、强身健体、抗老防衰，益寿延年等系列作用，适合亚健康的中医调理以及功能性疾病的调治。其适应范围，主要有风寒湿邪引起的肌肉或关节疼痛，运动失常导致的软组织损伤、肌肉及骨关节劳损；伤风感冒、胃肠不适、脘腹胀满冷痛、肠鸣腹泻、肝胆不适，头痛眩晕、失眠多梦；男性肾虚型遗精、阳痿、早泄、性功能减退、前列腺病；女性血亏、月经不调、痛经、乳腺增生、宫寒不孕、小腹冷痛等。

女式健胸型罐具可用于疏通乳房经络，促进乳房部位的气血及淋巴液循环，并刺激神经的传导，提供乳房所需的营养，调治乳房萎缩、下垂以及乳腺病症。如果再配合不同的药油做介质，可增进排毒养颜、减肥轻身、丰胸、调理月经、保养卵巢的效果。

儿童型罐具可用于少儿肺弱感冒咳嗽、脾虚厌食腹泻等一系列病症的调治；提高各脏腑器官的生理功能，改善机体的内在环境，达到增强免疫力、提高抗病力；强身健体，防治少儿亚健康的目的。

此外，还适合于所有免疫力下降的亚健康人群的扶阳调理，尤其是长期伏案工作的作家、教师、学生和开车一族的视力及颈肩腰腿功能减退者的日常保健；以及职场工作压力大、饮食和睡眠缺乏规律、常感慢性疲劳的白领人群的身体调理。

（4）扶阳罐的使用方法：扶阳罐的使用方法并不复杂，接通电源预热 5 ～ 8 分钟后就可以开始使用。

①工作温度调节：在室温 20℃左右，预热 5 分钟温度为 40℃左右，每分钟温度上升 2℃左右，连续工作 7～8 分钟温度缓慢上升达到 65℃左右，罐体进入自动恒温保护状态。舒服度可根据自身接受温度以停留快慢来进行调节，如太热或不再使用需断开电源。

②具体操作手法：可分为温拔、温刮、温推、温摩、温擦、温拍、温灸、点按、推揉、罐身温滚等。

③在运用各种手法时：使用红光型罐具温灸时要贴紧皮肤，多应用罐的温灸和揉罐的时间相对延长，以利于红光作用的充分发挥。

④使用少儿型罐具时：也可以在理疗部位铺上一层薄的布单，隔单运用温灸、温刮、温推、温滚、温拔、点按等各种手法进行操作。力度宜轻柔，以温灸为主要手法。

⑤使用足疗型罐具进行足部理疗时：除了使用常规手法以外，更可以利用锥形突起在足底进行穴位的点按和直线刮拭；也可以利用锥形突起在合适的经络部位进行温拔；但不宜更多地使用温滚的手法。

（5）扶阳罐使用注意事项

①使用扶阳罐理疗时，可以配合涂抹扶阳经络油或者扶阳素油，以提高疗效。若皮肤或体质敏感者，使用前要进行敏感测试，在前臂内侧或耳后涂抹扶阳油少许，24 小时后无红斑和异常感觉即可正常使用。

②若配合介质药油使用扶阳罐而有气味和脏物残留时，要先拔下扶阳罐电源插头，用刷子与清洁养护液进行清洁或用棉布沾少许清洁养护液加刷子擦拭刮痧头。切勿用水浸泡和用水冲洗，以免损坏或漏电。

③扶阳罐的刮痧头采用耐高温瓷制作，使用中请注意勿重摔或掉落，否则瓷头可能破裂。若瓷头有破裂则不能再使用，以免割伤皮肤。

④婴幼儿需在医师指导下使用"扶阳罐"，少儿皮肤娇嫩，还须防止烫伤。

⑤使用"扶阳罐"作理疗时，严禁用被褥等覆盖。若"扶阳罐"温度过高，应从理疗处移开，待温度正常后再使用。

⑥刮痧头有一定的温度，请注意摆放，以防烫伤。不用时需断开电源开关并拔下电源插头。

不要在潮湿环境下使用"扶阳罐"。

⑦在受术者身体有寒湿的情况下，使用"扶阳罐"刮拭后会出现不同的痧象，属正常现象。在 3 ～ 5 天后会自然消退。

⑧单次"扶阳罐"调理时间不宜超过 60 分钟，每次调理时间不宜超过 180 分钟。

⑨"扶阳罐"理疗时，若感觉不适或有不良反应时，要立即停止理疗。

⑩做完理疗要饮足量温开水，以提高功效发挥。使用"扶阳罐"后三小时内不要用冷水洗澡，请勿进食冷饮食品，保持局部温度，以防寒邪侵入。

（6）扶阳罐禁忌证

①扶阳罐只适合亚健康的中医调理以及功能性疾病的调治，需排除中晚期的器质性疾病，尤其是恶性病变等。

②孕妇、严重心脑血管疾病（尤其带有心脏起搏器者）、血小板减少性紫癜、白血病及血友病等出血性疾病及有出血倾向、肝肾功能不全、严重水肿、外伤性骨折、危重疾病患者禁用扶阳罐。

③身体植入金属的患者、月经正常的妇女月经期间慎用扶阳罐。

④精神紧张、过饥过饱及饮酒后、传染性皮肤病或皮肤有破损处不宜使用扶阳罐。为了避免对肌体烫伤，生活不能自理或对热疗不敏感的患者不宜使用扶阳罐。

拔罐法有什么禁忌和注意事项呢？首先，要根据不同部位，选择口径大小相宜的罐具。注意选择肌肉丰满、富有弹性、没有毛发、没有骨骼凸凹的部位，以防掉罐。

其次，病人要有正确而舒适的体位，罐具拔上之后，病人就不能乱动了，以免导致拔罐部位的疼痛或掉罐。

第三，罐具拔上之后，应注意防护。如果拔罐部位发紧、发热，这是正常现象；倘若过紧并有疼痛或烧灼感，应将罐具取下，检查是否有烫伤，然后重新再拔。

第四，高热、痉挛者不宜拔罐；常有自发性出血或损伤后出血不止的患者不宜拔罐；浅表血管所在部位以及皮肤有过敏、溃疡、水肿时不宜拔罐。

第五，心前区不宜拔罐；孕妇的腹部、腰骶部不宜拔罐，以免发生意外。

（四）刮痧基本技能

有一部电影，片名就叫作"刮痧"，说的是一位中国老汉，到美国去看望在美国工作的儿子。碰到自己的宝贝孙子感冒了，老汉就给小孙子刮痧。由于中美文化背景不同，老汉对孙子的一片爱心却被美方误以"虐待少年儿童"而诉讼于法律的故事。

刮痧是用一些光滑的硬质器具在体表进行连续刮拭，使皮下显现出一道道痧痕，用以治疗疾病的方法。是我国最古老的民间传统疗法之一，其源流可以追溯到旧石器时代。

1. 刮痧疗法的特点　刮痧疗法就其渊源和理论、实践基础而言，既与针灸疗法和推拿疗法有异曲同工之妙，也有其自身的特点。

（1）简便易行："刮板不离手，健康跟着走。"刮痧疗法从使用工具到操作方法都比较简单，取穴（刮痧部位）也比针灸疗法和推拿疗法简便得多，而且不受时间、环境和条件的限制，随时随地可以实施。临床实践中，只要略加讲解和指导，一看就懂一学就会，入门十分容易。

（2）适应证广：刮痧疗法最早仅用于治疗中暑（即"痧证"），随着科学的发展以及对刮痧疗法的不断开发和研究，刮痧疗法的适应证也不断扩大。既能治疗急性病，又能治疗慢性病。病种涉及内、儿、妇、外、五官各科。除治疗常见病、多发病外，也可治疗一些疑难病症。

（3）疗效快捷：刮痧疗法对许多病症有着较好的疗效，常常可1次或2、3次而愈。对一些久治不愈的病症，有时会收到意想不到的效果。若能结合中医脏腑、经络理论指导治疗则疗效更佳。

（4）经济价廉：刮痧可以说是一种不花钱或少花钱就能治好病的方法，可以大大减轻经济负担，在缺医少药的地区尤为适用。

（5）安全可靠：由于刮痧疗法治在体表，故不会有伤及内脏之虑。在家庭自疗或互疗，可以放心大胆实施。绝对安全可靠，无任何毒副作用产生。

由于刮痧疗法具有上述简、便、廉、广、验、安全等优点，又不受时间、地点的限制，适用于在广大城乡家庭及缺医少药的边远地区普及推广。

2. 刮痧疗法的原理　刮痧疗法的原理与针灸疗法和推拿疗法相同，也是建立在经络学说的基础之上。

（1）疏通经络：中医学认为"不通则痛"。刮痧疗法能使局部皮肤充血，血液循环加快，局部组织温度升高，使紧张或痉挛的肌肉舒展，从而解除痉挛疼痛。这是经络疏通的结果，即"通则不痛"。

（2）活血化瘀：刮痧可调节肌肉的收缩和舒张，使组织间的压力得到调整，以促进刮拭部位组织周围的血液循环，增加组织血流量，从而起到"活血化瘀""祛瘀生新"（所谓"旧的不去，新的不来"）的作用。

（3）调和气血：人体气血瘀滞或经络空虚时，刮痧刺激可畅达气血，引导营卫之气运行输布；促使血液和淋巴液的循环加强，气血调和，改善机体营养状态，促进新陈代谢。

（4）平衡阴阳：刮痧对内脏功能有明显的调整阴阳平衡的作用，如肠蠕动亢进者，在腹部和背部等处刮痧，可使亢进的肠蠕动受到抑制而恢复正常。反之，肠蠕动减弱者，刮痧又可使肠蠕动加强。这说明刮痧可以调整和改善脏腑功能，使脏腑阴阳得以平衡。

3. 刮痧疗法的适应证　刮痧疗法集防治疾病、康复保健于一体，刮后会感到全身轻松、舒畅。对高热、中暑、头痛、肢体疼痛、肢体麻木、关节炎、颈椎病、腰椎间盘突出、腰肌劳损、坐骨神经痛、恶心呕吐、胃肠痉挛、多种皮肤病、下肢静脉曲张等有明显疗效；对心绞痛、高血压、哮喘也有较好效果。同时，还可用于防病保健、美容、减肥等。对于妇女腹部、腰部和臀部的妊娠纹，坚持刮两三个月，也能消除。

病有轻重，证有虚实。在上述适应证中，有的可单独使用刮痧疗法；有的可以刮痧为主，配合其他疗法；有的则仅起辅助作用。千万不可视刮痧为万能之法。在刮痧无效时，应及时调整治疗方案，或改用其他疗法，以免贻误病情。

4. 刮痧用具和介质 刮痧用具可以就地取材，采用各种边缘厚实、光滑且无破损的硬质器具，例如硬币、大钮扣、瓷汤勺、瓷酒杯、小贝壳、梳子背部以及用牛角、玉石、硬木或竹片制成的刮板，甚至棉花线、麻线、丝瓜络、头发团等，均可用来作为刮具（图84）。相对而言，金属易损伤皮肤，陶瓷容易破碎，玉石价格昂贵，塑料制品可能会对皮肤产生不良刺激，较少采用。牛角为天然材料，对皮肤无毒性刺激，最为上乘。

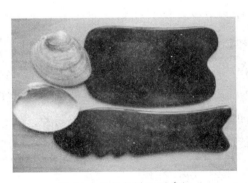

图84　各式各样的刮痧板

为了增加润滑感，减少刮痧时的阻力，防止皮肤刮伤，常用冷开水（发热病人用温开水）、各种植物油、面霜、凡士林作刮痧用介质。根据病情，也可选用一些中草药制成的刮痧油（图85），以增强治疗效果。

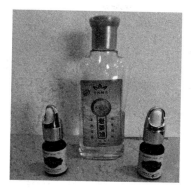

图 85　刮痧油

5. 刮痧的操作程序和方法

（1）术前准备：刮痧前应对刮具进行认真的检查，查看其边缘是否光滑，是否有裂口，是否清洁。刮具应事先用肥皂水或消毒液（1% 新洁尔灭溶液）清洗干净，然后用毛巾擦干。也可用高压、煮沸或酒精浸泡消毒。原则上每个人用自己的刮具，以避免交叉感染。刮痧局部皮肤也应清洗消毒，先用热毛巾擦洗干净，再进行常规消毒。

（2）选择体位：刮痧一般采用以下几种体位。

①普通坐位和俯伏坐位：适用于头面、颈项、肩背、上肢、下肢等部位。

②仰靠坐位：适用于前颈部、胸腹部、上肢、下肢等。

③仰卧位：适用于头面、颈部、胸腹部、上肢、下肢等。

④俯卧位：适用于头项部、腰背部、下肢后面等。

⑤站立位：适合于在刮痧的同时需要配合作肢体活动的病变，如急性腰扭伤、慢性腰肌劳损等。

（3）选择部位：根据治疗方案，确定刮痧部位，选定穴位。因刮痧涉及面积较宽，所以，取穴没有针灸疗法那么严格。但也

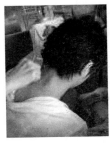

图 86　刮后项部

不能偏差太大。颈项部刮正中凹陷处及两侧；腰背部刮脊柱及其两侧；上中背还可沿肋间隙向外斜刮（如果病人太瘦，脊椎骨突起，则只刮两侧）；胸部由胸骨向外在第 2～4 肋骨刮（乳房不刮）；四肢主要刮肘弯、膝弯和关节（图 86-88）。

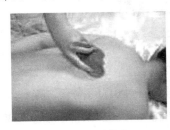

图 87　刮背部

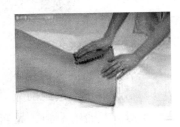

图 88　刮腰部

（4）涂抹介质：在选好的部位上，涂抹润滑油或中草药制剂等介质。

（5）刮痧的顺序：体表病宜先刮颈项部，再刮患病部位。一般顺序是：头项部→脊柱及其两侧→胸部→腹部→四肢和关节。内脏病应先刮夹脊和腰背部足太阳经背腧穴，然后再刮相关经脉及患病部位。刮完一处（3～5 分钟，30～50 下），再刮另一处，不可盲目无序地东刮一下、西刮一下。

（6）刮拭方向：刮痧必须从上而下、由内向外、从左到右顺着一个方向刮拭，不可来回刮动。头部、肩胛区、腰背部和腹部均从上到下直刮，或由内向外横刮（腹部还可以按顺时针方向围绕肚脐弧形刮拭）；面部、胸胁部由内向外斜刮；四肢部由上而下直刮（唯下肢浮肿和静脉曲张者，以轻手法从下往上刮）。

（7）实际操作：一般用右手掌握刮具，刮具的边缘与皮肤的角度以 45°左右，灵活利用腕臂之力，有节奏地（不可时快时慢）、力量均匀地（由轻到重，不可时轻时重）进行刮拭。刮拭面应尽量拉长。肌肉丰满处用刮痧板的横面刮；肌肉浅薄、凹凸较多处（如头面、关节等）可用刮痧板的棱角刮。边刮边蘸介质（头额部和保健刮不用介质），直至皮下出现轻微紫红色痧痕或紫黑色痧点、斑块为止。但初次刮痧者，不可一味强求刮出痧痕。

保健刮和刮额头、小儿可用柔软之物（如棉花团、丝瓜络）轻刮，也可施行间接刮法：在要刮的部位隔着衣服或放一块按摩巾，然后再用刮具在布上以每秒钟 2 次的速度，朝一个方向快速刮拭。每处可刮 30 下左右，掀开布查看一下，皮肤微微出现痧痕即可（不出现痧痕也可），换一处再刮。腹部柔软处还可用手指蘸食盐擦之。

对病情重、病灶深、但体质强壮者和神经兴奋所出现的疼痛、痉挛以及炎症初起者，用重刮手法刺激（泻法）；反之，对病情轻、病灶浅、体质较差者以及少年儿童、年老体弱和久病之人，要用轻刮或保健刮法（补法）。一般病症用平补平泻刮法。补刮宜每个部位 5 ～ 10 分钟；泻刮宜每个部位 3 ～ 5 分钟以内；保健刮则无严格的时间限制，以自我感觉满意、轻松、舒适为原则。

刮治结束后，用干净毛巾或卫生纸将水渍（或介质油渍）擦干，也可略加按摩，饮少量温开水、淡盐水、姜糖水，即会感到异常舒适和轻松。休息 15 ～ 20 分钟后即可离去。

两次刮痧之间的时间间隔，若在同一个部位连续刮痧，则应以皮肤上的痧痕完全消失、局部皮肤无痛感时为止（一般为

3～6天）。如果刮拭不同部位则不受限制。连刮5～8次为1个疗程。如果连刮两个疗程仍旧无效者，应做进一步检查。必要时修订治疗方案，或改用其他疗法。

6. 不同痧象的意义 刮痧后皮肤表面会出现或红、或紫、或黑的斑块、条痕现象，称之为"痧痕"（图89）。这是一种正常的反应，数天后即可自行消失。出痧后1～2天，被刮处的皮肤会有轻度疼痛、发痒、蚁行感，或感到体表冒冷气或热气，皮肤表面出现风疹样变化，也均是正常现象。无须做任何处理。

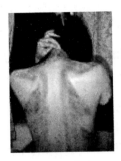

图89 痧痕

痧色鲜红，不容易刮出，呈点状，多为表证，提示病程短，病情轻，预后好，不必多刮；痧色暗红，斑块呈片状，多为里证，病程长，病情重，预后差，应该重刮。随着刮痧的治疗，痧象颜色由暗变红，由斑块变成散点，表示病情的逐渐好转。

7. 刮痧的注意事项

（1）刮痧前，病人应先休息5～10分钟，使情绪放松，消除紧张和疲劳。不可在病人疲劳、紧张的状态下刮拭。

（2）刮痧用具和刮痧部位应严格消毒，施术者的双手也要保持清洁、干净。刮具每用一次之后，要经过消毒之后方可再用，切不可带菌操作（自用保健和间接刮治者例外），防止交叉感染。

（3）刮痧时，应让病人体位自然、舒适，又要有利于操作。刮痧过程中可适当变换体位，以避免疲劳。

（4）刮痧时应注意保持室内空气流通和恒温，冬天应避风寒，刮的时间可长一些；夏天不能直接吹电扇，刮的时间应短一些。

（5）颈部、腋下、腹股沟等处有浅表淋巴结，刮治时手法要轻柔、松散，切不可强力猛刮。

（6）刮痧中，如果小腿出现筋膜挛急疼痛时，除加刮双膝弯之外，还可以用药棉蘸高粱酒或度数较高的米酒，擦疼痛部位。或用温热水泡一下脚，可减轻病人疼痛。

（7）刮痧结束后，病人应休息片刻，饮少许温开水、姜糖水或淡盐水，一小时之内不得洗冷水澡。当天最好不要做重体力劳动，禁食生冷、酸辣和油腻食品。

（8）上一次刮痧部位的痧痕尚未完全消退之前，不宜在原处再次刮拭，两次之间一般应间隔 3 ～ 6 天，以皮肤痧痕完全消退为度。

（9）明确刮痧的禁忌

①年老体弱、久病体虚者，慎用刮痧之法；过饥、过饱、过度疲劳、过于紧张及醉酒之人，忌用刮痧之法。

②五官、前后二阴、乳房、肚脐以及孕妇的腹部、腰骶部，囟门未闭合的小儿头顶部，忌用刮痧之法。

③小便不通患者的小腹部不可重力刮痧，以轻力按揉为佳。

④传染性皮肤病、疮疡痈疖、外伤骨折处、未愈合的伤口、溃疡、瘢痕以及不明原因的皮肤包块等，均不宜直接在病灶部位刮拭。

⑤有出血倾向的疾病如血小板减少、白血病、血友病、再生障碍性贫血等，忌用刮痧疗法。万一使用，也只能用轻手法刮拭，且不要求出痧。

⑥有皮肤过敏史的病人，忌用能引起过敏的刮具。

⑦危重病症如急性传染病、心肺肝肾衰竭、肝硬化腹水、全身重度水肿、恶性肿瘤中晚期、破伤风、狂犬病、精神病及其发

作期，均忌用刮痧疗法。

8. 异常情况的处理和预防

（1）在刮痧过程中，如果不慎刮伤皮肤，应停止刮治，及时消毒，予以包扎，防止感染。

（2）在刮痧过程中，如果病人出现心慌、头晕、眼花、恶心欲呕、面色苍白、出冷汗、四肢发凉、甚至神昏仆倒等现象，称之为"晕刮"。遇到这种情况，应立即停止操作，迅速让病人平卧，取头低足高位，给饮少许温糖开水，一般就会很快好转。若不能好转者，可用刮痧板刮其人中、百会、内关、涌泉、足三里急救。人中用棱角轻刮，其他穴重刮。

晕刮异常情况重在预防。在刮痧过程中，手法要柔和、适中，切忌过猛、过重，以免给病人增加不必要的痛苦。对于初次接受刮痧治疗、精神紧张、身体虚弱者，在治疗前应向他们做好解释工作，消除对刮痧的顾虑。对过饥、过饱、过度疲劳、过于紧张及醉酒之人，不急于用刮痧之法。在为年老体弱、少年儿童和怕痛紧张的病人刮痧时，手法要轻，并经常询问他们的感觉，随时观察病人的面部表情和全身情况。以便及时发现和处理意外情况，防患于未然。

（五）安全有效的皮肤针法

皮肤针是一种多针浅刺的针具，其构造是在一个如同小莲蓬的物体上分散装嵌数支小针，有单头和双头之分（图90）。

皮肤针以小针的多少而冠以不同的名称：装5枚小针的称为"梅花针"；装7枚小针的称为"七星针"；装18枚小针的称为"十八罗汉针"；将数支小针不分散而集束安装在一起的又称为"丛针"（图91）。现在比较通用的皮肤针是双头的，一头是散在的梅花针或七星针，另一头则为丛针。

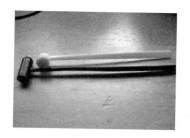
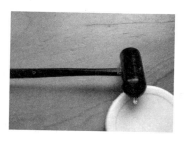

图 90　单头、双头皮肤针　　　　图 91　丛针（头）

1. 皮肤针的针柄　有两种类型，一种是硬质的胶木和金属棒，一种是软质塑料或牛角制品。

梅花针和七星针普通医药商店均有销售，十八罗汉针和丛针就需要专门定制了。家庭自制简易丛针，可以取用一只筷子，用烧红的铁锥子在大头钻出一个直径 3～5 毫米的小洞，在小洞内放置 5～7 枚缝衣针，将针尖对齐，塞紧后用丝线从两边绕"8"字形将针缠紧即可。

由于皮肤针在叩刺时针具与体表接触面大，针尖仅仅触及皮肤，又属浅刺，疼痛较轻，尤适用于妇女、儿童及年老体弱者，故又有"妇女针""小儿针"之称。

2. 皮肤针的作用及适应证　皮肤针叩刺可以疏通体表经络之气，从而起到沟通和调节体表皮部和脏腑组织的作用。对于一般针灸适应的病症均可使用，尤其对于头痛、眩晕、失眠、近视、颈肩腰背痛、四肢关节痛、胸胁疼痛、哮喘、胃痛、痛经及部分皮肤病（如丹毒、顽癣）、皮肤瘙痒、脱发、斑秃、肌肤麻木等更为适宜。

现将皮肤针疗法的常见病症举例如下（表 2）：

表2　皮肤针疗法的常见病症举例

常见病症	叩刺部位	刺激强度
头痛、偏头痛	头项部（百会穴）、侧头部、有关循行经脉	弱、中
失眠、多梦	头项部（百会穴）、夹脊、神门、内关、太溪、三阴交	弱、中
面神经麻痹	患侧颜面部、耳后（翳风穴）、上肢大肠经（合谷穴）、太冲穴	中
目疾	眼周、风池、光明、太冲	弱
鼻疾	鼻周、风池、印堂、头顶（通天）、肺俞、合谷穴	弱
眩晕	头项部、印堂、太阳穴、夹脊穴、丰隆、太冲穴	中
胃痛、呕吐	上腹部（中脘）、脾俞、胃俞、下肢胃经	中
呃逆	耳后（翳风）、天突、膻中、中脘、下肢胃经	中
腹痛	腹部（天枢）、脾俞、胃俞、大肠俞、小肠俞、足三里	中
阳痿、遗精、遗尿	下腹部（关元穴）、腰骶部（肾俞）、三阴交	中
痛经	下腹部（关元穴）、腰骶部（肾俞）、三阴交	中
肩周炎	肩部，先叩刺再加灸或拔火罐，并配合肩部活动	中、强
痿证、痹证	局部取穴、有关经脉，先叩刺再加灸或拔火罐，并配合肩部活动	中、强

续表

常见病症	叩刺部位	刺激强度
急性腰扭伤	脊柱两侧、阿是穴、委中（均可针后加罐并配合腰部活动）	强
肌肤麻木	局部叩刺出血加灸或拔罐	中、强
牛皮癣	局部叩刺加灸	中、强
斑秃	局部叩刺出血、肺俞、肝俞、脾俞、肾俞	中
儿童发育迟缓	百会、四神聪、头项背腰部夹脊穴、背俞、足三里	弱、中

3. 部位的选择

（1）常规部位：腰背部脊柱两侧的夹脊穴和旁开 1.5 寸的膀胱经是皮肤针疗法的常规刺激部位（图 92）。大多数病症（尤其是内脏病和肢体病）应首先叩刺常规部位。而后再叩刺病变部位以及与病症密切相关的经脉和穴位。如胃痛叩刺胃脘部；哮喘叩刺前臂内侧面拇指侧肺经循行部位等。

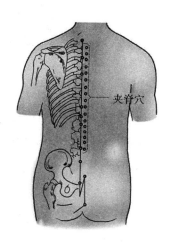

夹脊穴

图 92　夹脊穴

（2）循经叩刺：在经络辨证的基础上，选择与病症密切相关的经脉叩刺。如哮喘叩刺手太阴肺经等。

（3）病变局部。

（4）病变部位腧穴或在辨证基础上选穴。

4.持针法 皮肤针持针法是根据针柄的类型而定的。针柄如果是硬质胶木的，一般是右手持针，以大拇指、中指、无名指、小指握住针柄，而示指则伸直压在针柄上（图93）；如果针柄是软质塑料或牛角制品，则直接用大拇指和示指捏住针柄即可（图94）。

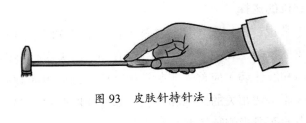

图93　皮肤针持针法1

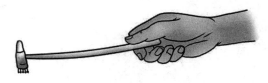

图94　皮肤针持针法2

5.叩刺方法 皮肤针叩刺时针具与施术部位需要消毒，拇指、示指、中指握住针柄，针头对准施术部位，利用手腕的上下活动以及针的弹力垂直叩刺，使针尖接触皮肤后立即弹起。如此反复进行。勿时轻时重、时快时慢，以减少痛感。一般可先叩刺常规部位，而后再叩刺局部或腧穴，从上到下、由内向外。常规部位要纵行叩刺；局部宜做环形叩刺；穴位则是在一个点上重复叩刺。如用滚刺筒施治，则持滚刺筒在皮肤上来回滚动，使刺激范围形成一个狭长的面或一片广泛的区域。

6. 叩刺力度的强弱 可视病人的体质、病情及施术部位而定。凡年老体弱、妇女、儿童、慢性虚弱性疾病及头面部应慢打轻刺，使局部皮肤略有潮红或轻度充血为度；反之，对于身强力壮者、新病、急性实证及四肢、腰背部肌肉丰实之处快打重刺，使局部皮肤重度充血或有轻度出血。对于风湿疼痛、皮肤病有时还可以在叩刺血的基础上拔罐，借助罐具的吸力加强出血效果。每日或隔日 1 次，一般慢性病 10 ～ 15 次 1 疗程，间隔期为 1 ～ 2 周不等。

7. 注意事项 皮肤针叩刺有哪些注意事项呢？

（1）针具应经常检查，针不能太尖，要求平齐无钩，以免造成施术部位的皮肤受损。

（2）针具与施术部位要严格消毒，重叩出血后，应以消毒棉球清洁局部，防止感染。

（3）叩刺时，针面要与皮肤保持垂直，用力要求均匀（垂直叩打力要匀），勿时轻时重、时快时慢，也不能像敲扬琴那样"拖"刺，以免产生痛感。

（4）患有出血性疾病（如血友病、再生障碍性贫血、血小板减少性紫癜等）以及局部皮肤有溃疡或损伤如瘢痕、冻伤、烧烫伤者，不宜使用本法。

附录 1：皮肤滚针疗法

皮肤滚针也是一种在皮肤针基础上更新改进的多针浅刺工具，根据针体露出滚轮的长度，有不同的型号（图 95、96）。

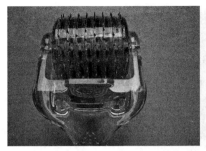
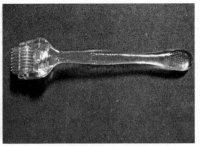

图 95　皮肤滚针 1　　　　　　　图 96　皮肤滚针 2

一、皮肤滚针疗法的特点

1. 刺激面积大　由于滚针针头上镶嵌的微型短针将近 200 支，使得刺激面积更加广泛。针尖与皮肤接触面大，压力和压强减少，疼痛也就轻，特别适应于病变范围偏大的部位和体弱怕痛的人群使用。其工作效率是普通皮肤针的 20 ～ 30 倍。

2. 安全性能好　皮肤滚针为非刺入性针具，仅刺在表皮。滚动力度也易于掌握调控，以使与皮肤接触平稳、滚动力度均匀。

3. 操作简便　皮肤滚针改普通皮肤针的叩刺操作为滚动操作，操作起来更加简单，易于掌握。无需专业医师指导，普通百姓在家里即可得心应手的操作，还省时省力。

二、皮肤滚针的操作方法

施术部位常规消毒，用无菌皮肤滚针在病变局部或者顺着经脉循行部位来回滚动。用力大小因人而异，以患者感到舒适为原则，一般以局部皮肤红润为度。必要时可加大力度，刺破皮肤，使出血少许（不会造成局部血肿现象）。每次治疗滚动 10 分钟左右。

三、皮肤滚针的适应证

所有皮肤针所适宜的病症，也都是皮肤滚针的适应范围。尤其是对腰腿痛、肢体麻木、瘫痪（包括颜面神经麻痹、中风后遗症偏瘫、小儿脑瘫），胃脘痛、神经衰弱、失眠、皮肤疤痕、色斑（包括雀斑、黄褐斑）、带状疱疹等疗效独特。

四、滚针疗法临床应用举例

1. 失眠症 沿着背部督脉和膀胱经大面积常规消毒，督脉顺经而刺，由下而上从第 2 腰椎下的命门穴滚推至第 7 颈椎下的大椎穴；膀胱经夹脊第 1 侧线顺经而刺，由上往下从第 3 胸椎下旁开 1.5 寸的肺俞穴滚推至第 2 腰椎下旁开 1.5 寸的肾俞穴；膀胱经夹脊第 2 侧线顺经而刺，由上往下从第 2 胸椎下旁开 3 寸的附分穴滚推至第 2 腰椎下旁开 3 寸的志室穴。虚证力度偏轻一些；实证力度应重一些。每线以较慢的速度慢慢滚动 10 遍，至皮肤轻度现潮红为度。每日 1 次，连续 5 次，休息 2 天。是为 1 个疗程，一般连续治疗 4 个疗程以上。

2. 皮肤疤痕 皮肤疤痕就是由皮肤创伤或手术后留下的"瘢痕疙瘩"，表面高低不平或高出皮肤、质地偏硬的增生组织，有的伴发瘙痒。局部皮肤常规消毒，以无菌皮肤滚针中等力度在瘢痕局部缓慢滚动，使局部皮肤微微渗血为宜。每日或隔日 1 次，10 ～ 15 次为 1 个疗程。

3. 黄褐斑　以第 7 颈椎下的大椎穴为顶点，第 3 胸椎下两侧旁开 1.5 寸的肺俞穴为底边，形成一个等边三角形，用滚针沿着三角形反复轻轻滚动。再从膝关节髌骨内上缘上 2 寸的血海穴开始，经膝关节内侧纹头端上 1 寸许的曲泉穴，向下反复轻轻滚动，直达内踝上 3 寸胫骨后缘的三阴交穴，至皮肤充血并呈现潮红为度。隔日 1 次，10 ～ 15 次为 1 个疗程。

4. 带状疱疹　在疱疹外围和两侧相应夹脊穴用 75% 乙醇常规消毒，然后用皮肤滚针沿疱疹外围四周轻度围刺；两侧相应夹脊穴上下反复轻度滚刺；至皮肤充血并呈现潮红为度。每日或隔日 1 次，5 次为 1 个疗程。

五、皮肤滚针疗法的注意事项

1. 治疗前认真检查针具，发现针有缺损、针锋参差不齐或针尖起毛带钩现象时，须及时修理。

2. 全程注意无菌操作，针具本身无菌，叩刺前局部皮肤常规消毒，以防感染。

3. 局部皮肤有破损或溃疡时不宜使用。

附录 2：刺血拔罐

这是三棱针或采血针、粗缝衣针点刺出血或者皮肤针叩刺出血与拔罐结合的一种方法。施术部位先行常规消毒，再以三棱针或采血针、粗缝衣针在局部施行点刺或皮肤针叩刺出血。当有血液出来的时候，立即拔罐（带有寒性病症性质的加拔火罐，带有热性病症性质的加拔气罐），使其出血更加多一些，以加强刺血疗法的效果（图97）。刚开始出的血一般都是深红、暗红甚至于是紫黑色，这是可任其慢慢出血；当看到血液开始改变颜色，变为红色时，就可以取罐止血了，最后用干棉球或者酒精棉球擦净血迹。

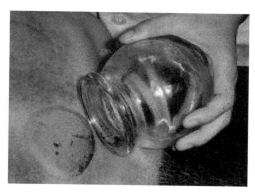

图 97　刺血拔罐

下篇

｜腧穴篇｜

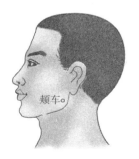

颊车○

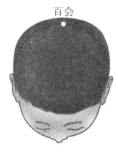

百会

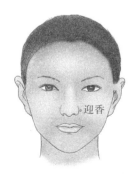

迎香

一、"事事都能干"的百会穴

有这么一条谜语，谜面是"事事都能干"，谜底就是我们身上的"百会"穴。"百"形容多，"会"指聚会。头为诸阳之会，穴居头顶正中，为督脉与多经交会之处，故得此名。百会穴属于督脉，并且是督脉与足厥阴肝经、足太阳膀胱经、手少阳三焦经、足少阳胆经的交会穴，所以又叫"三阳五会"。

（一）定位取法

穴属督脉，在头顶正中偏后，前发际上 5 寸处。针灸学将前、后发际之间的距离定为 12 寸，我们把松紧带测穴尺定在 12 寸的地方，一端放在前发际处，拉直了，另一端放到后发际处，然后找到距离前发际 5 寸的地方，这个百会穴就能准确地找到了；或者先找到前、后发际连线的中点，再向前 1 寸就是了。

这个分寸法，从前发际到后发际这个 12 寸是固定的数目。但是在日常生活中还有一些特殊的情况，例如有很多人是高额、秃顶，这样他的前发际就不好定了。这种情况古人已经为我们考虑到了：前发际没有或者不明显的人，要延长到两个眉毛中间的印堂穴，加 3 寸。减去 3 寸，前发际就能确定了；如果后发际不明显，就向后下方的第 7 颈椎下的大椎穴延长 3 寸，减去 3 寸，就是后发际了。

有人又说了：要是这个人前发际、后发际都没有那该怎么办呢？

那可就更惨了，这个时候你就把两个眉毛之间的印堂穴到第7颈椎下的大椎穴之间看成18寸，这样也就能找到前发际上5寸那个部位了。

就算是连眉毛都没有的人，我们也可以通过摸眉棱骨找出前发际的定穴标志。

还有一种取穴方法，那就是两耳尖连线直上与头顶正中线的交点（图98）。根据晋朝医学古籍《针灸甲乙经》的记载：穴在"顶中央旋毛中，陷可容指"，说的是，百会穴应该在"头漩"的那个部位（少数头漩偏斜或有两个头漩者例外），用手指一按，会有一个小小的凹陷。有的古代文献说得更形象，说穴位的凹陷处"可容豆"，就是说，取穴一定要用手指摸清楚那个小小的凹陷，如果放上一粒豆子，它是不会滚下来的。

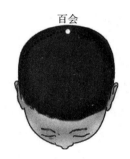

图98　百会

平时在市民广场或街心花园，经常看到一些中老年人围在一起"敲"百会。可以说绝大多数人所敲的百会都不到位，大概在前发际上1～2寸或2～3寸处，与前发际上5寸相差甚远。为了取准百会穴，自我取穴时一定要低头而取，否则，取出来的穴位都会偏前了。如果不低头取穴，那么，也要抬高胳膊，手指有意识地往后移动，摸到头漩或凹陷处。总之，取百会穴一定要把握两个关键——头漩或小小的凹陷。可千万别像有的网上一样错成在前发际正中央啊（图99）！

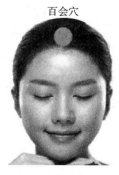

图99　错误的百会穴
· 定位

（二）治疗作用

百会是全身保健要穴，它的治疗作用十分广泛，主要体现在以下几个方面：

1. 头面、五官病症　头痛（头顶痛、全头痛）、眩晕（包括高血压、低血压、贫血、低血糖）、白发、脱发、目赤肿痛不能视物、耳鸣、脑鸣、耳闭塞、鼻塞、流涕、鼻窦炎、鼻出血等。

百会是治疗头痛的第一要穴，它之所以叫"百会"，就是因为头部各个方位的经脉都会聚在这个地方。那么，你在这个地方指压、按摩、艾灸、皮肤针（光头还可以用皮肤滚针）刺激等，其治疗作用都可以达到头部的任何部位。所以说不管是前头痛、后头痛、偏头痛、头顶痛、全头痛，都可以取用。

我们来看看百会穴治疗头痛的神奇效果吧：

大家知道，东汉三国时期，一代枭雄曹操经常犯头痛病，疼痛难忍，每次发作都得请名医华佗为他针刺百会等穴，方能好转。因此，曹操才要华佗到他的身边作他的私人保健医生。只因华佗生性刚烈，不愿意将自己的医术仅为曹操一个人服务而失去为广大平民百姓治病疗疾的机会，拒绝曹操的请求而惨遭杀害。

后来曹操的儿子，也就是那个聪慧睿智"用船称象"的曹冲身患重病时，没有了华佗这样的名医为自己的儿子解除病痛，曹操这才悔恨自己错杀了华佗。

唐高宗李治也是穴位保健的受益者，据《旧唐书·高宗纪下第五》唐代文人胡子温写的《谭宾录》中记载：一日，高宗头痛、眩晕，眼睛红肿，不能睁开，众御医诊治均无良效，急召针灸太医秦鸣鹤前来诊治。秦太医诊后认为系风热之毒上攻头目，加上国事烦心，引动肝火所致，必须在头部点刺出血才能治愈。武则天皇后在帐后听到后怒气冲冲地跑出来，呵斥太医竟胆敢在皇上头上刺血，心怀叵测，罪该问斩！将太医吓得颤颤惊惊，跪地求饶。高宗开明，喝退皇后说：妇人之见！我现在是病人，病人就应该服从医生的治疗。乃安抚太医，同意让太医针治。太医便在皇上头顶正中的百会穴点刺出血，高宗顿感头痛消失，眼睛也睁开了。则天皇后也转忧为喜，感慨地说：这真是上天的恩典！并以厚礼赠予太医。

2. 神志病症 失眠、惊悸、健忘、昏厥、休克、中风失语、口噤不开、癫狂、癔症、肢体抽搐、竞技紧张综合征。

《史记·扁鹊仓公列传》记载了春秋战国末期名医扁鹊用百会穴救治虢太子尸厥的精彩医事：扁鹊行医经过虢国（即现在的陕西省宝鸡市一带），见虢国城内外人们都很心情沉重地在做祈祷，规模之大，造成举国不安。扁鹊纳闷：什么重大的事牵动了全国人？一打听才知道，原来是虢太子"暴病身亡"，人们希望通过祈祷祈求已经"死"过去的太子能够苏醒过来。扁鹊向守城门的士兵要求进宫面见国王，为太子诊治。士兵进宫请来了内政侍臣（中庶子），内政侍臣瞥了一眼扁鹊，不屑一顾地说：我们的御医都治疗了一个上午，也没有收到效果，你有什么把握说能治疗太子的病，你的技术又能好到哪去呢？现在太子已经死去半天工夫了，没有希望救活了，国王眼下正是极度悲伤的时候，你就不要没事找事，万一国王动怒，你就别想活着回去了。但是扁鹊坚持要进见国王，表示自己四方行医，见过也治过许多这样的病人。内政侍臣只好面奏国王，说明情况。国王听后大喜过望，亲自出迎扁鹊，请他进帐查看"已经死去"的太子。扁鹊与众医不同，没有看太子还有没有呼吸，也没有拿脉看还有没有脉搏，而是用手摸摸太子的腋下和腹股沟部，发现还有热感。扁鹊断定太子并没有死，只是一种名叫"尸厥"的假死现象，于是令其弟子子阳、子豹针灸太子的三阳五会穴（即百会），同时用热熨法熨太子的腋下和腹股沟部，太子旋即苏醒过来。人们都转忧为喜，奔走相告，夸赞扁鹊是起死回生的神医。而扁鹊却十分谦虚地笑着说：不是我能"起死回生"，而是太子并不是真的死了，我只不过是帮他早一些苏醒过来罢了。其精湛的医术和良好的医德传为千古佳话。

灸治失眠，效果良好。一般灸 5 ～ 10 分钟后即可入眠，灸4 ～ 5 次后可保持正常睡眠。如果能配用神门（掌面腕横纹小指侧凹陷中）、三阴交（足内踝高点上 3 寸，胫骨后缘）则疗效更佳。

百会对血压有良性双向调整作用，也就是说既能降低血压，又能升高血压，并且被古今中外大量针灸临床实践所证实。《上海针灸杂志》1988 年第 2 期有文报道，灸治肾气虚型高血压 10例 33 人次，均收到即时降压的效果，收缩压平均降 16.9 毫米汞柱，舒张压平均降 10.1 毫米汞柱。同时还发现，高血压按百会穴必有疼痛，如果不痛，即表示取穴有误。

百会穴还能有效地防治考场紧张综合征。如遇各种考试或者竞技比赛，患者表现有头晕、头痛、心烦、心慌、恶心、呕吐、手抖、血压升高、烦躁不安、女子痛经等，都可以在考试或比赛前夜用十指反复叩击百会穴三五百次；或者用皮肤针叩打（光头还可以用皮肤滚针）刺击百会穴；甚至可以请会针刺技术的人将1 枚 1 ～ 1.5 寸的短针刺入并置留在百会穴上，直至竞技结束；当然也可以在考试或竞技过程中出现紧张症状时随时施术。可以消除紧张，提高记忆，使头脑清醒、思路敏捷，提高考试或比赛成绩。体现了百会穴的健脑益智作用（操作方法从百会向"四神聪"扩散）。

3. 百会穴还有升阳固脱、提升阳气的作用　用于治疗因脾胃之气（中气）不足导致的内脏功能低下或组织下垂，例如胃下垂、肝下垂、肾下垂、子宫脱垂、脱肛以及久泄、久痢，遗尿，遗精、阳痿、月经过多、功能性子宫出血等。在这方面，最好能配合有补气、提气作用的气海（腹部正中线脐下 1.5 寸）、脾俞（背部第 11 胸椎下旁开 1.5 寸）、足三里穴（外膝眼正中直下 3 寸、胫骨前嵴外侧旁开 1 中指宽），以加强疗效。

笔者在武汉工作期间，曾经到湖北的革命老苏区麻城县巡回医疗。有一天路过一个村子，见一位老农表情痛苦地蹲在路边，遂上前询问。老农说自己"掉别肚"（经陪同的当地医生解释，方知是患有"脱肛"，现在肛门脱出了）。于是就地为患者针灸百会、足三里穴。记得在开始治疗的时候，当地医生还给老农点了一支烟。约莫过了 5 分钟，烟快要抽完的时候，只听老农连声说："好！好！上去了，上去了。"

南京的电视观众潘五梅老人，十几年来一直拉肚子，每天便意不断（多的时候一天有七八次），肛门坠胀难受。西医没有明确诊断，也没有治疗效果。2010 年 8 月 24 日，她看了我在江苏电视台健康栏目主讲的《中老年穴位保健法》的电视讲座后向我咨询她的病症可否做穴位保健？我让她用艾灸百会穴，同时配合作提肛动作（她自己还加用了皮肤针叩刺）。结果治疗一段时间后，她的大便就由每天多次减少到每天一两次了。9 月 17 号她来信感激地说："王教授，是您把我从痛苦中解救了出来。"

（三）操作方法

那么，百会穴应该如何让操作呢？针灸医生一般是用针向后沿皮平刺 1 寸左右，特殊情况下也可向前、向左、向右透刺四神聪穴（本穴位于颅顶矢状缝之间，小儿囟门未合者禁针）。家庭保健可以用指压、按摩、叩击、捶打、艾灸或皮肤针（光头还可以用皮肤滚针）刺激，粗针点刺出血等法。

1. 指压、按摩、叩击法　指压穴位，这在古代叫"指针法"，即"以指代针"的方法。百会穴治头痛、头晕、失眠等，宜用单手指压法、双手五指叩击法（连同"四神聪"穴）、握拳捶打、艾灸、皮肤针叩刺或皮肤滚针滚刺等施术 3 ～ 5 分钟（图 100、101）。用于养生保健和治疗头晕、失眠，宜用轻中度手法施术，用于治疗头痛，手法应适当重一些。

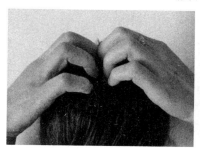 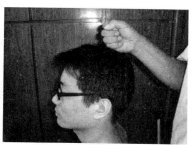

图 100　双手五指叩击法　　　　图 101　握拳捶打法

另外，还可借助于一些刮头器刮头皮（图 102）或"干梳头"（图 103）法：将双手五指弯曲成爪状，小指置于前发际正中处，拇指放在鬓角上方，其余三指自然分开，小指、无名指、中指和食指从前发际正中通过百会穴向后直达风池穴，拇指从耳前经耳上方绕耳后直到安眠穴。反复梳至头皮有明显的发热、发麻感为止。

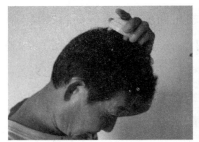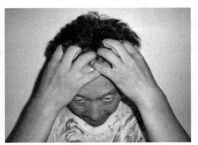

　　图 102　刮头器刮头皮　　　　　　图 103　　干梳头

2. 灸法

（1）艾条灸法：将艾条的一端点燃，按照艾条灸的常规方法施灸。

头顶因为有头发，施行灸法不是很方便，我们可以借助艾灸器温灸 20 ～ 30 分钟，或施行隔姜灸 10 分钟左右。

（2）艾灸器温灸：先把外壳的盖子打开，剪一段艾条（1 寸长左右）放在里面，点燃以后将盖子合上，即可固定在穴位上施灸，用起来非常方便（图 104）。

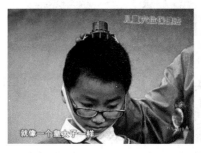

图 104　温灸百会穴，小小"皇太子"

艾灸器施灸有一下四大优点：第一，艾灸器可以固定在穴位上施灸，不必用手拿着——方便、省力，还可以做自己的事情、到处走动，甚至上街乘车、购物都不受影响；第二，燃烧的艾绒位于半密封空间——烟尘比较少，且清洁卫生；第三，可以随着热度的高低进行调节，温度高了就把通风口减小一点（或把旋钮往上旋），温度低了，再把通风口打开一些（或把旋钮往下旋）——灵活随意；第四，艾绒处于不充分燃烧的状态——节省艾条（一段1寸左右长短的艾条，直接在空气中燃烧大约是5分钟的话，而在艾灸器中可以燃烧半小时以上）。

（3）隔姜灸法：将生姜切成2、3分厚薄的圆形小块，用牙签刺穿无数小孔，置于穴上；再将艾绒捏成花生米大小、类似削尖的铅笔头那样的圆锥体，置于生姜片上点燃施灸。连续灸5～7个（1个谓之1"壮"）。

（4）电吹风灸：用市售电吹风的热风对准穴位施行"吹灸"。每次每穴5～10分钟，以局部头皮微红、自觉温热、舒适、微微汗出为度。但非风寒或寒邪所侵的头、脑、五官疾患，如头部发热、眼睛红肿、口鼻干燥、咽喉疼痛等，不可轻易施灸，以防助热上扰，引起头昏脑涨。

3. 皮肤针叩刺法　有头发者将头发分开，穴位常规消毒后用无菌皮肤针叩刺；没有头发者直接消毒，然后叩刺或者用皮肤滚针滚刺。

只要我们能经常在百会穴做一些指压、按摩、艾灸或皮肤针叩刺，不但能解决头痛、头晕、贫血、高血压、低血压、内脏下垂等毛病，而且还可以减少脱发、白发，促进睡眠，增强记忆。

1978年，我治疗一位因车祸造成严重脑震荡头痛眩晕的武汉某大学党委书记。他眼睛里面有碎玻璃嵌入，在眼科把玻璃取出来以后就在针灸科住院，治疗脑震荡后遗症。因其不愿意接受针刺，我就选用皮肤针叩刺百会及其四周，每日2次。经过1个月的治疗，头痛眩晕症状好转；2个月后明显减轻；3个月痊愈出院。因其头部明显谢顶，经几个月皮肤针叩刺头皮，头顶正中竟然还生出了一些类似刚孵出来的小鸡、小鸭身上的绒毛。使他和老伴喜出望外，由此产生了出院回家后继续用皮肤针叩刺，使毛发再生、返老还童的念头。

二、"起死回生"穴——人中（水沟）

日常生活中，有些身体不太好的人在长久站立的时候，或者是利用煤气取暖洗澡，在桑拿浴的蒸房里，在烈日暴晒、气温很高的环境下工作、走路，或者在人多拥挤、空气不好的场合待久了，经常会突然晕倒在地，不省人事。这种现象医学上称之为"晕厥"或"昏厥"，是由于大脑一时性缺血、缺氧造成的。在这种情况下，如果不能得到及时、正确的救治，往往会加深大脑的缺血、缺氧情况，导致窒息死亡。

这里给大家介绍一个能及时救治这种昏厥的要穴——人中。

提起人中穴，那可是人们都非常熟知的一个穴位了，但是，作为一个穴位，它的正名可就鲜为人知了，那就是"水沟"，比喻穴处系鼻涕流经之处，犹如沟渠。又因穴在鼻下嘴上，鼻子是呼吸器官，在上如天，嘴巴是吃东西的；在下如地（万物土中生）。穴在天、地之间，好比天、人、地，人在其中，故名"人中"。

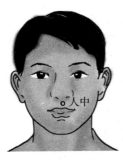

图 105　人中

（一）定位取法

关于人中穴的定位，原来定在鼻下人中沟上三分之一与下三分之二交点，也就是接近鼻中隔的位置；现在新的定位标准为人中沟正中点（图 105），因为人中人中，定在人中沟的正中间，这样更加符合实际，而且方便好找一些。

（二）治疗作用

人中穴属督脉，与任脉交会于口鼻之间，有交通阴阳、醒神开窍、清热息风等急救功效，是人体第一急救要穴。主治各种神经、精神失常的病症，如昏迷、晕厥、癫狂、痫证、新生儿窒息、急慢惊风、牙关紧闭、中暑、角弓反张、癔病等。以针刺泻法为主，紧急时也可以直接用拇指指甲重力掐按，往往都能救危急于顷刻，解险情于片时。

"指掐人中，起死回生"，这是在我国民间流传已久的口语。说起掐人中急救，可能多数人都是知道的。但是，这俗话说："人忙无计"，真正遇到了有人昏厥的紧急时刻，恐怕大多数人又都会"惊慌失措"，未必会有几个人想得起或者会正确使用人中穴来急救。为什么？因为一般人还缺乏一种"医生的职业本能"。

古今中外利用人中急救的例子数不胜数，这个基本常识我们经常在电影电视里都可以看到。人们非常熟悉的古典小说《西游记》第42回《孙悟空大战红孩儿》中就有这么一段情节：红孩儿打不过孙悟空，情急之下，就对着孙悟空喷火，把孙悟空的毛、皮肤、头发都烧焦了，昏死过去。后来沙和尚、猪八戒赶到了，沙和尚急得是干搓手，没有办法。只见猪八戒急中生智，从身上拔出一根猪毛，吹了一口气，变成了一根针，急忙扎在了孙悟空的人中穴，孙悟空这才苏醒过来（电视剧《西游记》是第14集，猪八戒是用指掐人中法救醒孙悟空的）。所以，尽管孙悟空平时很不喜欢猪八戒贪吃贪睡，但是每到关键时刻 孙悟空总是对猪八戒网开一面的。为什么？因为猪八戒对他有救命之恩。

唐朝宰相狄仁杰在办案途中，路边遇到中暑昏迷的病人，熟悉医道的狄仁杰也是用针刺病人的人中穴救治而醒的。

人中主要用于治疗低血压、低血糖、中暑、中风、煤气（一氧化碳）中毒等导致的休克、昏迷、血压下降、呼吸衰竭等急性病症，都能救危急于顷刻之间。

一般而论，我们说一个是昏迷，一个是休克，都是需要急救的。

昏迷比较重，一些突然来临的像摔倒，像中风，都会出现昏迷情况；休克主要是血压下降，人的意识有点淡漠，不会完全神志不清。这是两个基本的区别。

1986年9月初，我从家乡乘火车返回武汉，大约清晨4点多钟，火车播音员广播找医生，说是车上有一位乘客突然昏倒在地，不省人事已经20多分钟了，还没有醒过来，需要急救。出于职业的本能，我急匆匆地赶到出事车厢，那里已经挤满了人，其中还有两位西医医生，却都束手无策（一位西医手上拿着急救心脏病的药物，因为没有检查设备，不明诊断，药物派不上用场）。我让围观的人散开，紧接着就掐病人的人中穴，不一会儿，病人就长出了一口气苏醒过来了。病人清醒后，诉说有些头晕、恶心想吐，我又为她指压了合谷、内关二穴，就完全好了。在场的两位西医都感叹地说："还是中医针灸简便易行，不受时间、地点和条件的限制，在什么情况下都能发挥作用啊！"

1988年我从武汉调到南京中医药大学不久，6月份的一个周末，我的一位摩洛哥的外国留学生在东南大学礼堂参加中外大学生联谊舞会。一名苏丹的学生因为狂劲跳舞而突然晕厥，顿时，舞场大乱。在这关键时刻，我的那位学生挺身而出，急忙给这位昏迷者指掐人中穴，使他马上就清醒过来了。大家看，我的这个非洲学生是不是像《好汉歌》中唱的那样：该出手时就出手，风风火火闯九州哇！

　　除了急救之外，人中穴还能治疗人中沟歪斜的面瘫、急性腰扭伤（尤其适合于腰部压痛点在脊柱正中央者）、痔疮、便秘、各种精神失常病症。如各种神经官能症、抑郁症、癫狂、癔病、肢体抽搐、小儿惊风、牙关紧闭、角弓反张以及不明原因的喜怒哀乐等情绪异常改变，还有呃逆、尿闭、晕车、晕船、晕飞机引起的各种不适等。

　　我在以往的针灸临床中，曾经用人中穴一次治愈过多例因为暴怒伤肝突然失语（医学上称为"癔病性失语"）、不能讲话的病人。20年前，我曾用针刺人中穴治疗一个中风后不明原因狂笑不止的病人，问其发笑原因，边笑边答"不知道"，当即取水沟一穴强刺激，狂笑顷刻停止。事后患者受人挑逗，曾有2次轻微发笑。每遇笑发，就大幅度提插、捻转予以强刺激，发笑即平。共留针30分钟，间断行针数次而愈。在以后的数月中，一直未再出现过类似发作。

　　用于急性腰扭伤，要求病人站立，施术者一手托住患者的后枕部，另一手的拇指指甲掐按人中穴，同时让病人缓慢活动腰部。轻者可一次而愈，重者可以配用后溪（握拳，第5指掌关节后横头端，图106）、委中穴（膝关节后腘窝正中央，图107）。后溪穴用指掐、按压法；委中可行指压、按摩或点刺出血。2～3次可保痊愈。

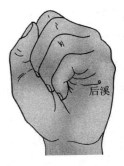
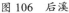

图 106　后溪

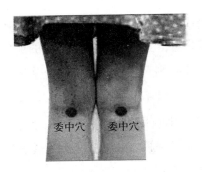

图 107　委中

　　2010 年 5 月，我随江苏卫视前往常州公益讲座，临行前一天下午因给小狗洗澡蹲的时间太久，站起来的时候突然腰扭伤，当时腰痛难忍，不能直腰。急用手指按揉人中，边施术边轻轻活动腰部，腰痛减轻且渐渐伸直。为了不影响第二天外出，晚上又在小区内慢走半小时，随即痊愈，次日正常出行。

　　美国《读者文摘》1983 年第 1 期还报道，一位运动队的保健医生为体育运动员、教练员捏按水沟穴治疗体育运动竞赛过程中突发腿脚抽筋，有效率可达 90% 左右。

（三）操作方法

　　用人中急救该怎样来操作呢？遇到昏厥的病人，我们不要慌张和忙乱。先迅速让病人平卧并取"头低足高"位，再把病人的领口和袖口解开，以保持呼吸和脉搏的通畅，注意外在环境的空气流通夏天注意通风，冬天注意保暖。

　　用人中急救，都可以用大拇指指甲掐按或者用梅花针叩打，直到病人醒过来为止。只不过在手法的力度上是有所区别的：闭证的病人体质一般都较为壮实，能够承受较强的刺激力度，指掐人中用力要重；脱证的病人一般体质较为虚弱，不能承受较大的刺激力度，指掐人中宜轻、中度掐按，皮肤针叩刺用力也不宜过重。

掐按人中急救，不是说仅仅只向深层用力掐就可以了，动作要有节律，还要有一个按揉的过程，就是一边向深层压，一边在原地揉动。揉动的频率快则每秒钟揉动 2、3 次，慢则每秒钟揉动 1、2 次。这样，可以引起持续性呼吸兴奋，有利于节律性呼吸活动的进行。对于轻度晕厥的病人，轻、中刺激即可使其苏醒；对于昏迷较深重的病人，人中穴必须用力向鼻中隔方向掐按才能收效。一般情况下，昏迷和虚脱的病人都会出现疼痛反应而即刻苏醒。

希望我们观众朋友们都能够学会及时正确地应运用人中急救晕厥的危重病人，处理一些常见的神经、精神症状和运动系统的突发病症。在紧急情况下，变"人忙无计"为"急中生智"，让昏厥的病人能够在我们的手上"起死回生"，让神经、精神症状和运动系统的突发病症收到立竿见影的效果。

三、当了一千多年"临时工"的印堂穴

为什么会这样说印堂穴呢？因为印堂穴从唐代就有了，只不过是以"经外奇穴"的身份出现的，也就是说，它并不是属于十四经的穴位。其实吧，印堂对于头痛、鼻炎、眼病、美容和一些神经系统病症疗效显著，立下汗马功劳。却一直未引起历代医家重视而纳入督脉，就这样默默无闻地当了一千多年的"临时工"。20 个世纪 70 年代一度被国家《针灸学》教材纳入督脉之中，但随着后来对"文化大革命"的全盘否定，这一学术进步也没有得到认可。直到几年前才被正式纳入督脉，成为全身经穴大家庭中的一员。

"印"指印染，"堂"指居处。古人常于两眉间点染红点，以示貌美、吉祥，现在印度女性和中国小姑娘还保留着在印堂穴点痣的习惯呢！

（一）定位取法

前额部，两眉头连线的中点眉心处，下直对鼻尖（图108）。

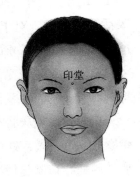

图108　印堂

（二）治疗作用

前额头痛、眩晕、近视眼、青光眼、目赤肿痛、鼻腔病、失眠、健忘、产后血晕、子痫、小儿夜啼、急慢惊风、抽搐、面部生疮、三叉神经痛以及美容等。

1. 对单纯性前额头痛、眉棱骨痛、青光眼胀痛和眼睛红肿疼痛，鼻窦炎、鼻塞不通气、流涕、鼻炎、鼻出血，牙病引起的头痛等都有效。

前额头痛配攒竹穴（眉头）、合谷穴（手背第1、2掌骨之间）；鼻腔病配迎香（鼻翼旁开5分）、风池；眼病配太阳、光明（足外踝高点上5寸）。

有一次上课，课前发现一位男生眼睛红肿，便为其针刺印堂、太阳二穴。结果，一节课还没上完，眼睛红肿就消了大半，出针时又特意摇大针孔，令其出血少许而愈。

2. 失眠、产后血晕（分娩失血偏多、常感头晕、目眩、气短、胸闷、肢体软弱无力）最好用灸法。失眠睡前半小时开始施灸；产后血晕每日上午和下午各灸1次。

3. 小儿夜啼、急慢惊风、抽搐，配下嘴唇下凹陷中的承浆穴，一阳一阴，皆有镇惊宁神作用。

（三）操作方法

掐按、点压、撮捏、叩击、艾灸、刮痧、皮肤针叩刺或皮肤滚针滚刺均可。会针刺者用提捏进针法将局部皮肤捏起，向下或沿着眉毛平刺 0.3 ～ 0.5 寸，或用三棱针点刺出血、皮肤针叩刺或皮肤滚针滚刺（出血）。

用拇指和食指用力撮捏印堂穴也属于一种刮痧方法，谓之"撮痧"。贫血、低血压引起的虚痛手法力度应小一点，使局部发红即可；高血压、跌打损伤导致的实痛手法用力应重一些，使局部皮下毛细血管破裂出血。

只要我们能经常做一些指压、按摩、艾灸或皮肤针叩刺，不但能解决头痛、头晕的毛病，而且还可以促进睡眠、增强记忆，女性朋友经常做，还有一定的美容效果呢！

我们一开始就说了：古人常于两眉间印堂穴点染红点，以示貌美、吉祥。其实，印堂穴本身就是具有美容作用，既是面部美容的第一要穴，也是面部美容第一个开始接触的穴位。面部的美容操作，基本上都要从印堂穴开始：先用食指、中指无名指在印堂穴略做按揉，然后再交错向上至前发际做向上提拉式按摩；以后再分别由印堂开始，经过眉毛、目眶下缘、鼻旁及面颊，由内朝外、由下向上作横向或弧形按摩。能疏调面部经脉气血、美容养颜除皱。主要用于面斑、痤疮、眼袋、除皱等。

四、头面之疾寻"太阳"

穴在侧头部"太阳窝"中，故名。本属经外奇穴，现代文献曾有将其归入三焦经者（全国高等中医药院校《针灸学》三版教材）、归入小肠经者（《腧穴学》上海教材）、归入胆经者（《针灸学教程》）。然根据其确切部位及其治疗作用，归入三焦经最为恰当。

（一）定位取法

侧头部的"太阳窝"中，眉梢与目外眦之间向后约 1 寸的凹陷处；或眉梢的延长线与外眼角延长线的交点（图 109）。

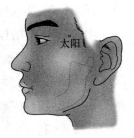

图 109　太阳

（二）治疗作用

本穴主要具有清利头目、祛风止痛作用，主治头面部多种病症。

1. 头面疾病　头晕目眩、偏头痛（配风池或率谷、外关穴）、三叉神经痛、面神经麻痹、面神经痉挛。日常生活中，人们有了头痛脑热的毛病，都习惯用手揉揉太阳穴，就会感到头脑很清醒。头痛、头晕都会减轻或消失。

2. 眼病　配印堂、睛明（内眼角微上方）、风池、光明（足外踝高点上 5 寸）等治疗多种眼病如目赤肿痛（急性结膜炎）、麦粒肿、近视、夜盲、内斜视、目翳、目涩、视物昏花、视网膜炎、视神经萎缩。

3. 上牙痛、美容

（三）操作方法

指压、按摩、皮肤针叩刺、贫血、低血压引起的虚痛手法力度应小一点，皮肤针轻、中度叩刺，使局部发红即可；高血压、跌打损伤导致的实痛手法用力应重一些，皮肤针可以重叩出血；或用采血针、粗毫针、小号三棱针点刺出血；不宜施灸。

太阳穴位除了可以用来防治头痛、头晕、眼病之外，对于失眠、健忘也都有一定的治疗作用。只要我们能经常做一些指压、按摩或皮肤针叩刺，不但能很快解决头痛、头晕的症状，而且还可以促进睡眠，增强记忆。女性朋友经常做，还有一定的美容效果呢！

五、迎香——鼻腔病症一穴通

迎，迎接；香，气味。穴在鼻旁，针之可治鼻塞不闻香臭，恢复嗅觉，故名。

（一）定位取法

穴属大肠经，位于鼻翼外缘中点旁开5分许，正当鼻唇沟中（图110）。

（二）治疗作用

迎香是大肠与胃经的交会穴，宣通鼻窍、疏风清热、润肤祛斑。

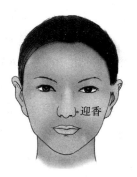

图 110　迎香

1. 各种鼻病及呼吸道病症　鼻塞、流涕、各种鼻炎、鼻出血、鼻息肉、酒渣鼻、感冒、（支）气管炎等。

治疗各种鼻炎多与印堂、风池穴配用；《中国针灸》1997年第3期报道，艾灸迎香、列缺穴治疗急慢性鼻炎102例，每穴艾灸7～8分钟，每日1次，有效率近100%；《陕西中医》1989

年第 11 期报道，刺激迎香穴治疗慢性鼻炎 68 例，每日 1 次，15 次以内有效率 91.2%。

（1）过敏性鼻炎：《针灸临床杂志》2000 年第 6 期报道，刺激迎香、上星（前发际中点上 1 寸）、合谷治疗过敏性鼻炎 70 例，每日 1 次，有效率 92.9%。2015 年，美国耳鼻喉头颈外科协会通过《头颈外科杂志》首次将针刺疗法纳入过敏性鼻炎有效疗法临床指南之中。

（2）鼻出血：《四川中医》1985 年第 2 期报道，强刺激迎香穴治疗鼻出血 50 例（高血压、心脏病、年老体弱者轻刺激），有效率 96%。有报道，刺激迎香穴治疗鼻出血 230 例，急性发作大出血每隔 1 ~ 2 小时刺激 1 次，慢性反复发作者每日 1 次。经治 1 ~ 5 次，有效率 96.1%（吕景山，《单穴治病选萃》，人民卫生出版社，1995 年第 1 版）。《中国针灸》1998 年第 11 期报道，刺激迎香、上星（前发际中点上 1 寸）治疗鼻出血 56 例，每天 1 次，有效率 98.2%。

针灸临床实践观察表明：刺激迎香穴对慢性支气管炎临床有效率可达 70% ~ 90%，无论近期疗效或远期疗效，都比中药治疗要好。

2. 头面病症　前额痛、面肿、面斑、面痒如虫行、面神经麻痹、面神经痉挛、三叉神经痛。《上海针灸杂志》1989 年第 1 期报道，以迎香穴治疗前额疼痛，每日 1 次，一般 1 ~ 3 次痊愈，很少复发。

配合谷治面肿、面痒如虫行，《中国针灸》1994 年第 5 期报道，刺激迎香治疗面部蚁行感 10 例，均 1 次治愈。

3. 其他病症　呃逆、便秘等。《中医函授通讯》1990 年第 2 期报道，刺激迎香穴治疗呃逆，一般 1 次止呃。

《针灸临床杂志》1996 年第 2 期报道，按摩迎香穴治疗习惯性便秘 32 例，每日 1 次，经治疗 20～30 次，有效 30 例。

（三）操作方法

先在局部点揉迎香穴 30 秒至 1 分钟，再朝鼻根部以及两眉间印堂穴来回按摩，每次 5 分钟左右。因在面部，故不宜灸。

六、牙痛特效有"颊车"

颜面两侧为"颊"，下颌骨古称"颊车"骨，穴在其处，故名。又称"牙车"。

（一）定位取法

面颊部，下颌角前上方约一横指（中指）凹陷中。当上下牙齿咬紧时，咬肌隆起最高点（图 111）。

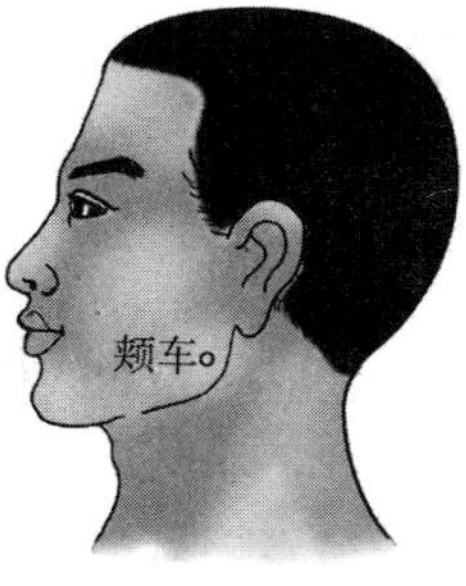

（二）治疗作用

通经活络、祛风止痛。主治牙痛、腮腺炎、下颌关节炎、牙关紧闭、口噤不开（配下关、合谷），面神经麻痹（配地仓、颧髎、合谷、太冲），三叉神经痛（以第三支痛为主）。

图 111　颊车

颊车穴位于上下颌关节交界处，也就是上下牙交界处，本着针灸学"穴位所在，主治所在"的学术思想，本穴对上牙痛和下牙痛都有直接的治疗作用。对于胃肠火热颊肿牙痛，上齿配内庭，下齿配合谷；肾虚牙痛配太溪（足内踝高点与跟腱连线）或复溜（太溪穴上 2 寸）；下颌关节炎、牙关紧闭、口噤不开配下关、对侧合谷穴可增强疗效。

腮腺炎主要见于少年儿童，以耳垂为中心部位肿胀疼痛、发烧、口干、不能进硬食、吞咽困难等。一般不主张在局部针刺，以防炎症扩散。最适合用"爆灯火"法：在药店购买中药灯芯草一根，一头浸沾麻油，而后点燃，将火头对准穴位快速点触一下，当听到"啪"的一声轻响即可（如果没有听到响声还需要再作一次，只到听到响声为止）。每天1次，连续3天，既可治疗，也能起到预防作用。

（三）操作方法

重力指压、按摩、掐按并旋揉，皮肤针叩刺。对于胃肠火热颊肿牙痛，上齿配内庭，下齿配合谷，需重力掐按；肾虚牙痛配太溪（足内踝高点与跟腱连线）或复溜（太溪穴上2寸），轻轻按揉；下颌关节炎、牙关紧闭、口噤不开按压力要强。

七、面部的中心穴颧髎

颧，指颧骨；髎，为骨孔。穴在颧骨下凹陷中，故名。

（一）定位取法

外眼角直下，颧骨下缘凹陷处。约与鼻旁迎香穴同高（图112）。

（二）治疗作用

颧髎穴位于面部的正中央，属于小肠经，同面部的多条经脉相互贯通。刺激颧

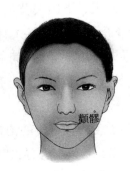

图112　颧髎

髎穴，其感应能够向面部的各个方为放散，对于面部诸多病症有很直接的清热消肿、祛风镇痉的作用，并且还有明显的润肤祛斑效果。主治面赤、颊肿（配颊车、对侧合谷）、面神经麻痹（配地仓、颊车、对侧合谷）；配四白（瞳孔之下1寸）、肝俞、太冲穴治疗面神经痉挛、眼睑瞤动、三叉神经痛（第2支）、牙痛（配翳风、颊车、二间、合谷）等。

针刺颧髎对三叉神经痛（尤其是第Ⅱ支）有明显疗效。《针灸学报》1989年第1期报道，针刺本穴治疗三叉神经痛65例，有效61例（93.8%）其中痊愈40例（65.5%）。

养颜美容：颧髎位于面部的正中央，是部养颜美容主穴。可每日在穴上按摩、点压，或者围绕颧骨高点四周反复画圈揉抹。

（三）操作方法

重力指压、按摩、掐按并旋揉，皮肤针叩刺或皮肤滚针滚刺，用毫针直刺0.5～0.8寸或斜刺1～1.5寸也很安全，可灸。

八、风池——祛风止痛　调养五官

"风"即风邪，"池"指凹陷。穴在后项两旁凹陷如"池"，风邪易从此入，又主治一切"风"病，故名。又名"热府"。

（一）定位取法

后项部发际上1寸，枕骨之下胸锁乳突肌与斜方肌上端之间的两侧凹陷中；或后发际正中上1寸（风府穴）与耳垂后凹陷（翳风穴）连线中点。风池穴有两种简单的取穴方法：①将一只手的大拇指和中指分别放在后枕部的两侧，然后将手轻轻地往下

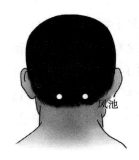

图 113　风池

滑动，滑到后发际上 1 寸处时你会感觉到手下两边分别有一个凹陷，同时感觉拇指和中指有被堵住，滑不下去了，这个地方就是风池穴；②将一只手的大拇指和中指分别放在后发际边缘两侧，然后将手轻轻地往上移动，当手指被枕骨下方自然堵住推不上去了，这个地方的凹陷中就是风池穴（图 113）。

（二）治疗作用

风池穴是全身要穴之一，有祛风解表、清利头目、调养五官、镇痉宁神、醒脑开窍等多种防治疾病作用。主治范围：

1. 颈项局部病症　项背疼痛、落枕、颈椎病等。

风池穴调治项背疼痛、落枕、颈椎病，都是这个穴位局部治疗作用，是针灸学"穴位所在、主治所在"的体现。而且它治疗的头痛同百会穴一样，也是全方位的，正面、侧面、头顶、后项部等都适用。因为它不仅仅只是位于后项部，而且它所属的胆经经脉既经过了前额、头顶，也分布于侧头，又体现了针灸学"经络所通、主治所及"的学术思想。

（1）落枕：《北京针灸骨伤学院学报》1998 年第 1 期报道，热刺激风池治疗落枕 54 例，全部治愈。

（2）颈项疲劳症：《针灸临床杂志》1998 年第 8 期报道，风池温针灸治疗颈疲劳症 85 例，有效率 98%。

（3）颈椎病：《陕西中医函授》1990 年第 1 期报道，刺激风池治疗颈源性眩晕（椎动脉型颈椎病、椎基底动脉供血不足）33 例，有效率 90.9%。

2. 头面、五官病症　头晕目眩、偏正头痛、脱发、白发，面瘫，近视、夜盲、色盲、白内障、青光眼、视物昏花、迎风流泪、目赤肿痛、眼睑下垂、视神经萎缩，中耳炎、耳鸣，鼻炎、鼻出血，口舌生疮、咽喉肿痛、吞咽困难等。

至于风池穴能够调治大量五官病症，则是由于穴位深处有诸多神经和细小络脉同各个五官组织结构发生密切的联系。中华人民共和国成立几十年来，中国中医科学院针灸研究所的医护人员就一直应用皮肤针叩刺风池穴为主，防止少年儿童假性近视；日本针灸专家马场白晃深刺风池穴治疗白内障取得良好效果；笔者本人在针灸临床中也常常用本穴配眼区和小腿上的光明穴（足外踝高点上 5 寸）治疗近视、眼底出血、视网膜炎、视神经萎缩等。

过敏性鼻炎：《福建中医药》2000 年第 6 期报道，用快频率、小幅度振颤手法刺激风池、印堂等穴治疗过敏性鼻炎 30 例，有效率 93.4%。

3. 神志病症　神经症、失眠、健忘、癫狂、痫证、癔症、抑郁症、中风失语、延髓麻痹、共济失调、走路不稳。

风池穴接近小脑和延脑，所以能治疗一系列神经系统病症。例如中风后遗症导致的延髓麻痹、吞咽困难、喝水打呛，在针灸临床上风池是主穴，就是在家庭康复调理中也是主穴。可以配合下巴颏下面的廉泉穴（仰头，下巴颏尖端与喉结连线中点）一前一后同时使用，实施点压或按揉术，一边施术一边嘱咐患者做吞口水的动作。每日 2 次，每次 5 ～ 10 分钟。坚持指压按摩，对于患者的中风康复大有裨益。

小脑共济失调、走路不稳，风池更是主穴，因为这里同解剖学的"平衡区"十分接近。这种病人宜用风池穴配用上肢主管人体阴阳经脉平衡的内关（掌面腕横纹中点上 2 寸）和外关穴（腕背横纹中点上 2 寸），下肢主管人体运动的申脉（足外踝下凹陷中）和照海穴（足内踝下凹陷中）。每穴掐揉或按摩 5 ～ 10 分钟，每日 2 次。

失眠：《中国针灸》2000 年第 4 期报道，刺激风池治疗失眠 85 例，全部有效。《中国针灸》2003 年第 5 期报道，用风池穴对刺治疗失眠 58 例，有效率为 98.3%。

2010 年 4 月 17 日，我随江苏电视台中医养生节目组前往无锡市做公益讲座，听众沈福江先生向我咨询：他几年前由于中风，随后就出现了脑梗、脑供血不足、脑萎缩（2009 年 11 月 27 号当地医院脑 CT 确诊报告），并有期前收缩、心律不齐和心前区阵发性刺痛现象，经常头晕、失眠、健忘、胸闷、心慌，心电图也不正常。为此，特向我请教穴位保健方法，我即告诉他按照叩百会及四神聪之法叩击风池穴上下、干梳头等健脑益智方法坚持指压穴位和按摩，同时嘱咐他放松心态、减少思想负担，适当做些力所能及的活动。一晃半年多过去了，有一次，我收到他的信，非常兴奋地告诉我：他坚持穴位按摩半年时间，没有花费 1 分钱，就治好了脑梗、脑供血不足、脑萎缩。我让他再做一次脑 CT 同原来的作个对照，他随后寄来的 2010 年 10 月 19 日脑 CT 报告提示：一切正常，原来的那些症状也都有所改善，心电图也正常了。他还在附给我的一封简信中强调说：脑梗的确好了（图 114 ～ 116）。

笔者侄女年过半百，从 30 多岁起每到秋季就出现脱发现象，每天早上起床枕头上就有一把头发，梳头和洗头之后也是许多头发缠梳。2012 年 10 月尝试用掌中宝刮梳头发，仅 1 个月时间，头发几乎没有脱落现象了，就连 3 年多的脑鸣现象也减轻了许多。

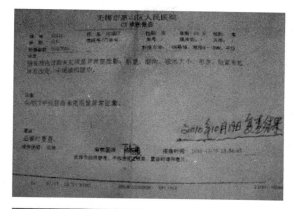

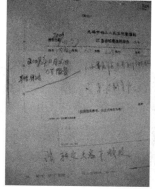

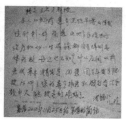

图 114-116　无锡患者沈福江穴位保健前后脑萎缩 CT 片对照
以及给笔者的亲笔信

　　江苏金陵老年大学中医养生班学员杨钰，坚持为自己脂溢性脱发谢顶 12 年的老公做头部按摩保健半年多，竟奇迹般地生出了许多宝贵的细发。

　　4. 其他病症　热病、伤风、感冒、高血压、皮肤病等。风池穴之所以以"风"来命名，就是因为本穴善于治疗风邪为患的病症。例如伤风、感冒、热病以及风邪为患引起的以瘙痒为主症的皮肤病等，有很好的祛风散寒或祛风清热、祛风止痒作用。

（三）操作方法

1. 指压、按摩 风池穴的指压按摩手法各式各样，丰富多彩，有单手压捏法（对侧，图117）、单手拇指与四指对捏（简称"拿风池"，图118）、双手拇指对按法（图119）、双手四指按揉或叩击法（同侧，图120）、皮肤针叩刺（光头还可以用皮肤滚针）等。指压、按摩可伴随一定的揉动或提拉，使之产生酸、麻、胀等感觉。拿捏的时间及用力轻重，视患者的体质状况和病情而定。

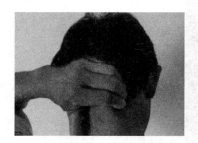
图117　单手压捏法

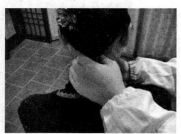
图118　拿风池

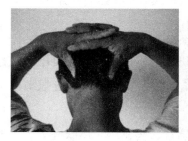
图119　双手拇指对按法

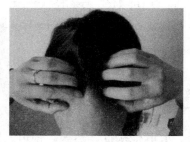
图120　双手四指按揉或叩击

手指叩击时，五指自然屈曲成爪状，指尖对准穴位快速叩击，至头皮有发热、发麻感为宜；也可以用五指"干梳头"（图

121）或其他刮头器具（图 122）的方法，先从前发际向后梳至后枕部风池穴以及风池穴下 5 分（"健脑"穴）至 1 寸（"供血"穴），再从鬓角绕耳后梳至风池穴。通过刺激头部穴位，让头部的血流供应增加，改善血液循环和新陈代谢状况，从而促进大脑的思维，维持大脑的记忆能力。一整套操做下来，你会感到头目非常的清醒、明晰。头部叩击术每天早、晚可以各做 1 次。

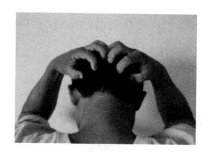 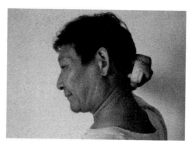

图 121 干梳头   图 122 刮头器具

2. 灸法 因穴处有头发，并接近延脑，故一般少用灸法。若灸，则实施艾条灸、隔姜灸或艾灸器灸，时间不宜过长。

（1）艾条灸法：患者坐位或俯卧位，将艾条一端点燃，对准穴位（距皮肤约 2 厘米），每穴温和灸 5 分钟左右，以穴处感到温热舒适为度。轻者每日 1 次，重者日灸 2 ～ 3 次。如预防感冒，则每日 1 次，连灸 3 ～ 5 日。

（2）艾炷隔姜灸：患者俯卧位，切生姜 1 块，厚 2 ～ 3 毫米，用针穿孔若干置于穴上，另将艾绒做成如枣核大小的圆锥形，放在生姜片上，从艾绒顶端点燃，燃完 1 个，即为"1 壮"，再换新艾柱续灸。每穴每次 3 ～ 5 壮，轻者每日 1 次，重者日灸 2 次。

（3）温灸器灸：患者坐位或俯卧位，采用各种温灸器固定在穴位上施灸。每次 10 分钟左右。已病可治，未病能防。

（4）电吹风灸：患者坐位或俯卧位，用市售电吹风的热风对准穴位施行"吹灸"。每次每穴5～10分钟，以局部温热、舒适、微微汗出为度。但非风寒或寒邪所侵的头、脑、鼻疾患，不可轻易施灸，易助热上扰，引起头昏脑涨。

九、通络开窍、理气止呃的名穴——翳风

翳，有"遮蔽"之意；风，即风邪。穴在耳后凹陷处，耳垂又似屏障可以遮掩，故名。又名"耳后陷中"。

（一）定位取法

穴属三焦经，位于耳垂后下方，耳后乳突与下颌角之间的凹陷中。将耳垂贴于头部，平耳垂的下缘，乳突前下方的凹陷处（图123）。

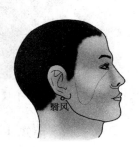

图123　翳风

（二）治疗作用

通经活络、疏散风热、消肿止痛、聪耳明目、降逆止呃。

1.头面病症　偏头痛、面神经麻痹、面神经痉挛（配地仓、颊车、四白、阳白）、腮腺炎（配颊车、外关）、下颌关节炎。

面神经麻痹患者的翳风穴处压痛明显，以手按压似有物堵塞。说明病情发展，且压痛越明显，病情越重。随着翳风压痛减轻，按压耳后松软，症状好转，压痛消失，病情随之解除。

刺激翳风穴可以起到改善局部神经调节、血管营养、淋巴循环等作用，使面神经麻痹、面肌痉挛、腮腺炎等得到缓解、治愈。

（1）偏头痛:《中医药信息》2005 年第 4 期报道，强刺激翳风穴治疗偏头痛 48 例，每日 1 次，10 天为 1 个疗程。结果：全部有效，其中治愈 36 例（75%）。

（2）面神经麻痹:《陕西中医》1991 年第 8 期报道，针刺翳风、阳白等穴治疗面瘫 100 例，每日 1 次，经 20 次治疗，有效 96 例，其中痊愈 87 例。《安徽中医临床杂志》1997 年第 5 期报道，艾灸翳风穴治疗周围型面瘫 146 例，每次 40 分钟，以穴位潮红为佳。每天 2 次，发病 1 周以内者，只灸不针；1 周以上者可辅以针刺阳白、太阳、颧髎，颊车以及对侧合谷，每日 1 次。结果：全部有效，其中痊愈 124 例（84.9%）。《上海针灸杂志》1998 年第 4 期报道，艾灸翳风、下关穴治疗周围性面瘫 186 例，每次灸 1～1.5 小时，每日 1 次，10 次为 1 个疗程。结果：全部有效，其中治愈 166 例（89%）。

（3）腮腺炎:《河北中医》1991 年第 2 期报道，针刺翳风穴治疗流行性腮腺炎 106 例，取患侧翳风穴（或稍下 5 分处），常规针刺，中强刺激 2～3 分钟，不留针，每日 1 次。经 1～2 次治疗，痊愈 103 例（97.2%），仅 3 例无效。《河北职工医学院学报》1994 年第 3 期报道，用爆灯火法灸翳风、角孙穴治疗小儿流行性腮腺炎 50 例，经 1 次治疗，全部有效，其中痊愈 42 例（84%）。

2.耳部病症　中耳炎、耳中痛、耳中湿痒、幻听、耳鸣、听力下降（配听宫、听会）。

刺激翳风穴可以起到改善局部神经调节、血管营养、淋巴循环等作用，使耳鸣、听力下降得到一定程度上的缓解。

（1）听力下降:《针灸临床杂志》1995 年第 8 期报道，针刺翳风、听宫为主治疗感觉神经性听力下降 20 例，同时给予中药丹参等扩血管药,每日1次,10次为1个疗程。经治3个疗程,有效16例(80%),其中痊愈6例,显效5例,好转5例,无效4例。

(2)幻听:《中国针灸》1993年第3期报道,电针翳风穴治疗顽固性幻听48例。每日1次。结果:有效44例(91.7%),其中症状消失26例,减轻18例,无效4例。

3. 其他病症 目䁾、视物不明、咽喉肿痛(配天容、合谷治咽喉疼痛)、梅核气、球麻痹吞咽困难、牙痛、牙关不利、哮喘、呕吐、呃逆(膈肌痉挛)。

(1)梅核气:《中国针灸》2005年第5期报道,刺激翳风治疗梅核气60例,最好有针感传至咽部,每日1次。结果:有效55例(91.7%),其中治愈43例(78.2%)。

(2)假性球麻痹:《针灸临床杂志》1996年第9期报道,轻刺激翳风为主治疗假性球麻痹37例,每日1次。结果:有效35例(94.6%),其中痊愈33例(89.2%)。《中国临床康复》2004年第19期报道,电针刺激翳风穴治疗脑卒中吞咽障碍60例,每日1次,1个月为1个疗程。结果:有效56例(93%)。

(3)牙痛:《甘肃中医》2000年第3期报道,刺激翳风穴治疗牙痛50例,留针2~5分钟(对红肿较明显者配以药物治疗)。结果:全部在10秒钟以内止痛。

(4)哮喘:《中国针灸》2002年第9期报道,针刺翳风穴治疗哮喘急性发作60例,有效58例(97%),无效2例。

(5)呃逆(膈肌痉挛):对于膈肌痉挛患者,刺激翳风穴可使处于抑制状态的迷走神经兴奋,抑制膈肌的异常兴奋,使膈肌痉挛缓解,从而发挥止呃的治疗作用。

笔者于1980年在广州《新中医》杂志第4期,首先报道了徒手按压翳风穴治愈 1 例病程长达 11 天，经种种治疗方法医治无效的顽固性呃逆的经验。继之，国内诸多针灸同道对翳风穴治疗呃逆的效果进行了临床验证，通过按压或针刺均收到了十分满意的治疗效果。后来在针灸临床中又用本法相继治疗 226 例，其中 148 例轻症呃逆 1 次即愈（65.5%）；重症呃逆 2 次痊愈 52 例；3 次痊愈 15 例；痊愈率 95.1 %（《中国临床医生》2006 年第 1 期）。

轻症以中度按压法，使病人感觉酸胀、疼痛为度，每次按压 10 秒钟以上。重症久呃不止者，按压手法应重而强，使病人口中分泌唾液，有难以忍受之感，每次按压持续 1 分钟左右。

以按压法同针刺法比较，则按压法更为简单便利、安全可靠，当为首选之法。治疗中若能配合深呼吸后屏气数秒钟，则疗效更佳。按压 1 次不止者，可连续按压 2 ~ 3 次。止后又发者，只需施行轻中度按压即可获愈。针刺法用之不当，容易刺伤深层的面神经干，须小心谨慎，可灸。

根据临床经验，翳风穴治疗呃逆，以功能性患者为佳，而对于器质性原因或肿瘤、危重病晚期引起者则疗效稍差。

大量临床实践表明，翳风穴治疗呃逆，方法简便、安全可靠、疗效确切，并经得起重复，效而可证。确实具有独特的临床价值，应当予以充分肯定，并大力推广、应用。山东中医药大学副校长高树中教授在其著作《一针疗法》中感言："我在临床上发现，按压翳风穴治疗呃逆疗效确实，一些按压攒竹无效的患者按压翳风即可取效。现在我治疗呃逆，按压翳风穴已是首选之法"。并援引 3 例经中西医治疗无效而按压翳风穴手到病除的顽固性呃逆病人做例证。

《针灸学报》1992 年第 2 期报道，强刺激翳风穴治疗呃逆 29

例，并令患者配合深度腹式呼吸，全部 1 次而愈。

《按摩与导引》2006 年第 3 期报道，按压翳风穴治疗呃逆 123 例，有效 121 例（98.3%），其中痊愈 112 例（91%）。

（三）操作方法

指压、按摩、刮痧、皮肤针叩刺，也可施灸。

十、天突——清利咽喉及食道的关口

"天"指高位；"突"指突出，又指烟囱。穴在胸骨上窝正中，喉结下，内当肺系，肺气通于天，喉结高而突出，故名。

（一）定位取法

颈部下方，胸骨上窝正中（图 124）。

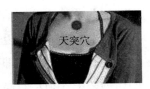

图 124　天突

（二）治疗作用

清肺利咽、降逆化痰、理气散结。主治病症以呼吸和咽喉、食道的疾患为主。

1.肺的病症　气管炎、支气管哮喘（配定喘、膻中、丰隆）、百日咳、肺脓疡、咯唾脓血、呼吸衰竭。

刺激本穴对支气管平滑肌有调整作用，能解除细小支气管的痉挛状态，故对气管炎、支气管哮喘有较好的治疗效应。

《中华儿科杂志》1965 年第 12 期报道，以 2% 普鲁卡因 2 毫升穴位皮下注射治疗百日咳 152 例（部分病例经抗生素治疗无效）。经 1 ～ 2 次治疗即效者 100 例（65.8%），3 ～ 4 次获效 43 例，无效 9 例，有效率 94.1%。

5岁小朋友孙某，经常咳嗽、发烧。在没有做穴位保健之前，只要一咳嗽、发烧，家人就把他弄到医院看病、吃药、挂水。自从开始穴位保健以后，再咳嗽的时候大人就给他按摩肺经的膻中、大椎、身柱、肺俞、太渊、列缺等穴，并在天突、膻中、身柱、肺俞穴上贴上小绿豆，经常按压刺激。一般都是当天施术，当晚或次日就好了。孩子奶奶王女士那些天咽喉部正堵得慌，还发痒，间歇性按揉了几次天突穴就好了。

南京金陵老年大学中医养生班学员林某，经常在外地学习，风里来雨里去的，有时着凉听课时就会一阵阵猛咳，影响大家听课。她学习了天突穴治咳嗽的知识后，每当咳嗽的时候就用食指按进天突，咳嗽往往很快就会止住了。2015年6月21日，她4岁的小外孙咳嗽不已，她就剪一小块伤湿止痛膏，上面放一粒小绿豆，贴在小家伙天突穴上，每次要按压的时候就同小外孙说，看看小绿豆贴得好不好？趁机压住绿豆往下按按。上幼儿园也好，出去玩也好，伤湿止痛膏加绿豆一直贴在天突上，洗澡时才换下来。同时配用生姜为孩子擦前胸的膻中，后背的大椎、身柱和肺俞以及上肢内侧的肺经穴，感觉喉咙有痰就加丰隆，止咳化痰的效果不错。

强刺激天突对治疗呼吸衰竭有一定疗效，特别是对外周性呼吸衰竭有明显疗效。

2. 咽喉病症　咽喉肿痛（配拇指内侧指甲角旁的少商穴）、咽喉炎、咽痒、咽神经症（梅核气，配列缺、照海）、声音嘶哑、声带麻痹、功能性失语、失音（配廉泉和掌面腕横纹小指侧上1寸的通里穴）、吞咽困难。

（1）慢性咽喉炎：《浙江中医杂志》1985年第1期报道，伤湿膏贴天突穴治疗慢性咽喉炎81例，2日1次，连贴3次。结果：有效 65 例（80.3%），其中 55 例局部充血明显减轻、症状消失（67.9%）。

（2）咽神经症:《中国针灸》1988 年第 1 期报道，刺激天突治疗病程 1 ～ 9 年的咽神经症 23 例，均 1 次而愈。同刊 1988 年第 6 期报道，以同法治疗病程 1 月～ 20 年的咽神经症 272 例，有效 270 例（99.2%），其中 1 次治愈 264 例（97%）。

（3）功能性失语:《河北中医》1985 年第 3 期报道，强刺激天突、内关穴治疗功能性失语 20 例。全部有效，其中 1 次、2 次而愈各 9 例，3 次痊愈 2 例。

（4）中风后吞咽困难:《河北中医》1996 年第 1 期报道，针刺天突穴治疗脑出血后吞咽困难 62 例，每日 1 次，全部有效。

3. 消化系统病症　恶心、呕吐、呃逆（配中脘、内关）、食道癌、吞咽困难。

（1）呃逆:《中国针灸》1987 年第 4 期报道，指压天突穴治疗呃逆 239 例，按压时令患者屏气、吞气。有效 232 例（为 97%），其中 1 次止呃 221 例（92%）。

（2）食道癌：笔者曾经在 X 线下观察过，针刺天突穴可使食管癌患者的食道内径以及吞咽情况有一定的变化，即可使食管蠕动增强，内径扩大，钡剂通过、下移的速度加快，从而改善吞咽症状。《浙江中医杂志》1996 年第 12 期报道，针刺天突治疗晚期食管癌吞咽困难 120 例，每日 1 次，7 天为 1 个疗程。结果：除 13 例因治疗中断、癌肿转移、并发症等原因死亡之外，97 例病情都有不同程度的减轻。由不能进食到可以吃流质、半流质饮食、软饭和普通饭，而且食量日渐增多，体重逐渐增加，精神不断好转，体力逐渐恢复，直接延长了患者的生命，为进一步治疗癌肿打下了良好基础。

4. 其他病症 甲状腺病（配颈部锁骨内侧端上缘的气舍穴），另外还有辅助诊断早孕的作用。

以本穴配颌下廉泉、手背合谷、颈部气舍对甲状腺病患者有较好的治疗效果，功能亢进者症状消失，基础代谢明显降低。配列缺、合谷治疗地方性甲状腺肿，可使甲状腺缩小，甲状腺对碘的吸收和利用率明显提高，血浆中含碘量增高，尿中排碘量明显降低，有效率可达85%以上。

天突穴对早孕有一定的辅助诊断作用。《浙江中医杂志》1982年第3期报道，以按压天突穴有明显搏动诊断早孕，对48例已确诊为早孕的女性点按其天突穴，有40例出现明显脉搏搏动征象（82.29%）；而未孕的40例做对照，仅2例出现搏动征象。

（三）操作方法

指压、按揉、刮痧、皮肤针叩刺等。指压、按揉可用拇指或中指指端向穴位的内下方"抠"，切忌垂直按压，否则容易让人憋气和呛咳。刮痧宜用拇指和食指并用的"撮痧"法，致使局部发红为止。

穴位深部有气管、食道，下方有颈动脉以及甲状腺下动脉、无名动脉，两侧下方有肺尖，故家庭保健不可用针刺法。医生针刺也不可太深，以防伤及颈动脉和甲状腺下动脉、无名动脉，引起大出血；也不可在进针过程中向两侧斜刺过深，以防伤及肺尖，导致气胸；尤其是肺气肿患者更应谨慎。最好不留针，若需要留针，则在留针过程中随时注意观察病人的反应，且留针时间不宜长；若病人在留针过程中出现呛咳、局部疼痛、胸痛胸闷不适等现象，则应立即出针，必要时应做相应处理。

十一、心肺胃肠乳房病症通治的膻中穴

"膻中"指胸腔中央,"膻",同"袒";中,指胸中。穴在两乳之间,为宗气之所聚之处("气之会"穴),别名"中丹田""上气海"(明《类经》云:"膻中在上焦,亦名'上气海',为宗气之所聚。")

(一)定位取法

穴属任脉,胸部正中线上,两乳头连线的中点(女性因乳房向外偏斜并有下垂现象,应根据乳房大小及下垂程度从两乳头连线中点酌情向上移动到与第4、5肋间隙水平的部位就可以了,图125、126)。

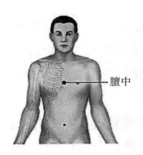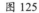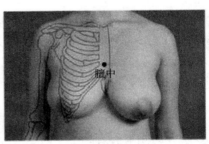

| 图 125 | 图 126 |

(二)治疗作用

宽胸理气、止咳平喘、和胃降逆、通利乳汁。全身要穴之一,主治以各种"气"病为主的疾患。

1.局部病痛 胸痛、胸闷、扭挫伤、肋间神经痛。

胸痛、胸闷，可能因为心脏病症（伴有心慌、心律不齐、心动过速或心动过缓）所致，也可能因为肺部病症（伴有咳嗽、哮喘、气短或呼吸困难）所致。两者都可以用本穴配用内关穴（掌面腕横纹中点上 2 寸）予以调治，心病再加心俞穴（背部第 5 胸椎下旁开 1.5 寸），肺病再加肺俞穴（背部第 3 胸椎下旁开 1.5 寸）。

肝气郁结、肝郁气滞：《中国针灸》1994 年增刊报道，膻中配中脘（脐上 4 寸）、内关、三阴交（足内踝高点上 3 寸）治疗肝气郁结 75 例，有效率为 93.3%。《甘肃中医》2004 年第 8 期报道，针刺膻中穴治疗肝郁气滞型胸闷 30 例，有效率为 93.3%。

2. 呼吸系统病症 咳嗽、哮喘、气短不足以息、肺炎、肺脓疡、咳唾脓血。

膻中位于两乳之间，被定为"气之会"穴，调治肺部病症乃其专长。穴位保健常常用于防治咳嗽、哮喘、肺炎、慢性阻塞性肺疾病（简称慢阻肺）、肺结核等病症，并广泛应用于穴位敷贴、"冬病夏治"的预防保健之中，常与肺俞穴（背部第 3 胸椎下旁开 1.5 寸）配伍应用。虚证轻手法指压、按摩或采用灸法、拔罐、皮肤针轻叩，实证宜重手法按摩或皮肤针重叩。

在我任教的南京航空航天大学老年大学的孙光涛老教授，患有顽固性"老慢支"病史十多年。每年秋冬季节气管炎就会急性发作，一咳就是 2、3 个月，咳痰困难，打针、吃药也难以控制。后来经过白天按摩膻中、天突（颈下胸骨上窝）、足三里等穴，夜晚睡觉前在膻中、天突穴处放置一粒绿豆，用胶布固定。3 天后咳嗽就开始好转，痰容易吐出来了，10 天以后气管炎就完全好了。直到现在，每天早晚仍旧坚持按摩这几个穴位，气管炎已经十多年没有发作了。

3. 心血管系统病症 心慌、心烦、胸痛、胸闷、心律不齐、心动过速或心动过缓、心绞痛、心肌梗死等。

膻中位于两乳之间，与心脏的关系也至关重要，被视为"心之募穴"（意指此穴与心仅仅只有一块幕布那么薄的间隔）。常与心俞穴（背部第 5 胸椎下旁开 1.5 寸）、内关穴（掌面腕横纹中点上 2 寸）配伍应用，治疗各种心脏不适性病症。虚证宜轻手法指压按摩或采用灸法、拔罐、皮肤针轻叩，实证应重手法按摩或皮肤针重叩。

针灸临床和实验证明：针刺膻中配内关、足三里可改善冠状动脉和脑血管循环，改善左心室功能，有助于消除心绞痛。

（1）冠心病：《陕西中医》1995 年第 9 期报道，膻中穴配厥阴俞（背部第 4 胸椎下旁开 1.5 寸）、内关（掌面腕横纹中点上 2 寸）、郄门（掌面腕横纹中点上 5 寸）、阴郄（尺侧腕屈肌腱桡侧缘，腕掌侧横纹上 0.5 寸）治疗冠心病 50 例。结果：显效改善率 72%，且主症、心电图、血脂、心功能均有所改善。《河北中医》1999 年第 3 期报道，膻中配内关穴贴敷麝香追风膏治疗心绞痛 130 例。每 3 日换药 1 次，经 5 次治疗，有效率为 98.5%。

（2）心肌梗死、心绞痛：《山东医药》1979 年第 9 期报道，深刺膻中并埋针数小时乃至数日，救治急性心肌梗死、心绞痛 11 例。结果：8 例症状完全缓解，3 例无效。《上海针灸杂志》2002 年第 6 期报道，一患者心悸、胸闷、气短，诊为"心肌缺血"，即在膻中穴实施艾条温和灸，每日 1 次，经治 20 次，临床症状消失，心电图检查恢复正常而愈。

笔者一侄女，年过 50 后开始出现心慌，并没有多加注意。2012 年开始伴发胸痛、胸闷，2、3 个月发作一次，心电图提示心血管供血不足。2012 年 10 月 28 日晚看电视的时候，突然胸痛不适，心中难受，正好笔者在场。经过手指叩击膻中和内关穴，顿时觉得胸中发热，豁然开朗，有一股血液涌动之感，胸痛立即消失。

4. 消化系统病症 胃痛、恶心、反酸、呕吐、嗳气、呃逆、食管狭窄、吞咽困难、反流性胃炎、内脏下垂（胃下垂、脱肛等）。

中医学认为，恶心、反酸、呕吐、嗳气、呃逆、反流性胃炎等病症均因为腑气不通、胃气上逆而致；内脏下垂则由中气（脾胃之气）不足引起。一实一虚，皆因于气。对于实证，正确刺激膻中穴（按摩方向朝下）能通调腑气、平降胃之气逆；对于虚证，正确刺激膻中穴（按摩方向朝上）能补中益气、提升胃之高度。

呃逆：《浙江中医杂志》1987 年第 11 期报道，按压膻中治疗呃逆 170 例，全部有效，其中 1 次而愈 168 例（98.8%）。《中国民间疗法》2004 年第 12 期报道，指压膻中穴 2 ～ 3 分钟治疗呃逆，有效率 95% 以上。

5. 乳房病症 乳腺炎、产后乳少、乳腺小叶增生等。

膻中穴正在两侧乳房之间，治疗乳房病症也是其局部作用使然。上述乳房病症中，乳腺炎、乳腺小叶增生均为气滞血瘀引起的实证。产后乳少则有虚有实：虚者气血不足，无乳供给，乳房空虚；实者经络瘀阻，乳汁不行，胀满而痛。在这两种不同的情况下，朝乳房方向轻刺激膻中，能补益气血、化生乳汁；重刺激膻中，则能疏通经络、行气活血、化瘀通乳、软坚散结。

（1）产后乳汁不足：《针灸学报》1989 年第 3 期报道，膻中、乳根穴治疗产后乳汁不足 39 例。经 1 ～ 3 次治疗，痊愈 29 例

（74.36%），好转 5 例，无效 5 例。

（2）乳腺炎:《针灸杂志》1966 年第 1 期报道，膻中配合谷（手背第 1、2 掌骨之间）或曲池（曲肘桡侧纹头端）针（强刺激）灸并用治疗乳腺炎 50 例（留针同时施灸 30 分钟左右）。轻者每日 1 次，重者每日 2 次。结果：全部治愈（急性者一般 1 ～ 2 次，最多 3 次即可治愈，亚急性者需要 7 次左右）。《中医杂志》1981 年第 8 期报道，隔蒜片灸膻中为主治疗急性乳腺炎 47 例。膻中穴灸后再用手指弹拨肩胛冈下窝中的天宗穴，手法稍重，使局部酸痛，连续左右来回拨动 6 ～ 7 下为 1 次，反复拨动 3 ～ 5 次。每天治疗 2 次，经 2 ～ 3 次治疗，全部有效。《湖北中医杂志》1989 年第 4 期报道，膻中治疗急性乳腺炎 35 例，全部有效。

6. 神志病症　精神分裂症、抑郁症、癔症并伴发抽搐者、小儿惊厥等。《山东中医杂志》1997 年第 2 期报道，膻中穴刺血拔罐治疗精神分裂症 39 例。每周治疗 2 次，有效率 92.3%。

《安徽中医临床杂志》1998 年第 4 期报道，一女因悲伤过度嚎哭不止 4 小时，呼吸急促、全身肌肉紧张、四肢抽搐，经多方劝解无济于事。针刺人中、内关、太冲、涌泉，提插捻转强刺激，疗效不显。后独取膻中一穴，强刺激约 2 分钟，患者长嘘一声，嚎哭戛然而止，全身肌肉放松，四肢抽搐停止，呼吸恢复平稳而入睡。后未复发。

7. 其他病症　胸腺萎缩、免疫力低下、急性腰扭伤。

膻中穴位于胸骨之上，胸骨上面有属于淋巴防卫系统的胸腺组织，关系到人体的免疫防卫机能的强弱。胸腺随着年龄的增长而逐渐趋于萎缩，因而人的免疫机能也会随着年龄的增长而有所下降。经常叩击膻中穴，也能起到刺激胸腺的作用，因而能够延缓胸腺的萎缩速度，提高免疫和造血机能。

（三）操作方法

指压、按摩、叩击、捶打、艾灸、拔罐、皮肤针叩刺或皮肤滚针滚刺、穴位敷贴。比如指压、按摩、叩击，就是用手指端在穴位处用力按压、旋揉或用指尖对准穴位快速叩击、双手半握拳交替击打膻中穴处。穴位敷贴则多取用宣肺理气且对皮肤有一定刺激作用的药物，如麻黄、细辛、甘遂、百部、丁香、肉桂、南星、白芥子等各 5 ～ 10 克，研为细末（可另加麝香、冰片少许）拌匀，再用醋或蜂蜜、生姜汁调成糊状，每取黄豆大小敷贴在穴位上，外用纱布和胶布固定 8 ～ 12 小时。

膻中是个宽胸理气的穴，所谓"宽胸理气"，就是老百姓说的"顺气"的意思。顺气，是一定要顺应胃肠道的蠕动方向从上往下推按才行（图 127），万万不可反其道而行之从下往上推按。否则，胃肠道中的腐败之气就会顺着大肠小肠、胃、食管反流到口腔，引动膈肌或胃膈韧带、胃肝韧带，导致恶心或呕吐、嗳气或呃逆（只有治疗内脏下垂时才可以由下向上施术）。治疗乳房病变，则要顺着肋间隙朝乳房横向按摩、擦搓。

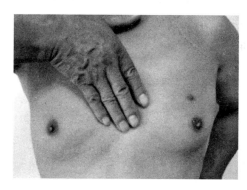

图 127　膻中顺气法

众所周知，猩猩最喜欢捶胸了，它们所捶打的地方，其实也就是相当于膻中穴。猩猩为什么喜欢捶胸？动物学家告诉了我们这样三种答案：一是猩猩胸部不舒服的时候就会用手握拳捶打胸部；二是母猩猩最喜欢捶打胸部，以免罹患乳腺炎、乳腺增生、产后乳少等，影响给小猩猩哺乳；三是当它们遇到"敌人"时，用捶打胸部来显示自己的强大，不怕对方。所以，我们利用膻中穴防治疾病、养生保健，不妨多向猩猩"学习"——经常捶打胸骨上的膻中穴。

十二、神阙也是人的生命之门

每个人的腹部都有一个肚脐，中医学认为：肚脐是人的生命之根蒂，一个人在成形之初，是以胎儿的形式寄生在母体，就是靠脐带与母体相连，吸取营养才得以生长、发育、不断长大。

肚脐也是一个穴位（神阙），属于人体身前正中线的任脉。"阙"意为宫门，穴当脐中，胎儿由此处获取母体营养而具形神，喻为元神之阙门。可见，肚脐也算是人的"生命之门"了！人出生以后，它在人体担负的传输气血的功能还依然存在。是联系先天之根（脐下——下焦肝肾）和后天之本（脐上——中焦脾胃）的桥梁和枢纽。

（一）治疗作用

神阙是全身要穴之一，有温中散寒、补中益气、回阳固脱、利尿消肿、调理月经等作用。其主治范围以消化系统病症尤其是虚寒性病症为主，并有升高血压、救治虚脱、提升内脏、强身健体、益寿延年的功效。

1. 虚寒性胃肠道病症 用灸法或热敷神阙穴，可以治疗急慢性、虚寒性腹胀、腹痛、腹泻、消化不良、便秘、脱肛等消化系统病症。去年夏天，有一次笔者的小重孙吃了 2 块冰西瓜之后，又吐又拉，拉出来的就是完全没有消化的西瓜瓤。奶奶准备送孩子上医院打针挂水，笔者说没有必要，只是将双手搓热，在肚脐上作顺时针摩腹 5、6 分钟，从下到上捏脊几个回合，很快就安然无恙了。

2. 呼吸系统病症 慢性咳嗽、哮喘。

3. 遗尿、生殖系统病症 小便失禁、小便不利、尿潴留（尤其以外伤、术后或产后尿潴留为佳）、水肿等。

外伤、术后或产后尿潴留，即外伤、术后或产后出现的小便不通，临床甚为多见。可取葱白一段、田螺（大者 1 只、小者 2 只）去壳取肉，共捣烂如泥（可酌情加入冰片 2～3 克或麝香 0.2 克），外敷于肚脐上，纱布固定片刻。一般 5～10 分钟即可排尿。笔者在湖北中医学院读书期间，有一位男性患者将近一天无尿，胀痛难受，西医导尿无果。后经附属医院妇科黄绳武老中医用上方敷脐 1 次而排出近 1000 毫升尿液。

4. 疝气、月经不调、痛经、功能性子宫出血、产后出血不止等 对于产后出血不止，上海中医学院 1974 年第 1 版《针灸学》中记载："产后灸之，可助子宫收缩而止血"。

5. 其他病症 潮热盗汗、四肢发凉、怕冷，并能救治低血糖、低血压、虚脱（休克）、晕厥、不省人事。明·龚廷贤《万病回春》记载："卒中暴死，灸脐中百壮。"

6. 强身健体、益寿延年 俗话说"夏养三伏、冬补三九"，冬至是补阳的好时机，有极大的神益。冬至保健灸是将节气、艾灸和穴位三者结合，能够起到温阳补气、健脾强肾作用，从而提高人体免疫能力和对气候变化的适应能力，提高机体的抗寒和抗病能力，还具有延年益寿的作用。现代天文科学测定，冬至日白天最短，黑夜最长。古代养生修炼均非常重视这一时期，认为阳气初生时，要像农民育苗、妇人怀孕一样，小心保护，精心调养，使其逐渐壮大。人体内阳气充足，才能达到祛病延年的目的，冬至保健灸正是实现这一目的之中医传统保健方法，是中医"治未病"预防保健思想的鲜活体现。

具体实施，可在每年冬至的前后 4 天（共 9 天）艾灸神阙，每天每次 10～15 分钟，可温阳补气、健脾强肾、温经通络、祛风除湿、回阳救逆、调和气血，从而增强机体功能，达到治病保健之目的。如果有时间，可顺便灸气海、关元穴。

施灸期间要慎起居、避风寒、戒生冷、戒油腻，刚吃完饭或空腹不宜灸；身患实热证、阴虚发热者不宜灸。平时都可以将双手搓热，捂住肚脐，并在穴上实施小范围的按摩旋揉，少则 1～2 分钟，多则 3～5 分钟，每日 2～3 次。

（三）操作方法

本穴因系瘢痕组织，内中多藏污垢不易消毒，针后易发感染，古代没有消毒的环节，曾被列为禁针穴。而以指压、按摩（顺时针摩腹）、灸法（隔姜灸、隔盐灸）、拔罐和穴位敷贴（也称"天灸"）为主。

将各种不同的药物研细后填入脐窝，或将药粉加适量的水（醋、蜂蜜也可）调和后制成饼状，盖在肚脐上，这种防治疾病的方法叫作"敷脐疗法"，简称"脐疗"。在我国有着悠久的历史，因为其简便有效，故而流传至今。现代解剖学证实：肚脐为腹壁最后闭合处，其表皮角质层最薄，而且皮下没有脂肪组织，通透性能好，毛细血管和末梢神经组织十分丰富，能很好地吸收和传导药物中的有效成分，并将药力随经脉气血的流动而布于全身，从而发挥治疗作用。有实验证明，将黄连水滴入脐中，或者把大黄粉用水调敷肚脐，不久口中即有苦味出现。

由于脐疗操作简便、容易掌握、经济实用、适应证广、安全无毒副作用，不但能治疗内、外、妇、儿、五官各科疾病，也有养生保健作用，深受中老年朋友的欢迎。因为毫无痛感，对于妇女、儿童尤为适宜。

在国外，我还见到有人把我给他的仁丹捣碎贴在肚脐上，也起到戒烟作用的。为什么？肚脐归属任脉，而任脉是起始于小肚子里面，经肚脐眼一直向上，经过咽喉到达口腔（舌下）。这种传导作用，能使敷在肚脐的仁丹起到同含在舌下一样的作用。这种效应，也可以从黄连水滴入肚脐后不久，口腔内会发苦的现象中得到证实。

这里，介绍部分容易实施的脐疗方法，供读者临证选用。

1.指压、按摩 由于肚脐穴位的特殊性，指压一般采用双手拇指以外的四指合力按压旋揉法；或者将手掌搓热，按顺时针方向摩腹。小儿摩 50～60 下，成人摩 100～200 下，或以府内有热感为宜。

2.拔罐法 直接在肚脐部位拔罐 10 分钟左右。适用于治疗寒性胃痛、腹痛、呕吐、泄泻和过敏性鼻炎、过敏性肠炎、支气管哮喘、皮肤瘙痒、荨麻疹等过敏性病变。用拔罐法治疗荨麻疹，每日 1～2 次，多在 1 周内（4～6 次）可以治愈。

3.伤湿止痛膏贴脐法 取 4 厘米 ×4 厘米伤湿止痛膏一块，贴于脐上，有祛风除湿、活血止痛之功。可用于治疗寒湿腹痛、腹泻等。

4.风油精涂脐法 将风油精数滴滴于脐中，外贴伤湿止痛膏。治疗寒性腹痛，效果快捷显著。

5. 十滴水滴脐法 十滴水数滴滴于脐中，外贴伤湿止痛膏。有解暑辟秽、止吐止泻之功，用于治疗暑热腹痛、呕吐泄泻。

6. 盐熨法 将食盐炒热后撒满脐部，上置热水袋热敷。有温中散寒、止吐止泄、回阳固脱作用。主治寒性腹痛、呕吐、泄泻、大出血或产后休克等。

7. 隔盐灸法 将细净食盐填充于脐部（为加强透热作用，也可以将食盐先炒至温热），上面再加放一块薄姜片（事先用干净牙签或无菌针具刺若干孔眼）和大艾炷连续施灸（图128）。加放姜片的目的是隔开食盐和艾炷的火源，以免食盐遇火起爆，烫伤皮肉或衣物，同时还能加强疗效。

隔盐灸只适于在脐部施灸，有温中散寒、扶阳固脱作用，多用于治疗虚寒性腹痛、呕吐、泄泻、虚脱及产后血晕等症。

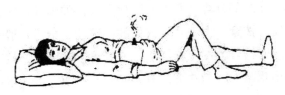

图 128 隔盐灸

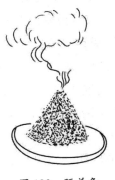

图 129 隔姜灸

8. 隔姜灸法 把生姜切成 2～3 分的薄片，用针穿刺无数小孔，盖在肚脐上，将艾绒放在姜片上，点燃施灸（图 129）。

隔姜灸有温中散寒、止呕止泻作用，主治寒性腹痛、呕吐、泄泻。《护理杂志》1960 年第 1 期报道，灸治小儿肠胀气 45 例。显效 41 例，一般灸后 1～5 分钟即开始排气。

9. 隔葱灸　葱白 30 克捣烂，敷于脐部，上置艾绒，点燃施灸。有温通经络、散寒止痛作用，可治风寒感冒、寒性腹痛、泄泻、小便不通。

10. 隔蒜灸　将蒜头（紫皮独头蒜最佳）切成约 2 ～ 3 分厚的薄片，用针刺无数小孔，盖脐上，再将艾绒放蒜片上点燃，待口中出现蒜味即止。用以治疗小儿脐风、疮疡痈疖、无名肿毒等。

11. 蒜泥敷脐法　大蒜瓣 3 ～ 5 个，捣烂成糊状，敷于脐部 2 小时左右，外用纱布、胶布固定。可止痢疾腹痛。

12. 田螺敷脐法　大田螺 1 个，捣烂后敷脐，外加纱布、胶布固定。有清热利尿作用，主治小便不通、湿热痢疾等。

13. 风寒感冒（头痛、怕冷、发热、咳嗽白痰、喷嚏、流清涕、口不干渴、小便不黄）　葱白 50 克，胡椒 1 克，共捣烂敷脐，外用纱布固定。再用热水袋在纱布上热敷。每日 1 次。

14. 自汗、盗汗　白天爱出汗称"自汗"，夜晚睡觉中出汗称为"盗汗"。用五倍子粉或首乌粉 0.5 ～ 1 克，加水或醋调成糊状，做成小饼敷于脐部。每日 1 次。

15. 寒性腹痛（喜暖、喜按者）　胡椒粉 0.5 ～ 1 克，用水调成糊状，腹部疼痛时敷之。

16. 腹泻　胡椒粉 1 克，直接撒在脐上，外贴伤湿膏；或撒在大米饭饼上敷脐。每日 1 次，敷 1 ～ 3 次。

17. 小儿腹泻　丁香粉、肉桂粉各 0.2 ～ 0.5 克，混合后加温水调成糊状敷脐。成人腹泻者药量加倍。

18. 尿闭　葱白 1 段，田螺 1 个，捣烂后加冰片、麝香各少许，敷脐，外加纱布、胶布固定；鲜车前草 20 克，捣烂后敷脐（适合于孕妇尿闭）。

19. 小儿夜啼　五倍子 1.5 克，朱砂 0.5 克，共研细末，加陈细茶末适量，搅拌均匀，加水成饼，敷于脐上。每日 1 次，5 次左右可愈。

20. 痛经 白芷、五灵脂、青盐各 10 克，共为末，每取 5 克，填于脐中，加盖老生姜 1 块，以纱布固定。2 日 1 次。

21. 闭经 白胡椒、黄丹、火硝各 4 克，共研末，水调成饼，贴脐上，胶布固定。每日 1 次，连敷 3 次。

22. 白带 白芷 20 克，芡实、桑螵蛸各 30 克，共为细末，用米醋调成糊状，取适量敷于脐中，外以胶布固定。每日 1 次，连续 5 天。

23. 妊娠呕吐 半夏、丁香各 15 克，共为细末，以生姜汁调为糊状，敷脐。连敷 1～3 天。

24. 胎动不安 白苎麻根内皮适量，捣烂敷脐，外用布带固定，胎安去之。

25. 产后血晕 葱白根、蜂蜜各适量，捣烂敷脐，连续 3 天。

26. 子宫脱垂 杜仲、枳壳、蓖麻仁各 30 克，研末，用醋调敷。每日 1 次，连续 5～7 天。

27. 皮肤瘙痒 拔火罐，或者取红花、桃仁、杏仁、生栀子等量，研末，填于脐中。每日 1 次。

十三、中脘——通调腑气第一穴

"脘"同"管"，原指胃内腔，因穴居胃脘的中部，故名"中脘"，又名"胃脘""胃管""中管""太仓"（意指胃主受纳水谷，如同粮仓）。

（一）定位取法

任脉穴，上腹部正中线，脐上 4 寸。从心口窝到肚脐是 8 寸，脐上 4 寸正好就是胸骨下端心口窝与肚脐连线的中点（图 130）。

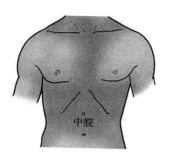

图 130　中脘穴

（二）治疗作用

在针灸学中，中脘既是"胃之募"穴（与胃仅一幕之隔）；又属"腑之会"穴，可以说六腑之气均会于此，所以，它是一个通调腑气的主穴。六腑又以胃为中心环节，所谓"胃气一通，六腑皆通"。是全身要穴之一，有通调腑气、和胃止痛、理气化痰、宁心安神的作用。

1. 消化系统病症　中脘的主治病症，是以消化系统为主的，诸如食欲缺乏、胃痛、反酸、恶心或呕吐（包括孕吐）、呃逆、胃溃疡、胃下垂、消化不良、腹胀、肠鸣、泄泻、痢疾、便秘、阑尾炎、肠梗阻、便血以及各种肝胆疾病。

中医学认为，六腑以通为顺。中医学还有一句养生名言："若要长生，胃肠要清。"意思是说，六腑的习性是要保持通畅无阻。一个人要想健康长寿，必须保持大便的规律、成形，而且排便顺畅，每日定时排出大便，保证肠道的空虚、干净。中脘穴作为"胃募"和"腑会"，自然就能承担通调腑气的重任，从而在防病保健、益寿延年方面充当重要角色，承担重要使命。

脘腹喜暖是体内有寒，喜按则属虚；喜凉为体内有热，拒按则属实。中脘穴对于胃肠道和肝胆系统的病症具有寒可温、热可清、虚可补、实可泻的特点。这体现了中脘穴对消化系统病症治疗的良性双向调整作用。

中脘穴对呕吐也具有有双向调节作用，既能止呕（轻刺激），又能催吐（强刺激）。针灸临床用拔罐法治疗妊娠呕吐，有效率可达 95% 以上。

民国时期著名针灸名医方慎安先生，在他所著的《金针秘传》一书中记录了这样一个典型病案：一区姓女，患胃病 7 年，平时胃脘部膨起，按之疼痛，多吃不易消化的食物反而痛减。奇怪的是，食量虽大但却奇瘦无比。其脉大小不一，顷刻异状，舌上布满红白相间之小点。断为"虫证"无疑。一诊试针数处，当时尚无不适。次日复诊时说："针后胃痛有加重之势，虽多食而痛不能止。"即为再针中脘穴，不到 10 分钟而狂呼胃中剧痛，欲自拔其针。禁之则云要吐，随之口即喷出奇臭之水，呕出一物，类似蛇形，长逾一尺，蠕蠕而动。同诊室病人见此状皆带针而逃，一时秩序大乱，而区女晕矣。顷刻即苏，胃痛豁然而愈，后未再发。7 年痼疾，经此一针，病根全去。

2. 呼吸、神经系统病症　中脘还是一个化痰要穴，对于呼吸系统病症的咳嗽、哮喘、痰多，神经系统的失眠、癫狂、癔症、抑郁症等有宣肺化痰、醒脑开窍的治疗效果。

化痰通络是中医学的一种治疗法则。中医学认为：脾为生痰之源，肺为储痰之器。如果过多的痰湿储存于肺中，则产生刺激，使人咳喘多痰（是谓"有形之痰"）。痰还能够闭阻脑窍，令人神昏逆乱，又会引起一系列脑神失调的神经系统病变，诸如失眠、癫狂、癔症、抑郁症等。凡此，都可以通过中脘、丰隆（外膝眼正中点与足外踝连线中点）等穴予以调治。

对抑郁症有治疗效应：《天津中医》1998年第4期报道，一患者因肥胖而抑郁，取中脘配内关、合谷、太冲穴。治疗1次后患者即感症状减轻，4次痊愈。

狂笑不止：《辽宁中医杂志》1988年第3期报道，1例精神受到刺激后持续狂笑长达1天不止的病人，在针刺他穴无效的情况下，深刺中脘并久留针。1次即止，3次而愈。

3. 其他病症　头痛、高血压、高血脂、白细胞减少症、荨麻疹、单纯性肥胖、产后血晕、子宫脱垂、子宫异位等也都有一定的治疗作用。

肥胖：《陕西中医》1995年第2期报道，用点穴法按压中脘、胃俞等治疗单纯性肥胖及体重在正常范围但要求减肥的患者3782例，总有效率为96.2%，临床痊愈率为21.3%。

日本针灸名家泽田健以本穴配三焦经阳池穴（腕背横纹中点略偏尺骨小头一侧）治子宫异位，认为是胃肠、子宫病要穴；中国山西省中医研究所也有类似报道，一般治疗15次左右即可，其他伴发症状如月经异常、便秘、腰痛等也随之改善，但对子宫附件有炎性粘连者效果甚微。

（三）操作方法

消化道的虚证、寒证（腹部冷痛，受寒或喝凉水、进寒凉食物后加重，腹部喜欢用热水袋外敷，喜欢用手按压或捂住），我们可以用拇指以外的四指合力按揉中脘穴，或者将手掌搓热后顺时针摩腹；采用温灸（艾条灸、隔姜灸、温灸器）、拔罐法，能起到温中散寒、补虚止痛的作用；消化道的实证、热证（腹部怕热、胃中嘈杂、大便干结不爽、尿黄，受热或喝热水、进热烫食物后症状加重，腹部喜欢用冷毛巾外敷，腹部不喜欢按压），我们应该以拇指或中指或四指合力重按穴位，顺时针按摩不用将手搓热；皮肤针叩刺或皮肤滚针滚刺用力应该重一些，操作时间要长一些，并可叩刺或滚刺出血，以达到清胃泻火、通调腑气的效果。

十四、益寿延年话"关元"（丹田）

健康长寿可以说是我们人类的一个永恒的话题，随着生活水平和物质文明的不断提高，人们的健康意识和希望长寿的愿望越来越强。

爱好练习气功的朋友都知道，"丹田"是我们人体腹部肚脐以下3寸方圆的一个小小的区间，这里是男子藏精、女子蓄血、元气聚集的地方；也是调节、控制人体阴阳之气血运行的中心部位。元气也就是先天的肾气，一个人在胎儿时期，还在母体里的时候最先拥有的就是元气——爹妈给的。"元"是最早的意思，就像我们一年中间第一天叫作元旦一样。这个元气关系到婴幼儿的生殖、生长和发育，青年男女的第二性征（内外生殖器以及男性的喉结、胡子和女性的乳房和月经等）和成年人的性生活以及生儿育女。

丹田具有很强的养生保健、益寿延年作用。因为这个部位有一个十分重要的强身保健穴，那就是关元穴。"关"即关键、重要；"元"即元气、本源。是人体元阴、元阳交关之所，男子藏精、女子蓄血之处。

（一）定位取法

任脉穴，小腹部正中线脐下3寸（图131）。可用"一夫法"、分寸法（肚脐与前阴上面的横骨——耻骨联合为5寸）。

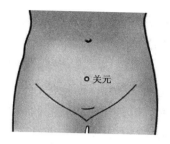

图 131　关元穴

（二）治疗作用

本穴是任脉与脾、肝、肾三经的交会穴，故又名"三结交"，关系到人体的先天之根和后天之本。先天之根是肝肾，肾是藏精的，男性主要以肾为先天之本的；肝是藏血的，女性一般是以肝为先天之本。后天之本是脾和胃，这就决定了它们在人体强身健体中间的重要地位。

穴性：调肝、脾、肾的作用，滋养肝肾、调经止带、调理肠道、回阳固脱、强身保健之功效。

关元是全身养生保健要穴之一，在人体的强身保健穴位中，是仅次于足三里的排行老二。主治泌尿、生殖、消化系统的一系列病症，并能强身健体、益寿延年。

经常按摩或艾灸丹田部位，能够提高我们的身体素质，强身健体，起到益寿延年的作用，有效地防治与"肾"有关的病变。当然，我们这里所说的"肾"病，并非只是西医解剖学中的肾——"腰子"的病，而是中医学的肾病。西医学的肾仅仅只是主管泌尿系统功能，而中医学的肾病包括范围很广，除了泌尿系统以外，还有生殖系统、内分泌系统的病变、男性病、妇科病、耳朵病、头发和骨骼方面的病、前后二阴病等。可以说在中医的脏腑学说中间，肾的功能是最广泛也是最复杂的。

人过中年，随着岁月的推移、年龄的增长、生活的操劳、结婚、性生活、生儿育女……从父母亲身上获取的有限的精血、肾阴、肾阳即"先天之本"都在不断地消亡。后天之本，可以通过饮食不断地得到补充，但是爹妈给我们的精血是有限的，逐渐亏虚，六脏六腑的机能活动日益衰退，尤其以肝、肾这两个先天之根的功能衰退为主。出现一系列老化征象，诸如头昏眼花、耳鸣听力下降、健忘多语、须发变白或脱落、牙齿松动或脱落、弯腰驼背、反应迟钝、行动迟缓、肢体震颤、甚至痴呆等等。如果人们能在步入中老年之前，就开始艾灸或按摩关元穴，持之以恒，就可以行之有效地预防或减慢上述衰老征象的出现，对于抗老防衰、益寿延年是大有好处的。

与关元配合应用最多、最好的搭档，是位于小腿内侧、内踝高点上3寸的三阴交穴（属于脾经，善调脾、肝、肾），如果再加上腰部的肾俞（第2腰椎下旁开1.5寸）和腿上的足三里（外膝眼直下3寸），那在强身保健、益寿延年方面可就真的是如虎添翼、虎虎生威了。

泌尿生殖系统病症诸如小儿体虚遗尿，老人夜间尿频、白天小便失控，男子遗精、阳痿，女子月经不调、痛经、闭经、产后血虚腹痛等，我们都可以取关元、三阴交、肾俞、足三里，利用指压、按摩、艾灸、拔罐、皮肤针叩刺或皮肤滚针滚刺等方法来治疗。

中老年人肾虚咳喘，动则气喘，少气不足以息。这种咳喘又称"老慢支"，症状表现在肺，其实病因在肾（肾不纳气），对于这种虚咳、虚喘，单纯治肺是难以奏效的，一定要配合艾灸关元、肾俞等穴。

　　慢性肠炎、结肠炎，病人每天会腹泻稀便 2 ～ 3 次，我们可以用关元穴配合三阴交、足三里，利用指压、按摩、艾灸、拔罐、皮肤针叩刺或皮肤滚针滚刺等方法来治疗。2005 年我回湖北老家探亲，有一位中年男性邻居，说他几乎每天都要上厕所大便三五次，腹部轻微疼痛不适，大便不成形。我让他每天早晚用艾条灸关元、三阴交二穴各 3 ～ 5 分钟。才灸了 3 天，大便就基本恢复正常了，每日最多排便 2 次，且都成形。

　　五更泄，表现为每天清晨 5 点钟左右腹痛隐隐，排出稀便后就好转，几乎每天都是如此，严重影响中老年人的身体健康。比如说冬天，天气本来就冷，清晨 5 点左右正是好睡觉的时候，他却要起来上厕所；夏天呢？上半夜天气热，又有蚊子，5 点钟左右也是正熟睡的时候，他肚子又痛起来了。这种病症表现在肠道，其实病变也是在肾（肾阳不足、命门火衰），单纯治肠道也是难以根治的，也必须配合艾灸关元、肾俞等穴。

　　有一种腰痛，跟天气变化没关系。不是风湿，又不是腰扭伤，也不是慢性腰肌劳损，就是腰酸、腰部隐隐疼痛、喜暖喜按、喜欢轻轻地捶，伴有耳鸣、膝关节发软等，这是比较明显的肾虚腰痛。我们可以用关元穴配合三阴交、肾俞、命门、足三里，利用指压、按摩、艾灸、拔罐、皮肤针叩刺或皮肤滚针滚刺等方法来治疗。

　　三阴交和足三里用指压、按摩、艾灸均可，每穴 3 ～ 5 分钟；命门、肾俞适合于用手掌搓擦或艾灸盒施灸，以腰部发热为佳。

　　曾经有一个老者腰痛找我诊治，我通过问诊和检查，认为是"肾虚腰痛"。于是让他侧卧，在他的下腹部施灸，腰部拔罐。老人不理解地问：医生，我是腰痛，不是肚子痛，你怎么在我肚子上治疗啊？我说：你这是肾虚腰痛，要补丹田之气，这是治本之法。也是我们中医针灸用穴位治疗的一种奥妙之处——"前后配穴法"。通过 1 刻钟到 20 分钟的治疗以后，老人躺在那里说：医生，我现在感觉非常好啊，腰已经不痛了，而且全身都感到舒服。治疗结束后，老人还连声说：奇怪！奇怪！当然也还有另外两个字：谢谢！谢谢！

上述这些涉及肝肾不足病变的穴位保健治疗，都体现了中医学"异病同治"的法则。病情比较轻的往往一次就可以见效，3 ～ 5 次就能够治愈。

关元还有升高血压、回阳固脱的急救作用。凡是低血压、低血糖引起的虚脱、休克、出虚汗，我们都可以采用 3 支艾条一起灸的方法，加强力量，促进虚脱、休克病人的苏醒和血压回升，发挥很好的回阳固脱、醒脑开窍作用。

（三）操作方法

关元穴的操作方法多种多样，有指压、按摩、艾灸、拔罐、皮肤针叩刺或皮肤滚针滚刺等等。

1. 每天早晚起床、睡觉前用食指、中指、无名指指腹点按或旋揉 3 分钟左右，最好是双手配合同时施术；或者是双掌重叠按揉，以增强力度并减轻疲劳（图 132）。

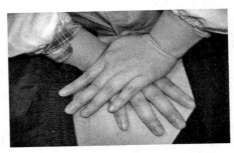

图 132　双掌重叠按揉法

2. 电动按摩器按摩 10 分钟左右。

3. 皮肤针上下移动叩刺或皮肤滚针滚刺 3 ～ 5 分钟，使局部皮肤发红。

4. 艾条温和灸可以与脐下 1.5 寸的气海穴一起上下移动灸 3 ～ 5 分钟，艾灸器或艾灸盒着肤熨，较大的艾灸盒可以连同气海穴和神阙穴（肚脐）一起，施灸 10 ～ 20 分钟。

5. 拔罐每次 10 分钟左右（大的罐具可以一次同时覆盖关元和气海两个穴位）；可在每晚睡觉前和每天早上起床前在床上做（同时意守丹田）；当然，掌握了针刺技术者也可以施用针刺法。

利用关元穴养生保健、益寿延年，以灸法为最好。宋代针灸名医窦材在其《扁鹊心书·住世之法》中记载了宋高宗绍兴年间一个名叫王超的士兵，山西太原人氏。据说小时候在深山老林得到一位高人指点，学会了火灸脐下丹田的技术，并且练得一身武艺。后来先是从军，退役后又做了贼寇，四处作案，能日淫十女不衰，很多百姓家遭受其害。因其有飞檐走壁的功夫，官府却很难抓到他。在他年近百岁的时候，才设计抓到了他。因其罪大恶极，终获问斩。临刑前，监刑官见他年近百岁还犹如花甲之人，满面红光，声音洪亮，精神抖擞，身体强壮，便问其何能如此长寿的缘由。王超回答：完全是靠"艾火之助"。原来他每年的夏秋之交都用艾火温灸脐下丹田上千壮，才使得他下腹部像火一样温暖，从来不怕寒热，很多天不知饥饿，年近百岁还犹有壮容，精力还出奇的旺盛。王超死后，监刑官令手下解剖王超的肚子，发现他的下腹部有一块既不是肉也不是骨头的硬块，像石头一样坚硬，这就是艾灸的效果。

施灸过程中，可用艾条固定灸；如果燃艾温度过高，局部感觉发烫，可将艾条移开数秒钟后继续施灸，或将艾条一上一下施行"雀啄灸";或在同一高度围绕穴处旋转施灸（旋灸）；当然也可以采用防病保健灸疗器施灸。可每日或隔日1次。

注意：身体发热、面红目赤、口干舌燥、小便发黄、大便干结、舌红苔黄者不宜施灸；孕妇也不宜在关元、三阴交穴指压、按摩、拔罐或施行皮肤针刺激。

希望我们广大的中老年朋友学会了关元穴的养生保健之后，再加上足三里这样一个强身保健第一穴，把我们的先天之根和后天之本都养得棒棒的。这样的话，你的先天之根壮实，后天之本旺盛，成为一个胃口好、睡眠好、精神好的"三好"老人，就可以在养生保健中永远都是强者。

十五、补气当灸"元气之海"

气海，有"元气之海"之意，是人体元气汇集之处。中医学所说的气是物质世界的本源，宇宙间的一切事物，包括人的生命活动，都是由气的运动变化所产生的。故《黄帝内经·素问·宝命全形论》说："天地合气，命之曰'人'。"《庄子外篇·知北游》中也说："人之生，气之聚也，聚则为生，散则为死。"从这个意义上说，气与生命是相互依存、密切相关的。

气对于人体是一种无形的要素，一指维持生命的基本物质——大自然之气和水谷之精气；一指促进脏腑机能活动的动力——经络之气。气对机体起着濡养脏腑、疏通经络、调节阴阳、抗御外邪的巨大作用。人之有气，如鱼得水，气旺则体魄健壮，抗病力强；气弱则体质虚衰，抗病力差；气乱则百病丛生，神情不安；气绝则精神散失，形体消亡。当然，气虽重要，但也并非越多越好，气过于旺盛则呈阳亢之势，气滞不行又可导致血瘀肿胀疼痛。

气的虚实是脏腑、经络功能盛衰的标志，也关系到一个人健康程度的好坏。故中医学有"诸病皆生于气，诸痛皆因于气""气有一息之不运，则血有一息之不行。人之一身，调气为上，调血次之"的说法。因为气为血帅，气行则血行，气滞则血凝。故《黄帝内经》很明确地指出"正气存内，邪不可干""邪气所凑，其气必虚"。

（一）定位取法

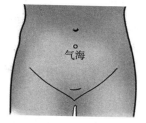

任脉穴，位于腹部正中线脐下 1.5 寸，也就是肚脐与关元穴连线的中点（图 133）。

（二）治疗作用

图 133　气海穴

气海也是全身养生保健要穴之一，有益气养血、补肾培元、回阳救逆、强身保健、益寿延年的作用。其主治范围以各种气虚证为主。

1. 泌尿、生殖、消化系病症和急救虚脱、昏厥等方面均同"关元"穴。

2. 一切气虚证《针灸集成》记载："一切气病，必取气海或针或灸之。"《经穴图考》记载："凡脏气虚惫，一切真气不足、久疾不愈者悉皆灸之。"如肺气不足之咳嗽，肾不纳气之哮喘，脾肾阳虚（中气不足或肾气不足）引起的形寒肢冷、久泄、久痢、遗尿、尿失禁、内脏下垂、疝气、脱肛、子宫脱垂、月经色淡量多、功能性子宫出血等。气海主治的气病，主要还是以气虚证为主。古有"气海一穴暖全身"之说，就是气足则阳气旺、阳旺而不畏寒之理。

3. 强身保健、益寿延年。窦材在《扁鹊心书》中指出："人于无病时，常灸气海、关元……虽未得长生，亦可保百余年寿矣。"说得多好啊！既科学，又现实。因为人不可能长生不老、长生不死，但是如果说你能坚持在关元穴施灸，确可益寿延年。窦材本人就是一直实施灸丹田部位防病保健、益寿延年。他自己在书上说，他实行灸法第一是坚持，第二是量大，用他自己的话说是"艾火遍身烧"。当然这是夸张的说法，意思是说全身施灸的穴位比较多。以至于年过百岁还耳聪目明、牙齿完整、满面红光、行动矫健。还有唐代的药王孙思邈，也是艾灸养生的实践者，史载享年140多岁，80岁时写出第一部中医巨著《备急千金要方》，100岁时完成了第二部《千金翼方》。这都给我们后人养生保健树立了榜样。

又据《旧唐书》记载：唐代兵部尚书柳公绰与大书法家柳公权是堂兄弟，都善于养生，年过八十还精神抖擞、步履敏捷。人们问其养生之道，回答说："吾养生无他法，但不使元气佐喜怒，使气海常温尔！"看到没有？人家的养生秘诀很简单，就是经常灸气海穴，使之常温而已。

为了达到防治疾病的最佳效果，心肺之气不足、气短不足以息，宜配肺俞、心俞、足三里。

中气不足、内脏下垂、久泄、久痢，配中脘、脾俞、胃俞、足三里、百会（灸）。

肾气不足、遗尿、尿失禁、疝气、脱肛、子宫脱垂、月经色淡量多，配关元、肾俞、三阴交、百会（灸）。

气血不足配膻中、肺俞、心俞、膈俞、肝俞、脾俞、足三里。

（三）操作方法

气海穴的操作方法与关元穴完全相同，此不赘述。

十六、天枢——肠道病、妇科病双管齐下

天枢本为星象名，指北斗第一星。"天"，指天地，寓人之上下半身而言，"枢"指枢纽。穴在脐旁，为上下腹部的分界，脐上应天，脐下应地，以此为枢，故名。又名"大肠募"（寓意与大肠仅一幕之隔）。

（一）定位取法：胃经穴，在腹中部肚脐旁开 2 寸。男性乳头垂直向下的线距离肚脐是 4 寸，取其正中点就是天枢穴（图 134）。

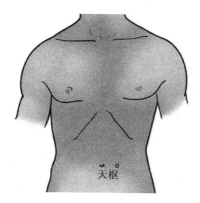

图 134　天枢

（二）治疗作用

调理肠道、活血化瘀、理气止痛，主要用于治疗消化系统病症和妇科病症两大类。

1. 消化系统病症 胃痛、呕吐、纳呆、消化不良、腹胀、腹痛、肠鸣、泄泻（配足三里）、痢疾（配上巨虚）、便秘（配支沟）、阑尾炎（配上巨虚或阑尾穴），黄疸、腹膜炎、肠麻痹（配足三里、大肠俞）、肠道蛔虫症（配四缝、百虫窝）。

（1）急腹痛：《现代中西医结合杂志》2003年第6期报道，强刺激天枢、足三里为主治疗各种急腹痛100例，无论何种原因引起的腹痛均能收到立竿见影的效果，尤其是胃肠痉挛、急性肠胃炎、胃肠神经官能症等效果更佳。

（2）腹痛、腹泻：《浙江中医杂志》1994年第4期报道，一患者因饮用大量冷水后过度腹痛、腹泻，重力按压天枢穴约5分钟，顿感腹中舒适，继而腹痛、腹泻也除。《中医杂志》1996年第6期报道，1岁男孩，腹泻4天，日5～6次，轻度脱水。针刺天枢、中脘穴，当天大便即恢复正常，食量增加，1次即愈。

（3）细菌性痢疾：《陕西中医》1996年第1期报道，针刺天枢、艾灸神阙治疗细菌性痢疾62例，有效率95.2%。

（4）便秘：《中国民间疗法》2003年第7期报道，持续按压双侧天枢穴治疗便秘138例，有效126例（91.3%）。

2. 妇科病症 月经不调、痛经、闭经、产后腹痛、产后尿潴留、卵巢囊肿、子宫肌瘤、子宫癌等。

（1）痛经：《中医杂志》1987年第9期报道，刺激天枢、三阴交等穴治疗痛经74例，每日或隔日1次，6次为1个疗程，共治3个疗程。结果：有效率86.5%。《针灸临床杂志》2000年第9期报道，月经来潮前2天艾灸天枢、气海等穴治疗痛经，每天1次10分钟，灸治4次后，痛经缓解，连续灸半月而愈。

（2）闭经：1977年8月23日，笔者还在湖北中医学院附属医院针灸科工作期间，刚从门诊转到病房工作。上午查房，我交代几个女病人：如果正值经期就不要作针灸治疗了。其中一个

40 岁的小学老师就问我为什么经期不做针灸？我回答说：女子月经期间免疫能力有所下降，抵抗力低下，容易导致各种不适。她接着说：难怪自己已经有两个月经周期没有来例假了呢！原来，她因胃下垂住院针灸治疗 3 个多月了，原来的医生在她经期仍然为其作针灸治疗，结果导致闭经。我当即为她针刺天枢穴，下午病人欣喜地告诉我她的月经来潮了。

2014 年 4 月底，我在河南郑州的一次全国针灸疗法培训班上提到女子经期禁针的问题。一位来自洛阳的 35 岁女学员告诉我说，她已经有两个月没有来月经了，缘于 2 月份正值经期来潮的第二天在自己身上作针刺关元、血海穴的练习，练针当天就停经了，1 周后小腹部开始出现坠胀不适感。遂为她针刺天枢、合谷、三阴交穴，3 次复潮。

笔者退休之前，就职于南京中医药大学国际教育学院，一位来自北欧挪威的女学员，到中国后由于水土不服，3 个月不来月经。后经笔者为她针刺天枢、合谷、三阴交穴，3 次复潮。

2013 年 6 月，我在澳大利亚讲学期间，澳洲针灸学会秘书长告诉我说：他的诊所有一位闭经的病人，经过"脐针"疗法治疗 2 个多月了，未见效果，我让他加针天枢一穴，结果一针见效。

（3）带下：《针灸临床杂志》2000 年第 9 期报道，一带下病患者，妇科检查为宫颈糜烂Ⅲ度。艾灸天枢、气海、三阴交等穴，每次 10 分钟。结果：治疗 10 次后诸症好转，续治 10 次，带下已基本获愈。妇科复检：宫颈糜烂Ⅰ度。

3. 其他病症　腹胀、腹水、腹大如鼓、脐疝、奔豚气、单纯性肥胖症、腰痛、泌尿系结石引起的肾绞痛等。

（1）腰椎间盘突出症：《中国康复》2004 年第 1 期报道，针刺天枢、气海等穴治疗腰椎间盘突出症 82 例，愈显率为 91.5%。

通过与针刺腰背部穴位对照，腹部穴疗效还优于腰部穴。

（2）肾绞痛：《中国针灸》2004年第12期报道，电针天枢穴治疗肾绞痛55例，有效率96.4%。

（三）操作方法

天枢穴在腹部，家庭保健以安全有效的指压、按摩（尤其是顺时针摩腹）、艾灸、拔罐、刮痧、皮肤针叩刺或皮肤滚针滚刺为宜。

十七、疏肝和胃、理气止痛的期门穴

期，周期；门，指出入之门户。人体十二经气血之运行，始于手太阴肺经（云门），终于足厥阴肝经（期门），并从期门进入到体内，再从肺经开始。如此循环无端，周而复始，故名。

（一）定位取法

前胸正中线旁开4寸，乳头直下第6肋间隙；妇女则以锁骨中线的第6肋间隙处定取（图135）。

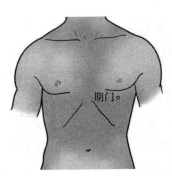

图 135　期门

（二）治疗作用

疏肝和胃、理气止痛。

1.肝胆病症及消化系统其他病症　胸闷不舒、情绪不畅、胁痛、肝炎、肝肿大、肝硬化、胆囊炎、黄疸（配至阳、阳陵泉）、干呕、呃逆（配中脘、内关）、胃痛（肝气犯胃）、腹痛、腹胀等，被誉为针灸疗法中的"逍遥丸"。

在胃痛患者中，有一种是因为生气引起的，不但胃痛还因情绪不畅，影响了食欲不想吃饭；也就是人们常说的"气都气饱了"的那种，中医学称之为"肝气犯胃"。对这种胃痛，单独治胃是难以奏效的，一定要以疏肝理气为主，才能和胃止痛。

《针灸学报》，1989年第1期报道，观察30例肝炎患者期门穴有无异常形态变化和肝血流图变化的情况，有6例在右侧期门穴有按压酸胀微痛，与正常组对比差异显著。期门穴有压痛者同时均有肝区压痛，肝功、肝血流图异常。说明期门穴出现异常现象能反映肝脏病变。

刺激期门穴对慢性肝炎、早期肝硬化有一定疗效，使肝血流量明显减少，也能引起白细胞数量的增高。

针刺期门穴可反射性引起胆囊收缩，降低胆道平滑肌的张力，松弛奥迪氏括约肌，促进胆汁排泄，减轻胆囊及胆道的充血、水肿。从而达到治疗胆囊炎、排除胆结石的目的。

2.妇科病症　妇人热入血室，月经不调、月经过多、功能性子宫出血、难产、产后乳少、乳腺小叶增生症。

3.呼吸系统病症　咳嗽（配太冲、行间、肺俞治疗肝火灼肺咳喘）、哮喘、胸膜炎。

4.其他病症　癔病性失语、胸胁胀满（配肝俞、膈俞）、肋间神经痛（配支沟、阳陵泉）、胁下积聚、奔豚气（气上冲心）、疝气（配太冲、大敦）、小便淋沥不尽、遗尿或尿失禁，小便不利或尿潴留等。

癔病性失语：《针灸学报》1992 年第 2 期报道，一患者与人争吵，生气后突然失语 20 天，两目红赤、面呈怒容、叫之不能言语。当即针刺期门、肝俞二穴，患者突然大叫一声，说出话来，一次而愈。

针刺期门穴对膀胱运动也有影响，当捻针时能引起膀胱收缩，内压升高，可以促进排尿；捻针停止时，膀胱变为松弛，内压下降，可用于遗尿和尿失禁。

（三）操作方法

指压、按摩、艾灸、拔罐、刮痧、皮肤针叩刺或皮肤滚针滚刺。右侧穴深层为肝；左侧穴深层有脾，万一针刺，须沿肋间隙向外或向内斜刺或平刺 1 寸左右，可灸。

十八、大椎——人体阳气最旺的穴

因穴在脊柱最大的椎骨之下，古谓之"大椎骨""大杼骨"，故名大椎，别名"大杼""上杼""百劳"。属于督脉（阳经），又是"诸阳之会"，手三阳经（大肠、小肠、三焦）、足三阳经（胃、胆、膀胱）都在大椎穴交会，是人体阳气最旺的穴位。

（一）定位取法

穴属督脉，肩背部正中第 7 颈椎下凹陷中，约与两肩峰水平连线相平（图 136）。

取准大椎穴有 3 个依据：

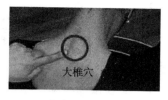

图 136　大椎穴

1. 尽量将头低到最大限度，这样，在肩背正中找最高的那个脊椎骨，其下凹陷处即是第 7 颈椎。

2. 第 7 颈椎下大约跟肩膀正中的高度相平齐。

3. 万一第 7 颈椎不明显，或者有好几个都显得比较高的椎骨，我们应该怎么来找呢？凭对动感颈椎的触摸手感来摸：将食指、中指或无名指指端分别放在几个较高椎体的上面，让病人大幅度地向前后左右几个方位慢慢活动颈部，细心体会，指下感觉得到活动的是颈椎，不能活动的则是胸椎。

（二）治疗作用

大椎是全身要穴之一，有清热消炎、祛风解表、通阳散寒、疏经活络、镇惊宁神、平喘降压的作用，还可以防病保健、提高免疫。

大椎既是督脉与诸阳经的交会穴，还应该是"骨之会穴"。《类经图翼·经络六·督脉经穴》中说："大椎为骨会，骨病可灸之。"现代的针灸文献（包括教材）中所说的"骨会大杼"是将大椎的别名张冠李戴、移花接木到膀胱经的大杼穴上以误传误的结果。

大椎的治疗作用十分广泛，主要体现在以下几个方面：

1. 局部病症以及颈肩腰腿系列病症　头项强痛、落枕、颈椎病、肩背疼痛、肩周炎、上肢疼痛或麻木、腰扭伤、腰椎病及下肢放射痛。对于肩背这个部位的各种病变，大椎可以说得上是第一要穴。既能疏通局部的经络之气，又能把治疗作用和效应扩展到肢体的远端部位。另外，从"骨会大椎"的角度观察，从古到今的针灸文献及教材，大椎都堪称主穴。

《北京中医》1996年第3期报道，针刺大椎穴治疗落枕62例，配合颈部活动。结果：全部有效。《针灸临床杂志》1995年第1期报道，大椎刺血拔罐治疗颈椎病196例，有效率95.4%。

《陕西中医》1985年第8期报道，针刺大椎治疗急性腰扭伤108例，同时配合腰部运动。经治3～5次，有效率98.2%。

2. 呼吸系统病症 伤风、感冒、高烧、骨蒸潮热、咳嗽、气喘、扁桃体炎、咽喉肿痛等。《浙江中医杂志》1964年第3期报道，针刺大椎穴治疗流行性感冒、肺炎、腮腺炎、肠炎、细菌性痢疾、阑尾炎、流行性脑膜炎等十几种急性热病共274例，针后1小时退热188例，58例白细胞升高者27例下降。《中国针灸》1996年10期报道，独取大椎用皮肤针强刺激出血并加拔火罐治疗感冒80例，结果：全部治愈。

2005年10月，全国第十届运动会在南京举行，当时的国家领导人和夫人亲自参加这次盛会的开幕式，市公安局一位年轻的女公安干警荣幸地被安排负责中央领导和夫人的生活。接受了这一光荣使命后，我们这个大女孩别提有多高兴和兴奋了！谁知第二天就要上岗的女公安，当晚深夜突然发起了高烧，体温近40度，焦急得直哭。紧急之中，当时正在南京中医药大学跟我学习针灸的女孩她妈妈，用已经学到的大椎能清热解表退烧的知识给女儿治疗。通过轮番掐按大椎和曲池（屈肘，肘关节横纹拇指侧纹头端）等穴，1小时后体温就下降到38℃多。初战告捷，女儿要求妈妈隔1小时后再接再厉。两次掐按下来，天亮时女孩的体温已经恢复正常，而没有影响她的政治任务。事后她妈妈向我报告此事时感慨地说：真没想到这么简单的方法，却能解决这么多大的问题。

3. 神志病症　癫证、狂证、痫证、癔病、抑郁症、小儿惊风、肢体抽搐、角弓反张等。由于大椎是"诸阳之会"，阳气很旺。中医学认为：癫证是阴气过旺所致，狂证是阳气过旺的结果。用于癫证就应该轻轻按揉或艾灸大椎穴以补阳气；而用于狂证，则应该强力重刺激指掐或用刺血外加拔气罐泻阳气。

4. 慢性虚弱性病症　五劳七伤、虚损乏力、自汗、盗汗、肢体发凉、怕冷、麻木、瘫软无力、慢性腰肌劳损、一身尽痛等。大凡慢性虚弱性病症，绝大多数以阳虚为主。针对这些病症，以艾灸为主，能发挥大椎通阳化气、温通经络的作用，把阳气输送到肢体关节。

5. 其他病症　中暑、痤疮、疔疮、荨麻疹、带状疱疹后遗痛、高血压、目赤肿痛、输液反应、白细胞减少症（肿瘤放疗、化疗后的毒副作用）等。中暑、痤疮、疔疮、荨麻疹、带状疱疹后遗痛等用刺血拔罐法，以泻火热之毒；目赤肿痛、高血压也用刺血法，能平降肝火，发挥即刻的清火、降压作用。一般情况下，收缩压和舒张压平均能下降 10～15 毫米汞柱，白细胞减少症灸法最好。

《针刺研究》1989 年第 1、2 期报道，大椎为主刺血拔罐治疗各种疼痛 540 例（头痛、牙痛、咽喉痛、目赤肿痛），每日 1 次，1 次痊愈 398 例，占 80%，总有效率 97.6%；《中国针灸》1994 年第 5 期报道，大椎穴刺血拔罐治疗痤疮 102 例，每日 1 次，经 10 次治疗，全部有效。此法对毛囊炎、发际疮同样有效。

（三）操作方法

指压、按摩、掐按（图 137）、艾灸、拔罐、刮痧、皮肤针叩刺或皮肤滚针滚刺等均可酌情选用，风寒宜灸并加拔火罐；退高热、降血压宜用重力指掐或刺血疗法（在严格消毒之后，用采血针、三棱针或消毒后的粗大缝衣针点刺、皮肤针重叩出血、皮肤滚针滚刺出血）并加拔火罐，以排除更多的瘀血，增加疗效（图138）。

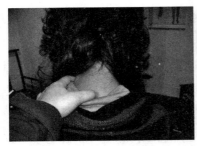　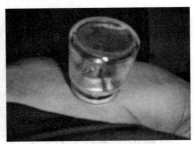

图 137　指掐法　　　　　图 138　大椎刺血拔罐

十九、身柱——小儿百病之灸点

"柱"即"支柱"，有支撑之意。意指其穴之重要，犹如"一身的支柱"。

（一）定位取法

督脉穴，背部正中线上第3胸椎下凹陷中。在肩胛骨的上方，有一根紧连着肩胛骨的横骨，叫作"肩胛冈"，肩胛冈是起于肩峰端，逐渐朝内下方倾斜，一直延伸到与第3胸椎平齐的肩胛骨内侧面。取穴时即可以从肩峰端顺着肩胛冈往内下方滑动，手指下有堵住的感觉处就是与第3胸椎平齐的肩胛骨内侧，左右两侧肩胛冈脊柱缘的水平连线正好通过身柱穴（图139）。

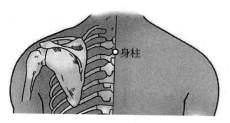

图 139　身柱

（二）治疗作用

全身要穴之一，补益肺气、止咳平喘、温化痰湿、健脑益智、镇惊宁神、促进小儿发育、强身健体。因穴位正在背部两侧肺俞穴之间，主治也以呼吸系统病症为主。

1. 呼吸系统病症　伤风、感冒、咳嗽、百日咳、肺炎、肺结核、哮喘、儿童反复呼吸道感染、胸背疼痛。

身柱穴刺络拔罐治疗咳嗽，急性期一般 1 次即愈，慢性者 2～3 次可愈（《单穴治病选粹》，人民卫生出版社，1995 年第 1 版）。

2006 年上半年，一位跟我学习针灸课程的中年妇女带来一个 5 岁左右的日本小华侨，是她亲戚的孩子。患咳嗽已经有 2 个多月，在日本请西医治疗，吃药、打针、输液，也找过日本的针灸医生治疗，都不见什么效果。这次母亲因事回国就将孩子带回来，想请正宗的中国针灸医生治治看。我只在孩子的身柱、大椎、肺俞穴拔了几个玻璃火罐，每穴 10 分钟。结果怎么样呢？这个小孩在日本 2 个多月没治好的顽固性咳嗽，第 1 次治疗后病情就好转一大半，第 2 次治疗后就基本上不咳了。孩子他妈妈高兴地说：看起来，论针灸，还是我们中国正宗针灸医生本事大啊！

2. 神志病症　心慌、失眠、癫、狂、痫、癔症、抑郁症、小儿夜啼、惊风、肢体抽搐、角弓反张。

3. 其他病症　小儿缺钙、发育不良、身形矮小、吐乳、泻痢、疳积、脱肛、虫症、遗尿、夜啼等。

身柱穴不仅是防治呼吸系统疾病和神经系统病症的要穴，还能促进儿童生长发育、促进骨骼增长、强身健体。穴名就寓意着"一身支柱"的意思，能通治小儿科的多种疾病。我国民间有"小儿每日灸身柱，可保无病"之说。因此，大人经常为小儿摩揉或艾灸身柱穴，能宣通肺气，提高人体的抗病能力，是保证健康成长的重要措施之一。同时，由于身柱有健脑益智的作用，经常摩揉、艾灸也能健全小儿神经系统，促进大脑发育、增强智能，被誉为"小儿强身第一要穴"。

笔者的一位朋友，深圳宝安区中医院康复科主任尹某，其父是针灸医生。小时后自己一放学回家，就被爸爸安排趴在床上，用艾火灸身柱穴，至今40多岁，未曾患过感冒之类的病。

小儿常摩、常灸身柱穴，再加上能强壮先天之本的关元、命门、肾俞（命门穴旁开1.5寸）和强壮"后天之本"的脾俞（背部第11胸椎下旁开1.5寸）、胃俞（背部第12胸椎下旁开1.5寸）、足三里（外膝眼正中直下3寸，小腿骨外侧1中指宽），"血之会"穴膈俞（背部第7胸椎下旁开1.5寸），是保证儿童健康成长的重要措施之一。这就是中医所说的"先天生后天、后天养先天"。

身柱穴还被日本医学界誉为"小儿万病之灸点"。日本针灸医家代田文志曾于1938年在长野县小学校为身材矮小、体质虚弱、容易感冒或患有贫血、遗尿、消化不良的小学生集体灸身柱、风门（背部第2胸椎下旁开1.5寸）、肺俞（身柱穴旁开1.5

寸）、足三里等穴。连灸 1 个月后，被灸学生的食欲、体重都明显增加，学习成绩也普遍提高，长足旅行再也不落伍于他人。续灸半年后，一些营养不良、发育欠佳、体弱多病的学生大都病况痊愈。此事曾在日本引起不小的轰动，以至于其他许多地方的中小学校都效法施行。

日本泽田针灸学派认为：身柱为小儿要穴，古称"小儿之疳"，婴幼儿灸身柱能促进生长发育。对小儿伤风、感冒、咳喘、遗尿、泄痢、脱肛、虫证、发育不良、吐乳、夜啼、疳疾有奇效。并主张"小儿疾病，腰以上灸身柱；腰以下灸命门。"当然，本穴对于成年人所患上述病症也照样有很好的防治效果。只不过操作时刺激强度要比小孩子重一些，刺激时间也要比儿童长一些罢了。

（三）操作方法

按摩、指压（图 140）、艾灸、拔罐、皮肤针或皮肤滚针轻刺激，都是刺激身柱穴的理想之法。艾灸除了用艾条悬灸之外，更可以用大型艾灸器、艾灸盒连同双侧肺俞穴一同施灸。拔罐既可单穴坐罐，也可以连同双侧肺俞穴横向推罐，皮肤针或皮肤滚针也是如此，既可以单穴叩刺（滚刺），也可以连同双侧肺俞穴横向操作。

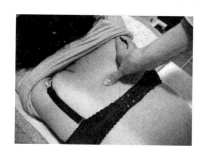

图 140　指压身柱穴

二十、至阳——通调膈肌上下气血的枢纽

至，到达、极限；人体腹胃阴，背胃阳，上背部为"阳中之

阳"，穴属督脉，在第 7 胸椎下，7 为阳数，故名。

（一）定位取法

背部正中线上，第 7 胸椎下凹陷中，约与两肩胛骨下角水

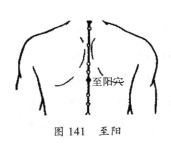

图 141　至阳

平连线相平。如果是比较胖的人，体表骨性标志不明显，那该如何才能准确地找到肩胛骨下角呢？有办法！让病人把同侧的胳臂向后紧靠背部，而且尽量向对侧肩部上提，这时，肩胛下角就会自然向背部肌肤凸起（图 141）。

（二）治疗作用

宽胸理气、疏利肝胆、通调膈肌上下气血。主治以消化系统（尤其是肝、胆）病症。

1. 消化系统病症　急性胃痛（重力按压 1 ～ 2 分钟即可止痛，或加配膝关节髌骨外上缘上 2 寸的梁丘穴）、肝炎、食欲不振、厌油、恶心、黄疸（配胆俞、太冲、阳陵泉）、胆道蛔虫症、胆绞痛（配第 9 胸椎下的筋缩、阳陵泉）。

针灸临床，按压本穴诊断急性肝炎，阳性率达 93%。对胃痉挛、胆绞痛、心绞痛也有良好效果。

唐代经典医书《备急千金要方》记载："黄疸灸七壮，黄汗出"。

2. 呼吸系统病症　咳嗽、哮喘（《类经图翼》"至阳灸 3 壮，喘气立愈。"），加配天突、膻中、身柱、肺俞疗效更好。

3. 其他病症　身热、胸痛、胸闷、心绞痛、胁痛（配支沟、阳陵泉）、腰背疼痛、脊柱强痛、四肢酸重、身体赢瘦、少气

懒言。

《中西医结合杂志》1987 年第 4 期、《中医杂志》1988 年第 11 期报道，解放军第 266 医院按压本穴治疗冠心病心绞痛 105 例，即时缓解 104 例（99%）。

（三）操作方法

指压、按摩、热敷、艾灸、拔罐、穴位敷贴、皮肤针叩刺或皮肤滚针滚刺各种方法均可实施。指压、按摩力度要大。

二十一、呵护好你的"生命之门"

这里说的"生命之门"，即督脉的"命门"穴，位于腰部两肾之间。中医学认为：肾为先天之本，两肾之间谓之"命"，寓意着"生命之门"的意思。又名"精宫"。

（一）定位取法

腰部正中线上，第 2 腰椎下凹陷中，约与两肋弓下缘（或肚脐）相平（图 142）。这里说的肋弓下缘，是骨性标志，比肚脐这个皮肉标志可靠性强一些。身体不胖的平腹之人可以借助肚脐的水平线，如果是肥胖之人，肚脐眼受到挤压容易移动部位，那就难以准确取穴了。也可以从两侧髂嵴水平连线中点向上数 2 个椎体。摸腰骶部椎体的时候，嘱咐病人将背向胸腹

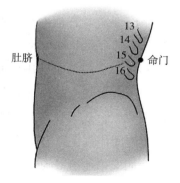

图 142　命门

部弯曲，且膝关节也尽量上提，让背部的椎体能充分显露，便于摸数。

（二）治疗作用

全身要穴之一，温补肾阳、壮命门真火，是命门穴的主要功能作用。中医学认为：两肾之间是人体生命活动的原动力所在，原动力即肾阳和命门真火。此外，还有强健腰膝、疗下肢痿痹的功效。

1. 泌尿、生殖系病症 遗尿或夜尿多、尿失禁，男子遗精、阳痿、早泄、不育；女性月经不调、月经清稀色淡、肾虚痛经、闭经、白带偏多、性冷淡、宫寒不孕等。以灸法为佳。

《成都中医学院学报》1978年第1期报道，对于胎位不正的孕妇，在每次灸至阴穴（专治胎位不正的名穴）的基础上再灸命门穴3壮，能够巩固纠胎治疗效果。

2. 小便量多、尿失禁不能自控、夜尿多、五更泄 针灸古代文献《玉龙赋》云："老者便多，命门、肾俞须着艾。"这里所说的"老者便多"是指中老年人比较多见的由于肾阳不足引起的小便不能自控、夜尿偏多以及五更泄（鸡鸣五更时感觉到肠鸣、肚子隐隐作痛，有欲入厕排便之意，便后腹部疼痛就很快缓解）。这是一种表面上看起来病在膀胱和肠道，其实是病因于肾阳不足的病变，会严重影响中老年人的身体健康。你想想：如果是冬天，清早5点钟左右正是热被窝里好睡觉的时候，老人却不得不起来如厕；夏天呢？上半夜刚要睡觉时，天热，又有蚊子骚扰，下半夜才能真正睡得安静，却被肚子痛、腹泻折腾醒了。这种病症，如果单纯治胃肠道是难以受到理想之效的，一定要以治肾为主，而且应该用灸命门温补肾阳才是根治之法。

3. 肾虚腰痛　尤其是肾阳虚腰痛、下肢痿软无力、四肢怕冷发凉。与三阴交穴（足内踝高点上3寸）同用艾灸器温灸20～30分钟，每日1～2次。

4. 强身健体、益寿延年　最好能配合与本穴前后相应的神阙穴（肚脐）同时应用。将双手搓热，一前一后分别捂住肚脐和命门穴，同时在穴上实施小范围的按摩旋揉少则1～2分钟，多则3～5分钟，每日2～3次。可以起到很好的通调任督、平衡阴阳作用，达到强身健体、益寿延年的目的。

日本泽田针灸学派认为：本穴是小儿要穴，主张"小儿疾病，腰以上灸身柱，腰以下灸命门"。

（三）操作方法

在腰部穴位操作，最好能在腹部加放枕头之物，使腰部凹陷度减小，便于施术。指压、按摩、热敷、艾灸、拔罐、穴位敷贴各种方法均可实施。指压、按摩可用搓揉法，将双手搓热后护住穴位，上下左右进行直向或横向搓擦、旋揉，直至局部非常发热为度，每日2～3次。

治疗肾阳虚所致消化、泌尿、生殖系统病症，最好配肾俞、关元、太溪用灸法，且最好是"隔附子灸"：将中药干附子磨成极细粉末，用姜汁调成糊状，制成小饼（新鲜附子可切成薄片），再用针或牙签之类尖锐之物刺穿若干小孔，置于穴上；上面再加上艾炷，点燃施灸（莲子大小的艾炷连灸3～5壮），每日或隔日1次。

上述诸法，与肚脐前后同时施术，可以发挥调节阴阳平衡、振奋肾阴肾阳、疏通阴阳气血、强壮虚弱体质的养生保健作用。

二十二、腰腿同治的腰阳关

穴属督脉，正当腰部，督为阳脉之海；关系一身之阳，又内应丹田，为元阴、元阳交关之处，故名。

（一）定位取法

腰部正中线上，第 4 腰椎棘突下凹陷中，约与两髂棘连线相平；也可以从肚脐或肋弓下缘水平线与脊柱的交点（命门穴）下移 2 个椎体（图 143）。

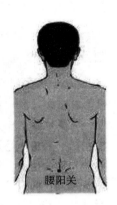

图 143　腰阳关

（二）治疗作用

疏通督脉、调理肝肾。主治腰骶部及下肢病症。

1. 腰及下肢病症　腰骶疼痛、下肢疼痛、瘫痪。

2. 泌尿、生殖系统病症　淋证、遗精、阳痿、月经不调、赤白带下。

配肾俞、环跳、委中等治疗各种腰腿疼痛；配骶骨关节处的八髎、关元、中极、曲骨，治遗尿或尿潴留；配关元、八髎、三阴交，治遗精、阳痿、月经不调、带下。

（三）操作方法

推拿、按摩、艾灸、拔火罐、皮肤针或皮肤滚针叩刺，针尖稍向上直刺 0.5 ～ 1 寸，都很安全。

二十三、华佗发明的"夹脊"穴

因穴位紧靠脊柱两侧，故名。又名"华佗夹脊"（现在针灸临床已将华佗夹脊向上延伸到颈椎两侧，统称"夹脊"穴）。

（一）定位取法

颈、胸、腰部各脊椎下旁开 0.5 寸处（图 144）。

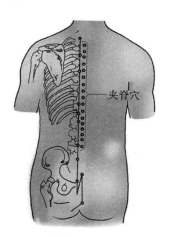

图 144　夹脊

（二）治疗作用

通经活络、调理脏腑。

1. 颈椎部夹脊穴治疗颈椎病，以及由颈椎病导致的头昏痛、上肢疼痛、手指麻木等。

2. 上背部夹脊穴治疗心、肺、胸、神志、上肢等相关疾患。

3. 中、下背部夹脊穴治疗肝、胆、胃、肠等相关疾患。

4. 腰部夹脊穴治疗腰、腹、泌尿、生殖系统及下肢疼痛、麻木以及软弱无力、瘫痪等相关疾患。

（三）操作方法

指压、按摩、艾灸、拔罐、刮痧、皮肤针叩刺或皮肤滚针滚刺。小儿捏脊是中医儿科的特色操作手法，对小儿厌食、消化不良、腹胀、腹泻等具有很好的治疗作用。

二十四、风门——疏风解表的门户

"风"指风邪；"门"为出入之门户。膀胱经主一身之表，风邪易从此侵犯肺卫，故名。

（一）定位取法

上背部，第2胸椎棘突下旁开1.5寸（图145）。

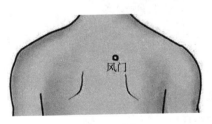

图 145　风门

（二）治疗作用

祛风解表、止咳平喘。

1. 呼吸系统病症　感冒、发热、头痛、项强（配大椎、后

溪)、咳嗽 (外感发热咳嗽配大椎、肺俞)、胸痛咳血 (配肺俞、孔最)、气喘、各种热病。

感冒是最为常见的外感病症，也是风门穴最主要的适应证。中医学认为：感冒为风邪引起，而风门最擅长祛风。因为感冒有风寒、风热和感冒夹湿三种情况。这三种感冒应该怎么用风门穴？这是临床十分重要的一个问题。

风寒感冒症见怕冷、怕风、流清涕、咳嗽白痰，风门穴要配大椎、列缺穴，以灸法为主；风热感冒症见发烧、怕热、流浓涕、咳嗽黄痰，口干口渴、喜冷饮、小便黄，应该配大椎、合谷，可以指掐、刺血，不宜灸；暑湿感冒除了感冒症状外，还兼有恶心或呕吐、腹痛或腹泻，需要配内关、中脘、足三里等穴，指压、按摩、针灸并用。小儿常灸此处，能够提高抗寒能力和免疫力，减少罹患呼吸道疾病的机会。感冒流行时节经常灸之，有很好的预防保健作用。

2. 其他病症　风湿性疼痛之 "风痹" (以怕风为主并有到处游走的特性者，配肩井、天宗治肩背痛)、皮肤瘙痒、荨麻疹 (配曲池、血海、三阴交)。

（三）操作方法

由于背部比较宽敞、平坦，所以指压、按摩、艾灸、热敷、电热吹风、拔罐、刮痧、皮肤针叩刺或皮肤滚针滚刺等各种刺激方法都可以酌情选用。风寒最宜施灸和拔火罐；风热最宜刮痧、皮肤针叩刺 (出血) 或皮肤滚针滚刺 (出血)。

二十五、调补肺气有肺俞

中医学所指的肺，不完全等同于西医解剖中的肺脏。除了主管呼吸、开窍于鼻、系于咽喉的功能作用之外，还与皮毛相应，主毛孔的开闭和汗液的排泄；并且还与大小便的形成和排泄有关（与大肠相表里，主肃降、通调水道、下输膀胱）。

肺俞穴属于足太阳膀胱经，部位与肺脏相应，为肺的背俞穴，故名。

（一）定位取法

上背部，第 3 胸椎下（平两侧肩胛冈脊柱缘水平连线，也即身柱穴）旁开 1.5 寸。脊柱与肩胛骨内侧缘为 3 寸，肺俞即在脊柱与肩胛骨内侧缘连线中点（图 146）。

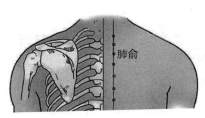

图 146　肺俞

（二）治疗作用

全身要穴之一，宣调肺气、止咳平喘、宣通鼻窍、祛风止痒、通调水道及腑气。其治疗作用除了呼吸系统的病症之外，还涉及皮肤病症、汗液及大小便的排泄障碍等方面。

1. 呼吸系统病症　伤风、感冒、咳嗽、哮喘、咯血、百日咳、胸痛、胸闷、肺炎、肺结核、肺气肿、种鼻炎（肺开窍于鼻）、咽喉疼痛、声音嘶哑（肺系于咽喉）。

呼吸系统病症是肺脏本身的病症，也是肺俞治疗作用的"本职工作"所在。寒证用灸法、拔罐；热证用清法（皮肤针刺血）；虚证用补法（轻刺激、艾灸）；实证用泻法（强刺激、刺血）。不过，背部俞穴的主治有一个共同的特点，那就是基本上都是以慢性虚弱性病症为主的。

（1）咳嗽：《中国针灸》2003年第11期报道，肺俞穴针刺加艾灸治疗风寒咳嗽40例，3次为1个疗程。结果：痊愈36例，好转4例，全部有效。

《浙江中医杂志》1995年第5期报道，肺俞穴刺血拔罐治疗咳嗽82例，隔日1次，6次为1个疗程。结果：属于急性支气管炎45例，痊愈40例，显效、好转各2例，无效1例；属于急性咽炎12例，痊愈8例，显效3例，好转1例；属于慢性支气管炎急性发作19例，痊愈、显效各7例，好转3例，无效2例；属于慢性支气管炎合并肺气肿6例，好转、无效各3例。

《中医药信息》1987年第2期报道，针灸肺俞、膏肓治疗慢性支气管炎246例（可酌情加用天突、膻中穴），每日或隔日1次，10次为1个疗程。有效189例（76.8%）。《陕西中医》2001年第4期报道，肺俞、肾俞拔罐及皮肤针叩刺治疗慢性支气管炎160例，有效率为88.75%。

《针灸临床杂志》2003年第6期报道，肺俞、定喘为主治疗慢性支气管炎560例。先针后灸，再将半夏、细辛、沉香、川芎、白芥子等药各适量制成药膏，分别于每年夏三伏的头一天和冬三九的头一天贴于上述穴位，每年6次为1个疗程，连续治疗2年为2个疗程。结果：有效540例（96.4%），其中痊愈300例（53.6%）。

（2）哮喘：《陕西中医》1988年第6期报道，肺俞、心俞、膈俞穴药物敷贴治疗哮喘1000例，药物组成：元胡、细辛各5

克，甘遂、白芥子各 20 克，共研细末，另取鲜生姜 20 克捣烂取汁，将药粉调成糊状，于每年三伏天用伤湿止痛膏贴敷。每穴贴敷 2 ～ 3 个小时，间隔 10 天 1 次，3 次为 1 个疗程，连续贴敷 3 年。结果：痊愈 50 例（5%），其中贴敷 1、2、3 年的显效率分别为 375 例（37.5%）、560 例（56%）、600 例（60%）。

《实用中西医结合杂志》1990 年第 4 期报道，肺俞穴药物敷贴治疗小儿咳喘 222 例。药物组成：扑尔敏 80 毫克，左旋咪唑 1 克，氨茶碱 2 克，维生素 C 10 克，百部、桔梗各 15 克。共研细末，分别按 1 岁 0.4 克、1 ～ 2 岁 0.6 克、2 ～ 5 岁 0.8 克、5 岁以上 1.2 克的剂量，取药粉与生姜汁拌匀，用伤湿止痛膏敷于肺俞穴，每穴贴敷 1 ～ 3 个小时，每日 1 次。4 次的治愈率达 94.4%，与常规服用止咳平喘药物的对照组差异显著。

（3）过敏性鼻炎:《中国针灸》1989 年第 3 期报道，肺俞穴药物敷贴治疗过敏性鼻炎 556 例，将白芥子、细辛、甘遂按 50%、30%、20% 的比例研成细末，再用生姜汁调成糊状，于三伏天用伤湿止痛膏贴敷。每穴贴敷 1 ～ 3 个小时，10 天 1 次，3 次为 1 个疗程。结果：有效 463 例（83.3%），其中痊愈 58 例（10.5%），好转 405 例（72.8%）。

《中国针灸》2004 年第 5 期报道，肺俞、神阙拔罐治疗过敏性鼻炎 52 例，双侧肺俞拔 50 分钟，至皮肤发泡为佳（尽量不将水泡弄破，让其自行吸收）；神阙穴拔 30 分钟，至局部微肿；待肺俞处发泡结痂消除后，再行下 1 次治疗，10 次为 1 个疗程。经治疗 3 个疗程，有效 49 例（94.2%），其中痊愈 28 例（53.8%）。

2. 胸背部病症 胸背疼痛、胸膜炎、胸背软组织损伤、神经痛。

3. 皮肤病症 皮肤瘙痒、荨麻疹、痤疮、带状疱疹、皮肤感觉异常等多种皮肤病。

中医学认为：肺合皮毛，皮毛必须在肺的津液滋润下，才能够润泽、滑腻、有弹性；同时，皮毛只有肺气的充养，人体的卫外之气才能强大致密，不易受外邪侵扰。

各种皮肤病以及美容保健也当从肺论治，主要配风池（后枕部下、两侧凹陷中，入发际 1 寸）、风门（肩背部第 2 胸椎下旁开 1.5 寸）、曲池（屈肘，肘横纹拇指侧纹头端）、合谷（手背第 1、2 掌骨之间、略靠第 2 掌骨中点）、血海（膝关节髌骨内上缘上 2 寸）、太冲（足背地 1、2 跖骨结合部前方凹陷处）、三阴交（足内踝高点上 3 寸）等穴，以行气活血、祛风止痒。

（1）荨麻疹：《针灸临床杂志》1995 年第 3 期报道，肺俞、膈俞刺血加拔罐治疗胃肠型荨麻疹 56 例，每日 1 次。经治 3～8 次，全部获效。

（2）皮肤感觉异常：《中国针灸》1997 年第 8 期报道，强刺激肺俞、三焦俞治疗皮肤感觉异常 9 例（腰部烧灼痛感 1 例，双下肢虫咬感 1 例，全身蚁爬感 4 例，不定处刺痛感 3 例），全部在 3～7 次内治愈。

4. 其他病症　自汗、盗汗、骨蒸潮热，大便不爽或便秘，遗尿或小便不利、水肿、糖尿病、小儿缺钙、发育不良。

肺合皮毛，主毛孔的开闭和汗液的排泄。皮毛也只有肺气的充养，汗孔的启闭才能调和自如，从而对体温加以调控。"自汗"是人在没有睡眠状态下动不动就容易出汗，提示肺气偏虚，应以肺俞配大椎、风门、足三里，用灸法补益肺气、收涩敛汗，配合内服玉屏风散（黄芪 20 克，防风、茯苓各 12 克）；盗汗是人在睡眠情况下出汗，提示肺阴虚、肾阴不足，应以本穴配肾经的太溪（足内踝与跟腱水平连线中点凹陷中）、复溜（太溪穴上 2

寸）、涌泉（足底不连脚趾的前三分之一与三分之二交点）等穴，指压和皮肤针轻、中度叩刺，以滋养肺肾之阴、养阴敛汗；骨蒸潮热属于肺肾阴虚之重症，当以肺俞配合鱼际（手掌大鱼际边缘中点）、涌泉、然谷（内踝前下方，足舟骨粗隆下方凹陷中），重力指压和皮肤针重度叩刺（可出血），以清虚火、除骨蒸。

中医学认为：肺与大肠互为表里。有一种大便不爽或便秘，并非胃肠道火热之邪过盛造成，而是缺少一种动力，无力排便。这就需要宣通肺气以助排便，可用本穴配膻中（两乳头连线中点）、足三里穴。

肺还有"主肃降、通调水道、下输膀胱"的排尿功能，对遗尿或小便不利、水肿有一定治疗作用。可用本穴配列缺（掌面腕横纹与腕背横纹交点上1.5寸的高骨骨缝中）、气海、照海（足内踝下凹陷中）等穴，指压按摩、针刺、艾灸均可。

至于糖尿病，中医学称之为"三消证"（上、中、下三消），与肺的功能失调关系最为密切的是"上消证"，以口渴多饮为主症。治疗当配用廉泉（下巴颏与喉结连线中点）、胰俞（第8胸椎下旁开1.5寸）、照海、涌泉等穴，以指压、皮肤针叩刺为主，不宜施灸。

《上海针灸杂志》1997年第6期报道，以肺俞、太渊穴为主治疗消渴证14例，有效10例（71%）。

5. 肺经经脉循行所过部位的病变　如上肢内拇指侧（即肺经经脉循行所过部位）出现的红肿、疼痛、抽搐、麻木、痿软无力、瘫痪、肌肉萎缩等（在这一点上，以下各脏腑相应的背部"俞穴"均同）。

如果沿着肺经循行线疼痛的肩周炎，可以用肺俞加上2～3个局部穴施治。

《中国针灸》1997 年第 3 期报道，本穴留置小小的皮内针治疗肩周炎 32 例，治疗 15 次后有效 30（93.8%），其中治愈 23 例（76.6%）。

（三）操作方法

由于背部比较宽敞、平坦，所以，此穴指压、按摩、艾灸、拔罐、刮痧、皮肤针叩刺或皮肤滚针滚刺等各种刺激方法都可以酌情选用。肺气虚、肺有寒平时很容易伤风感冒的人，特别适合用灸法。除了单用艾条悬灸之外，更可以用大型艾灸器连同督脉的身柱穴和双侧的肺俞穴一同施灸（治肺结核多用隔蒜灸）。拔罐即可一侧单穴"坐罐"，也可以双侧横向推罐。无论何种操作方法，每次以 10 分钟左右为佳。肺热（口干舌燥、咽喉疼痛、咳嗽黄痰、喜冷饮、小便黄、大便干）者忌灸。

二十六、心病自然求心俞

中医学所指的心，同西医解剖中的心有很大的不同，除了主管血液循环的功能作用之外，还主神明——即大脑的情感、思维、记忆等，开窍于舌头，还与小便的形成和排泄有关（与小肠相表里）。

穴属于足太阳膀胱经，与心相应，为心的背俞穴，故名。

（一）定位取法

背部，第 5 胸椎下旁开 1.5 寸。既可以借两侧肩胛冈脊柱缘水平连线先找到第 3 胸椎下，再向下数 2 个椎体；也可以借两侧肩胛下角水平连线先找到第 7 胸椎下，再向上数 2 个椎体（图 147）。

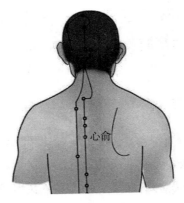

图 147　心俞

（二）治疗作用

全身要穴之一，通调血脉、宽胸理气、养心安神、开舌窍、利小便。其治疗作用除了循环系统的病症之外，也涉及脑神经（神经系统）、舌体病变、小便的排泄障碍等方面。

1. 心血管系统病症　心悸、心烦、心律不齐、心动过速或心动过缓（配肾俞、神门、三阴交），风心病、胸痛、胸闷、冠心病、心绞痛（配巨阙、厥阴俞、膈俞）。

心血管系统病症是属于心脏本身的病证，也是心俞治疗作用的"本职工作"所在。寒证用灸法、拔罐；热证用清法（皮肤针刺血）；虚证用补法（轻刺激、艾灸）；实证用泻法（强刺激、刺血）。不过，按照背部俞穴偏于治疗慢性虚弱性病症的特点，心绞痛急性发作时应重力指压、针刺或皮肤针重叩巨阙（腹部正中线脐上 6 寸）、膻中、内关穴（掌面腕横纹中点上 2 寸）、阳陵泉（膝关节外下方腓骨小头前下凹陷中）等穴救治为上，疗效迅速；而在不发作或少发作的间歇期治疗，则以轻度指压、皮肤针轻叩或艾灸心俞、厥阴俞（第4胸椎下旁开1.5寸）、内关、足三里（外膝眼正中直下3寸，胫骨前嵴外侧旁开1中指宽）等穴为主。

（1）心悸:《上海针灸杂志》2002年第3期报道，针刺心俞、脾俞、内关等穴为主治疗心悸56例，有效52例（92.9%），其中痊愈16例，显效22例。

（2）心律失常:《陕西中医》2002年第8期报道，刺激心俞、内关治疗心律失常47例，并以心电图作为观察指标。结果：有效38例（80.9%），其中治愈5例，好转33例。其中即时生效2例（5.3%），逐渐生效36例（94.7%）。

（3）心绞痛:《中国针灸》1987年第2期报道，电针心俞、厥阴俞、内关等穴治疗冠心病心绞痛30例，每日1次，7次为1个疗程。结果：症状改善方面显效10例，好转18例，无效2例；心电图改善方面显效4例，好转6例，无变化20例。

2. 神志病症　神经症、癫狂、痫证、癔症、抑郁症（配百会、神门、大陵）、失眠、嗜睡或发作性睡病、健忘（配肾俞、神门、三阴交）。

中医学认为：心主神明，上述种种病症，都是心血逆乱、心神不宁的结果。同样的道理，当这些病症尤其是癫狂、痫证、癔症、抑郁症急性发作的时候，要重力指压、针刺或皮肤针重叩巨阙、膻中、内关、合谷、太冲等穴救治为上，疗效迅速；而在不发作或少发作的间歇期，尤其是对失眠、嗜睡、健忘的治疗，则应以心俞、厥阴俞、内关、申脉（足外踝下凹陷中）、照海（足内踝下凹陷中）等穴轻力度指压、皮肤针轻叩或艾灸为主。

（1）失眠:《北京中医》1998年第3期报道，隔姜灸心俞穴治疗失眠症45例（治疗期间停用一切安眠药），有效42例

（93%），其中痊愈 25 例（55%）。

（2）发作性睡病：《新中医》1976 年第 4 期报道，针刺心俞治疗发作性睡病 2 例，均获痊愈。

3. 其他病症 咳嗽、咯血、气喘（配太渊、孔最治疗），呕吐不食、胃出血、吐血，胆囊炎，盗汗（汗为心之液，心阴不足所致），尿赤、尿少、尿道灼热疼痛（心与小肠互为表里，心火下移所致），梦遗（心肾不交、虚火妄动，配肾俞、神门、三阴交），中风失语（心开窍与舌，舌体功能失用），口舌生疮（心开窍于舌，心火上移所致），背部软组织损伤。

胆囊炎：《成都中医学院学报》1988 年第 3 期报道，推按心俞、膈俞治疗胆囊炎 45 例，用拇指的指腹或大小鱼际或掌根部在穴位上进行按揉，每次 10 ～ 20 分钟，部分病人在背部压痛区结合拔火罐，每日 2 次，5 天为 1 个疗程。结果：好转 40 例，伴有肝胆结石的 5 例无效。

4. 心经经脉循行所过部位的病变 如上肢内小指侧沿心经出现的红肿、疼痛、抽搐、麻木、痿软无力、瘫痪、肌肉萎缩等。

（三）操作方法

本穴距肺俞穴较近，其操作方法也与肺俞穴类同。指压、按摩、拔罐、刮痧、皮肤针叩刺或皮肤滚针滚刺等各种刺激方法都可以酌情选用。每次以 10 分钟左右为宜。为何没有提艾灸疗法呢？因为心主火，平时只要一遇到情绪不好的时候，都很容易动肝火、生心火，用了艾灸无异于"火上浇油"。所以，一般心血管病患者尽可能少用灸法，艾灸只能用于兼有心慌、气短、怕冷、口淡、喜热饮、小便不黄者。

二十七、虚劳宜补膏肓穴

中医学在古代称心包为"膏肓"，穴在厥阴俞（心包之俞）旁；又，病症年久，隐深难治，古称病入"膏肓"，穴能治虚损重症，故名。

（一）定位取法

背部，第4胸椎棘突下旁开3寸。可以借两侧肩胛冈脊柱缘水平连线先找到第3胸椎下，再向下数1个椎体，然后旁开3寸定穴（图148）。

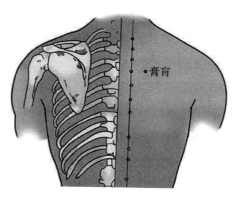

图 148　膏肓

（二）治疗作用

补益气血、养阴清热。

1. 心血管系统病症　胸闷、心悸、心律不齐。

2. 呼吸系统病症　咳嗽、气喘（配天突、定喘穴）、肺结核、咳血、咯血（配肺俞、孔最）、自汗、盗汗、骨蒸潮热（配膈俞、足三里）、四肢倦怠。

3.其他病症 头晕目眩、健忘、贫血、白细胞减少症、遗精、性功能低下、久病体虚。

有研究证明：针刺本穴可使血红蛋白增加，红细胞数上升，有提前纠正贫血状态的效应，为诸多血证的常用穴。

配灸关元、足三里有强身保健作用，用于久病体虚、萎靡不振。

（三）操作方法

同"肺俞"穴。古籍载本穴多用灸法，多则千壮，但须加灸足三里引火下行，以免虚火上泛、上焦生热。

二十八、调脏腑之气兼养血活血的膈俞穴

膈，间隔、隔离；俞，指气血转输处。穴属足太阳膀胱经，穴内应于横膈膜（可以理解为膈肌的"背俞"穴），主治膈肌之病，故名。

（一）定位取法

背部，第7胸椎下旁开1.5寸，与两侧肩胛骨下角的水平连线相平。身体偏胖、背部肌肉厚实、肩胛骨下角不容易摸到的，可以将其胳膊向后上方摆放，并且尽量向对侧肩部上提，肩胛骨下角就容易摸了，甚至还会直接显现出来（图149）。

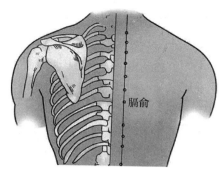

图 149 膈俞

（二）治疗作用

膈俞是一个比较特殊的穴位，上接心、肺、心包；下临肝、胆、脾、胃。全身要穴之一。宽胸理气、调节心肺、理脾和胃、活血化瘀、止血敛汗、祛风止痒，其治疗作用也就涉及到上述诸多的脏腑组织。

1. 呼吸系统病症 咳嗽、气喘、肺炎（配肺俞、膻中），配肝俞、肺俞、孔最治肝火偏亢、火旺灼金之咳血，配肺俞、太溪或复溜治阴虚咳血、咽喉炎。

咳嗽：《陕西中医》2003 年第 10 期报道，针刺膈俞、风门、肺俞、膻中等穴加拔罐治疗顽固性咳嗽 62 例，全部有效。

2. 消化系统病症 食道麻痹（配膻中、天突）、胃胀、胃痛、胃炎、胃排空延迟、呕吐（配中脘、内关）、胃出血呕血（配心俞、内庭治胃热呕血）、膈肌痉挛（即"呃逆"，刺激本穴能改善膈肌运动幅度，对于治疗呃逆针对性很强。配温灸、拔火罐中脘、足三里治寒呃；配刮痧、针刺足三里、内庭治热呃；配艾灸、拔火罐气海、足三里、三阴交治虚呃；配刮痧、针刺中脘、太冲治实呃）、食管狭窄、贲门梗阻、食道癌（吞咽困难）、腹胀、腹中痞块、肠炎、胆绞痛。

（1）呃逆:《中国针灸》1992年第1期报道，刺激膈俞穴30分钟，治疗呃逆30例，29例获愈（1次而愈15例），1例胃癌患者呃逆次数减少，确切效果不明显。《针灸临床杂志》2000年第5期报道，艾灸膈俞穴治疗1例39岁男性患者，因肝硬化、门脉高压多次出血住院手术，术后第3天出现呃逆，一夜未停，病人痛苦万分。通过艾灸膈俞穴30多分钟，呃逆逐渐停止，病人平稳入睡；4小时后呃逆又发，再次灸膈俞穴呃止。病人手术恢复良好，出院后呃逆也没有再复发。《针灸临床杂志》2000年第6期报道，针刺膈俞、肝俞、胃俞治疗顽固性呃逆48例。针刺后呃逆均停止发作，其中31例患者无复发，16例复发后再针1～2次后仍有效且无复发，仅有1例肺癌患者伴有肝腹水针刺6次后呃逆方止且无复发。

（2）胆绞痛:《河北中医药学报》1994年第4期报道，点按膈俞穴治疗胆绞痛。术者用拇指和中指分别按压两侧膈俞穴，按压时作顺时针旋转运动约150次/分。一般情况下，按摩30秒至3分钟，胆绞痛即可缓解。《山东中医杂志》1997年第12期报道，按揉膈俞穴治疗胆囊炎疼痛60例，用拇指指腹（也可用大小鱼际、掌根）在膈俞穴按揉，每次10分钟，每日2次，经过5次治疗，有效率90%。

以上呼吸系统和消化系统的病症，膈俞都很适用，且不论寒热虚实都可以应用，寒可温，热可清，虚可补，实可泻。

3. 心血管系统病症 胸痛、胸闷、心悸、高血压（对Ⅰ、Ⅱ期高血压有较好的疗效）、低血压、高脂血症、冠心病、心绞痛、心律失常、胸膜炎、心内膜炎、脑血管意外及其后遗症。

（1）高血压:《针灸临床杂志》1994 年第 3 期报道，一患者生气后头痛如裂、烦躁、心慌，测血压 190/125 毫米汞柱，脉搏 110 次/分。即强刺激双侧膈俞、太冲穴各 3 分钟。5 分钟后，血压为180/120 毫米汞柱，脉搏 105 次/分；再继续施术 2 次，患者头痛头晕明显减轻，10 分钟后复测血压为 160/100 毫米汞柱；留针 30分钟，1 小时后测血压为 155/100 毫米汞柱，未见波动。

（2）冠心病心绞痛:《上海针灸杂志》2000 年第 4 期报道，膈俞针灸并用治疗冠心病心绞痛 130 例，每日 1 次，10 次为 1个疗程。结果：有效 122 例（94%），其中显效 104 例（80%）。

（3）中风后遗症:《上海针灸杂志》1991 年第 1 期报道，针刺膈俞等穴治疗中风后遗症 36 例（脑出血加太冲透涌泉，脑血拴和脑梗塞加水沟、合谷、三阴交）。结果，有效 35 例，其中基本痊愈 28 例，显效 6 例。

4. 血液系统病症（血之会穴）　各种慢性出血性疾病如咯血、吐血、鼻出血、尿血、便血、痔疮下血、月经过多、子宫出血（配脾俞、膏肓）、贫血、白细胞减少症、血小板减少症（配肝俞、脾俞、足三里）等。

中医学认为：心主血脉。针灸学中，膈俞被誉为"血之会穴"，意为本穴是血液聚会之处，同血液的生理、病理以及心血管病症、血液病症等关系密切。从古至今，历来都是治疗血液方面病症的第一要穴。既可以补益气血，治疗贫血、白细胞减少，也可以活血化瘀，治疗跌打损伤、脏腑瘀血。补血常常同肝俞（背部第 9 胸椎下旁开 1.5 寸）、脾俞（背部第 11 胸椎下旁开 1.5寸）、血海（膝关节内上方髌骨上缘上 2 寸）、足三里（外膝眼正中直下 3 寸，胫骨前嵴外侧 1 横指宽）、三阴交（足内踝高点上 3 寸）等穴配伍使用，以灸法为最好；至于活血化瘀，体表筋骨之间的瘀血肿胀往往配用合谷（手背第 1、2 掌骨之间，略靠第 2 掌骨中点）、太冲（足背第 1、2 跖骨结合部前方凹陷中）和阿是穴（血肿局部痛点）；内脏的瘀血肿胀则多配用天枢（肚脐旁开 2 寸）、痞根（下背部或上腰部第 1 腰椎下旁开 3.5 寸凹陷中），灸法和刺血疗法均可。

（1）白细胞减少：《中国针灸》1990 年第 6 期报道，隔姜灸双侧膈俞、大椎等穴治疗化疗所致白细胞减少者 117 例，以穴位局部皮肤红润为度，每日 1 次。结果：有效率 91.5%（其中显效率 76.9%），而药物对照组的有效率才 38.3%。

（2）血小板减少性紫癜：《中国针灸》1992 年第 5 期报道，刺激膈俞、足三里、三阴交治疗血小板减少性紫癜 104 例，每日 1 次，10 次为 1 个疗程。经 2 个疗程的治疗，有效 88 例（84.6%）。

5. 皮肤科病症　皮肤瘙痒、荨麻疹（配曲池、血海、三阴交）、痤疮、银屑病、黄褐斑、淋巴结核、皮肤结核及骨结核。

皮肤病多为感受风邪或风燥而致，中医学有一个治疗风邪的大法原则，叫作"治风先治血，血行风自灭"。既然膈俞为"血之会"穴，那么，就可以用来作针灸治疗皮肤病的要穴。不过，皮肤病多因风邪或风燥，故不宜施灸，多用指压按摩，或皮肤针叩刺，可以用刺血拔罐术。

（1）皮肤瘙痒：《中国针灸》1991 年第 6 期报道，刺激膈俞、肺俞、曲池、血海等穴治疗皮肤瘙痒症 100 例，每天 1 ～ 2 次，6 次为 1 个疗程。2 个疗程内有效 98 例（98%），其中痊愈 62 例（62%）。

（2）荨麻疹：《针灸临床杂志》1995 年第 3 期报道，膈俞、肺俞点刺出血加拔罐治疗腹型隐疹 56 例，全部有效。《新中医》1996 年第 6 期报道，针刺膈俞穴治疗慢性荨麻疹 68 例，每日1次，10次1个疗程。结果：有效率91.2%，其中痊愈47例（69.1%）。

（3）痤疮：《长春中医学院学报》2004年第3期报道，膈俞穴刺血拔罐治疗大面积痤疮1例，每周2次。经2次治疗症状明显减轻，部分痤疮已趋萎缩；第2周治疗后大部分痤疮萎缩，再无新生；第3周治疗后原痤疮已全部消退，面部光滑。

6. 其他病症　辅助治疗血管性头痛、颈椎病、脊柱炎、类风湿关节炎、坐骨神经痛、肢体怠惰、糖尿病、产后乳少、更年期综合征、夜盲症、气虚血弱、失眠、自汗、盗汗、五劳七伤、骨蒸潮热（配胆俞称"四花"穴）、淋巴结核（配肝俞，称"骑竹马"穴）、疮疡痈疽等。

（1）头痛：《浙江中医杂志》1989年第7期报道，头痛（尤其是偏头痛）病人膈俞穴往往有明显压痛，甚至结节。并用刺血拔罐法治疗38例，全部获效。《陕西中医》1985年第7期报道，强刺激膈俞穴治疗血管性头痛137例，每日1次，10次为1个疗程，疗程之间间隔1周。经过3～15次治疗，有效134例（97.8%），其中痊愈79例（57.7%）。

（2）坐骨神经痛：《国医论坛》1991年第6期报道，膈俞血为主针刺加拔罐治疗坐骨神经痛303例，疼痛以腰骶部为主者加刺命门，髋关节以下、膝关节以上加风市，膝关节以下加阳陵泉，全腿疼痛者加刺环跳。结果：总有效298例（98.3%），其中痊愈249例（82.2%）。

（3）淋巴结核病：《中国针灸》1985年第2期报道，膈俞配肝俞施行割治法治疗淋巴结核、皮肤结核及骨结核270例。在局部麻醉下切开皮肤及皮下组织，用尖手术刀或三棱针挑断肌纤维5～10条，不需缝合，以无菌纱布包扎，间隔15天再割治1次。

经 2 ～ 6 次治疗，268 例痊愈（98.9%），其中 2 次痊愈 32 例（11.9%），3 ～ 4 次痊愈 196 例（72.6%），6 次痊愈 39 例（14.4%）。

（三）操作方法

此穴的操作也与肺俞穴大同小异，指压、按摩、艾灸、拔罐、刮痧、皮肤针叩刺或皮肤滚针滚刺等，各种刺激方法都可以酌情选用，尤其是针对"血之会穴"的特点，多用灸法。一来灸法最能起到补血的作用，二来灸法又能通过热力化解气血的瘀滞。如果是血瘀证，皮肤针叩刺或皮肤滚针要求出血，拔罐则最好施行刺血拔罐法，能更快消肿止痛。

二十九、滋养肝血有肝俞

属于足太阳膀胱经，穴与肝相应，是肝的背俞穴，故名。

（一）定位取法

背部，第 9 胸椎下旁开 1.5 寸。先借助肩胛下角找到第 7 胸椎（两侧肩胛下角的水平连线通过第 7 胸椎下），再向下摸 2 个椎体即第 9 胸椎，旁开 1.5 寸是穴（图 150）。

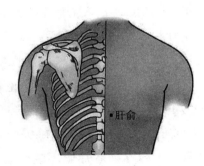

图 150　肝俞

（二）治疗作用

全身要穴之一，疏肝利胆、理气解郁、滋养肝血、清肝明目。

1.肝胆等消化系统病症　急、慢性肝炎，胆囊炎（配期门、日月、阳陵泉、太冲），黄疸（配至阳、胆囊穴、太冲），胃脘痛，纳呆，呃逆，吞酸吐食，胁痛，黄疸，腹痛，腹胀，饮食不化，腹泻，脘腹积聚痞块。

中西医都认为：肝是人体的最大消化器官，肝胆相照，胆附于肝。因此，肝胆系统的病症基本上都是消化系统病变，也是肝俞穴的主治范围。

虽然背部俞穴是偏于治疗慢性虚弱性病症的，但是，肝病的虚证在中医临床上比较少见。中医学认为"肝无虚"。这只是为了说明，由于肝气很容易郁结、肝郁又容易化火、肝阳也容易上亢、肝火又容易上炎、肝风还容易内动。所以，中医临床上肝的病理变化是以实证为主的，较少见到虚证，但并非完全没有虚证。"久病必虚"，像急性肝炎迁延日久导致的慢性肝炎，肝血不足引起的贫血、白细胞减少、近视、夜盲症、视物昏花，还有上述肝经经脉循行区域范围内的麻木、痿软无力、瘫痪、肌肉萎缩等，都属于肝的虚证。

（1）肝炎：《中国针灸》1998 年第 5 期报道，以肝俞及其相应夹脊穴和压痛点治疗肝炎胁痛 30 例，每日 1 次，2 周为 1 个疗程。经 1 ～ 2 疗程治疗，显效 22 例，好转 7 例，仅 1 例无效。

（2）胆囊炎：《中医杂志》1985 年第 3 期报道，针刺肝俞、胆俞为主治疗慢性胆囊炎 57 例，配以右侧期门、足三里。结果：有效 55 例（96.5%），其中完全缓解 41 例（71.9%）。

（3）胆绞痛：《江西中医药》1995 年第 2 期报道，肝俞配三焦俞治疗胆绞痛 400 例，有效（出针时或出针后半小时痛止）395 例（98.8%）。

（4）呃逆：《针灸临床杂志》2000 年第 6 期报道，针刺肝俞、胃俞、膈俞为主治疗顽固性呃逆 48 例，针刺后呃逆均停止发作，其中31例患者无复发，16例复发后再针1～2次后仍有效且无复发，仅有1例肺癌患者伴有肝腹水针刺6次后呃逆方止且无复发。

2. 神志病症 失眠、健忘（配百会、太溪），癫、狂、痫证（配大椎、合谷、太冲），抽风，神经症，抑郁症，精神病，更年期综合征等。

（1）失眠：《白求恩医科大学学报》1998年第6期报道，肝俞、心俞注射刺五加药液治疗失眠28例，每次取1穴，注射药液4mL，交替使用。结果：有效26例（93%），其中治愈17例（60.4%）。

（2）癫痫：《江西中医药》1997年第2期报道，新鲜吴茱萸适量，捣烂贴敷肝俞穴位治疗癫痫病19例，收到较为满意的疗效。

（3）癔病性失语：《针灸学报》1992年第2期报道，一患者与人争吵，生气后突然失语20天，两目红赤、面呈怒容、叫之不能言语。当即针刺肝俞、期门，患者突然大叫一声，说出话来。

3. 头面、眼科病症 头痛、眩晕（配百会、太冲、太溪治肝阳上阳亢之头痛、眩晕），配风池、光明治各种目疾，诸如目赤肿痛、近视、夜盲、色盲（配复溜、太溪），迎风流泪、视物昏花、目翳红肿、胬肉攀睛、眼睑下垂、视神经萎缩、视网膜炎、眼底出血（配风池、肾俞、光明等）、耳鸣（配风池、太溪）、鼻出血等。

（1）麦粒肿：《上海针灸杂志》1994年第4期报道，肝俞穴刺血拔罐治疗麦粒肿19例，2日1次。结果：1次治愈12例，2次治愈7例，全部有效。强刺激肝俞并点刺出血治疗复发性麦粒肿15例，每周1次，全部在1～3次内治愈（吕景山，《单穴治病选萃》，人民卫生出版社，1995年第1版）。

（2）青光眼：《浙江中医杂志》1995年第1期报道，肝俞穴化脓灸治疗急性青光眼双目失明1例，第5天左侧肝俞开始化脓，左眼开始有视力；第7天右侧肝俞也开始化脓，右眼也开始有视力。化脓1月后，双眼视力恢复。

（3）眼出血：《深圳市中西医结合杂志》2004年第6期报道，一患者因外伤致右眼前房出血，右眼视力0，经止血、抗炎、散瞳治疗7天，头痛剧烈、视力无进展。遂采取肝俞穴刺络拔罐1次，并投活血化瘀中药7剂，伤眼1周内完全治愈，经随访，视力恢复正常，未有任何后遗症。

上面我们提到的"肝气容易郁结、肝郁容易化火、肝阳容易上亢、肝火容易上炎、肝风容易内动"，比较集中体现在2、3两个方面。其中，神经系统病症主要是肝气郁结、肝风内动使然；而头面、眼科病症主要是肝郁化火、肝阳上亢、肝火上炎的结果（近视、夜盲、视物昏花除外）。此两项都需要重力指压、掐按、皮肤针重叩或刺血针刺血，才能达到疏肝清火、平降肝阳、平肝熄风的治疗效果。

4. 妇科病症　月经不调、痛经、闭经、崩漏、产后乳汁不通等。

由于肝的原因引起的上述妇科病症，均因于肝经郁热，郁而化火，火热之邪伤及子宫络脉之故。症见月经提前光临、行经期延长、经量偏多、色深红间或夹有瘀块、伴见两胁下及乳房胀痛、且症状的轻重常与情绪变化密切相关。根据笔者临床体会，调治这类病症，可用本穴配合关元、期门、太冲或行间、三阴交等，用针刺泻法或重力指压、皮肤针重叩（出血、加拔气罐，忌灸），收效佳良。

痛经：《陕西中医》1996年第6期报道，肝俞、气海、三阴交等穴刮痧治疗痛经72例,每日1次,有效率97.2%。

5. 肝经经脉循行所过部位的病变 如下肢内侧(中间)肝经经脉循行区域范围内出现的红肿、疼痛、抽搐、麻木、痿软无力、瘫痪、肌肉萎缩(配肾俞、悬钟、阳陵泉)等。

6. 其他病症 贫血、白细胞减少、甲状腺功能亢进、颈项强痛、腰背痛、抽搐、黄褐斑、疮疡痈疽、淋巴结核(配膈俞)、疝气等。可以指压、按摩,可针可灸。

(1)甲亢:《中国针灸》2003年第9期报道,肝俞配心俞埋线为主治疗甲亢140例,近期有效率92.2%,远期有效率89.3%。

(2)抽搐:《湖南中医杂志》2002年第5期报道,针挑肝俞穴治疗重度抽搐症。一患者因情绪低落出现右侧头面、颈项、胸、肩臂部抽搐,痛苦不堪。采用肝俞穴挑刺疗法,1次治疗后肌肉抽搐大减,仅颜面口眼部尚有轻微抽动;半月后行第2次挑刺,治疗后肌肉抽搐全部消除,无任何不适。

(3)黄褐斑:《贵阳医学院学报》2001年第3期报道,一患者因情绪不佳出现两颧部黄褐斑,伴急躁易怒、经期乳房胀痛、腰骶痛。经用肝俞、膈俞穴位注射复方丹参液,隔日1次,10次为1个疗程。1个疗程后患者色斑明显缩小,色泽变淡;3天后又行第2疗程,结束后患者面部色斑全部消退,面部色泽恢复正常,经期乳房胀痛,腰骶痛等症状全部消失。

(4)结核病:《中国针灸》1985年第2期报道,肝俞、膈俞为主施行割治法治疗淋巴结核、皮肤结核及骨结核270例,在局部麻醉的情况下切开皮肤及皮下组织,用尖手术刀或三棱针挑断肌纤维5～10条,以患者自觉酸麻胀痛为度,不需缝合,以无菌纱布包扎,间隔半个月割治第2次。经2～6次治疗,痊愈267例(98.9%)。

（三）操作方法

此穴指压、按摩、艾灸、拔罐、刮痧、皮肤针叩刺或皮肤滚针滚刺等，各种刺激方法都可以酌情选用。因为肝的病症多见实证，所以，指压、按摩、拔罐、刮痧、皮肤针叩刺或皮肤滚针滚刺的力度要大，可以出血加拔气罐（无需火力相助，故不需要拔火罐）。而贫血、白细胞减少等则应该以灸疗为主，可以有效地提高血象指标。但凡肝郁化火、肝阳上亢、肝火上炎、肝风内动者（头面五官病、妇科病、神经系统病）都不宜施灸。

三十、补脾益气的脾俞穴

穴属足太阳膀胱经，与脾相应，是脾的背俞穴，故名。又名"智慧囊""智慧袋"。

（一）定位取法

位于背部第 11 胸椎棘突下旁开 1.5 寸（图 151）。

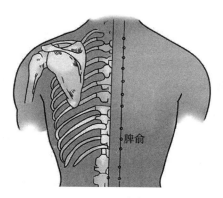

脾俞

图 151　脾俞

（二）治疗作用

全身要穴之一，健脾和胃、补中益气、养血统血、祛湿化痰。治疗范围主要涉及消化系统病症、血液系统病症、呼吸系统病症等方面。

1. 消化系统病症 急慢性胃炎、胃痛、胃或十二指肠溃疡、胃下垂、呕吐、消化不良、食欲缺乏或多食身瘦、肝脾肿大、腹胀、腹痛、泄泻、痢疾、黄疸、黄疸性肝炎等都是脾俞穴最为对症的适应病种。

我们知道，脾和胃是一对互为表里的脏腑，共同担负人体对饮食的受纳和消化、吸收。胃基本上只负责把食物吃进去，暂时储存起来，剩下的消化和吸收任务则主要依靠脾来完成。如果脾的功能活动低下，则消化食物的功能和吸收食物中的营养物质的功能就会大大降低，而产生上述一系列的病症。

（1）胃痛：《甘肃中医》2000年第1期报道，一患者因进生冷饮食，胃脘部剧痛，肌注抗痉挛止痛药654-2疼痛不减，即针刺双侧脾俞、胃俞，留针30分钟，取针后又在胃脘部加拔火罐10分钟，疼痛消失，恢复如常。

（2）胃下垂：《针灸临床杂志》1994年第5期报道，一患者患胃下垂4年余，取脾俞、足三里、百会等穴，针灸并用。治疗2个疗程后脘腹胀减，食增神佳，X线复查显示胃的位置上升于肠髋脊平线上方，紧张力正常，蠕动强而有力。

（3）胃、十二指肠溃疡：《中国中西医结合消化杂志》2001年第3期报道，脾俞、胃俞、中脘与足三里、内关、公孙交替使用治疗胃、十二指肠溃疡50例，有效46例（92%）。

（4）结肠炎：《北京中医》1996年第2期报道，针灸脾俞、胃俞、天枢、关元等穴治疗慢性非特异性溃疡性结肠炎 23 例，有效 20 例（86.9%），其中近期治愈 13 例。

（5）小儿腹泻：《山东中医杂志》1990 年第 1 期报道，脾俞、胃俞划痕法治疗小儿腹泻 73 例，穴位皮肤常规消毒后，用 30 号 1.5 寸针划痕 2～2.5 厘米长，深度以皮下见点滴出血为度，每周 2 次。结果：痊愈 69 例（95%），其中 1 次而愈 32 例，2 次痊愈 27 例，3 次痊愈 10 例。

（6）黄疸、黄疸性肝炎：虽然从表面上看来是属于肝胆的毛病，但是，它同脾的关系却也非常密切。原因有二：其一，无论是西医还是中医，都认为肝胆本身就是属于消化系统的，中医学所谓的"肝主疏泄"同"脾主运化"其实是同出一辙的。其二，中医学认为，黄疸是"成于肝胆而因于脾胃"的，由于脾虚不能运化水湿，湿热熏蒸肌肤，才能导致黄疸的出现。本人在大学毕业之后，曾经跟师进行过针刺治疗黄疸型肝炎的临床研究，治疗方案中，除了肝胆经脉本身的穴位之外，脾俞、胃俞、足三里都是组方中必不可少的主穴。

2. 血液系统及出血性病症　贫血、白细胞减少症、血小板减少性紫癜、吐血、尿血、便血、功能性子宫出血等。

中医学对脾主运化和吸收水谷精微的功能作用认识非常深刻，鉴于人体内的气和血都是水谷精微物质所化。反过来说，没有脾对营养物质的消化吸收，气血就没有升华之源，这是谁都会明白的一个最简单、最基本的道理。所以，中医学才有"脾胃是后天之本""脾统血"的说法。上述血液系统病症的穴位保健都离不开脾俞穴的参与。现代研究表明：刺激脾俞穴能够增加血液中的红细胞、血色素、白细胞和血小板指数，同时，降低血中胆固醇的含量和血黏度。

（1）白细胞减少：《针灸临床杂志》2003年第9期报道，脾俞、大椎、足三里等穴先针后灸，针灸结合治疗放化疗后白细胞减少81例，每日1～2次。结果：2日内白细胞计数恢复正常者19例（23%）；4日内白细胞计数恢复正常者41例（51%）；6日内恢复正常者11例（14%）；6日以上白细胞有所上升但未恢复正常者4例（7%）；愈显率93%。

（2）血小板减少性紫癜：《中国针灸》1992年第2期报道，针刺脾俞治疗慢性原发性血小板减少性紫癜107例，每日1次，10次为1个疗程。经治2个疗程，有效1981例（75.7%），其中痊愈50例（46.7%）。

3. 痰湿系列病症　咳嗽、哮喘、痰多、头重眩晕、肌肤水肿、肥胖、关节或肢体肿胀疼痛，某些精神意识障碍如嗜睡、癫痫、癔症、抑郁症、焦虑症、神经官能症、精神分裂症等。

脾虚不能运化水湿还会演变成一种病理现象，那就是水湿在体内聚集日久会生痰湿，从而会引发上述一系列病变。诸如咳喘痰多、头重眩晕、肌肤水肿、肥胖，甚至还会导致某些精神意识障碍。

咳嗽、哮喘、痰多本来是属于呼吸系统的病症，但是如果兼有痰多，那就与脾有着直接的关系了。所谓"脾为生痰之源，肺为储痰之器"，脾不运化的水湿，聚而生痰，储存于肺中，中医学称这是"有形之痰湿"。

另外还有一些"无形之痰湿"，流窜于经络之中则肢体或关节肿胀疼痛；积聚于肌肤之间则见肌肤水肿、肥胖；上蒙清窍（大脑），使脑神不清，则症见头重眩晕以及上述那些精神意识障碍。而要想化解上述有形或无形之痰湿，利用脾俞、胃俞穴健运脾胃就是关键的治本之法了。脾的运化功能改善了，水湿便能及时地化解、排出，从而发挥消水肿、轻身减肥的治疗作用。

4. 脾经经脉循行所过部位的病变　如下肢内侧前缘红肿、疼痛、抽搐、麻木、痿软无力、瘫痪、肌肉萎缩等。

5. 其他病症　记忆力下降、反应迟钝、胸胁胀满、糖尿病、全身疲乏无力、怕冷、腰扭伤、遗尿、肾下垂、男性不育、脱肛、子宫脱垂、麦粒肿等。

本文一开始，我们就说：脾俞又名"智慧囊""智慧袋"。有人可能会问了：一个穴位怎么会同智慧联系到一起了呢？了解一些中医学基础知识的人都知道，在人的情志之中，脾是主思维的。思维就是想问题、思考问题，通过"思"和"想"进而出主意、想办法的，这就是智慧！当一个人对外界的人和事反应迟钝了，他的记忆力也会伴随着下降。经常以各种形式刺激脾俞穴，有促进思维、提高记忆的良好作用。

糖尿病与脾相关的是属于"三消证"之"中消"，以多食为主症。治疗当用脾俞配中脘、胰俞（第 8 胸椎下旁开 1.5 寸）、胃俞、足三里、内庭（足背第 2、3 趾缝纹头端）等穴，以指压、皮肤针叩刺为主，不宜施灸。

（1）糖尿病：现代中医学研究表明，糖尿病同脾虚的因素关系很大。《中国针灸》2001 年第 5 期报道，脾俞、肾俞、关元、足三里、三阴交等穴针灸并用治疗糖尿病 30 例，每天 1 次。半月为 1 个疗程，治疗期间停用全部西药，4 个疗程后观察血糖、尿糖的变化情况。结果：有效 27 例（90%），其中基本痊愈 12 例（40%），显效 10 例（33%）。

（2）腰扭伤、男性不育：《北京中医药大学学报》1995 年第 4 期报道，一患者因扭伤致左腰部放射性疼痛，夜晚不能安睡。取脾俞配膀胱俞挑治加针刺阳陵泉穴，第 1 次治疗完后腰腿痛即可减轻，当晚能安睡。每5天治疗1次，共治疗4次诸证消失。又一前列腺炎而不育患者，查精液量2.8毫升，活力30%，异型精子10%，精液超过1小时不完全液化。以脾俞、膀胱俞为主，配命门、中枢，行挑刺治法，每周1次。治疗2个月后，临床症状消失，精子活动率升到60%，精液1消失内完全液化。继续治疗2个月，复查精液正常，后其妻怀孕，生一男孩。

（3）麦粒肿：《黑龙江医药科学》2002年第4期报道，脾俞穴埋皮内针治疗麦粒肿44例，1次留置24小时，隔日1次。经治1～3次，显效率100%。

其他对胸胁胀满、全身疲乏无力、怕冷、腰背酸痛，灸疗、拔火罐能温补脾阳、通达肢体；还有因为中气不足引起的遗尿、肾下垂、脱肛、子宫脱垂等，灸疗、拔火罐也都能起到补中益气、提升固脱的作用。

（三）操作方法

此穴指压、按摩、艾灸、拔罐、皮肤针叩刺或皮肤滚针滚刺等，各种刺激方法都可以酌情选用，而且还是一个主张多用灸法的穴位。因为脾统血，为"后天之本"，其病症多由于脾虚不能运化水谷精微和水湿而致。虚则补之，灸能补中益气，助其运化，促进食欲，通络化痰，消除水肿。而且，指压、按摩、拔罐、皮肤针叩刺或皮肤滚针滚刺的力度也应以轻中度为宜。

三十一、胃俞——慢性胃病的主打穴

穴属足太阳膀胱经，与胃相应，是胃的背俞穴，故名。

（一）定位取法

背部，第 12 胸椎下旁开 1.5 寸（图 152）。

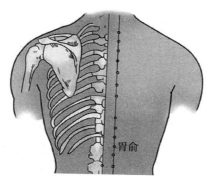

图 152　胃俞

（二）治疗作用

健运脾胃、消食化滞、补益气血。

1. 消化系统病症　急、慢性胃炎，胃脘痛，胃下垂，恶心，呕吐，反酸，不思饮食，食道癌，吞咽困难，胃或十二指肠溃疡，胃癌，胰腺炎，肝炎，腹痛，肠鸣，泄泻，痢疾，完谷不化，小儿疳积。

刺激胃俞可增强胃的蠕动，促进幽门开放，使排出量增加，从而调整胃的运动功能，并有促进胃酸及胃蛋白酶分泌的作用。

配中脘为前后配穴法，治疗各种胃病；配脾俞、内关、足三里治胃脘痛，不思饮食；配脾俞、气海、足三里治胃下垂；配内关、梁丘治胰腺炎。

（1）胃痛：《中国中西医结合脾胃杂志》2000 年第 5 期报道，

刺激胃俞穴治疗胃脘痛38例，有效35例（92.1%），其中临床痊愈20例。《中医杂志》1988年第9期报道，针刺胃俞、梁丘穴治疗急性胃痉挛疼痛42例，有效40例（95.2%），其中显效32例（76.2%）。另以缓解痉挛药物654～2肌肉注射31例作对照，有效26例（83.8%），其中显效18例（58.1%），两组的有效率和显效率差异显著。

（2）呃逆:《新中医》1997年第6期报道，一患者因肝右叶巨块型肝癌作"介入"治疗，术后1天出现持续呃逆。取双侧胃俞穴作穴位注射2%利多卡因2mL加维生素$B_6$50mg，当一侧穴位注射完毕后呃逆已停止；继续完成另一侧穴位注射，维持至出院呃逆未复发。

（3）小儿腹泻:《陕西中医》2001年第5期报道，推拿胃俞、三焦俞等穴治疗小儿腹泻100例，有效96例，其中痊愈85例。

2. 其他病症 失眠、肥胖症、糖尿病、进行性肌营养不良。

（1）失眠:《成都中医药大学学报》1998年第1期报道，一患者因电击伤后导致颅脑综合征，苏醒后4年昼夜难以入眠，伴头痛头晕、食少、腹胀。采用大号皮内针在胃俞、心俞、肾俞阳性反应点上埋针后每夜能睡7小时，并能午睡0.5～1小时，腹胀减轻，巩固治疗2月痊愈。

（2）肥胖:《陕西中医》1995年第2期报道，用点穴法按压胃俞、中脘等治疗单纯性肥胖及体重在正常范围但要求减肥的患者3782例，总有效率为96.2%，临床痊愈率为21.3%。

（三）操作方法

同"脾俞"穴。

三十二、专治肾虚证的肾俞穴

穴属足太阳膀胱经，与肾脏相应，为肾的背俞穴，故名。

（一）定位取法

腰部，第 2 腰椎下旁开 1.5寸，大致与第 12 肋骨下缘相平，身体不胖者也可以借助肚脐的水平线（图 153）。

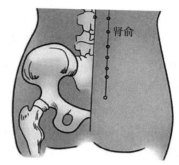

图 153　肾俞

（二）治疗作用

全身要穴之一，滋养肝肾、补肾壮阳、聪耳明目、利水通淋。

1. 泌尿、生殖系统病症　遗尿、尿闭、小便频数、小便小利，（肾盂）肾炎、水肿，肾结石、泌尿系绞痛、尿血，肾下垂，遗精、阳痿，月经不调、痛经、带下、不孕，性功能障碍，前列腺病。

本穴所治的上述病症，绝大多数属于虚证，应以灸法补虚为主。中医学认为"肾无实"。说的是一个人，随着岁月的推移、年龄的增长，生活的操劳、结婚、性生活、生儿育女……父母亲身上获取的精血、肾阴、肾阳即"先天之本"都在不断地消耗。后天之本可以通过饮食不断地得到补充，但是爹妈给我们的先天之本——精血却是有限的。随着年龄的增加，结婚、性生活、生儿养女，先天精血会越来越少，日渐亏虚，就会出现一系列老化征象，诸如头昏眼花、耳鸣听力下降、健忘多语、须发变白或脱落、牙齿松动或脱落、弯腰驼背、反应迟钝、行动迟缓、肢体震颤、甚至痴呆等等虚弱之象。所以，中医临床上肾的病理变化是以虚证为主的，较少见到实证，但也并非完全没有实证。像极少数性欲特别旺盛亢进的人，就是属于肾的一种实证。本系统的病症都可以配用关元、三阴交穴来治疗，以增强疗效。

（1）遗尿：《中医外治杂志》1996 年第 2 期报道，肾俞、三阴交穴注阿托品注射液治疗遗尿症 200 例，有效 186 例（93%），其中痊愈 88 例（44%）。

（2）尿频：《中国针灸》1996 年第 6 期报道，灸肾俞、命门、关元穴治疗老年性尿频症 70 例。每日或隔日 1 次，有效 67 例（95.7%），其中临床痊愈 37 例，显效 25 例。

（3）泌尿系结石绞痛：《四川中医》1986 年第 1 期报道，1 例肾绞痛患者，经用西药度冷丁肌肉注射疼痛未能缓解。遂强刺激肾俞、三阴交二穴，留针中疼痛即止且无复发。《实用中医内科杂志》2001 年第 2 期报道，一泌尿系结石患者，放射痛致右侧腹部绞痛 6 小时，强刺激双侧肾俞穴 3 分钟后疼痛明显减轻，5 分钟疼痛消失。

（4）乳糜尿：《中国针灸》2005 年第 12 期报道，针刺肾俞、三阴交为主治疗乳糜尿 37 例，每日 1 次，10 次 1 疗程。结果：有效 36 例（97.3%），其中痊愈 29 例（78.4%）。

（5）前列腺病：《实用医学杂志》1999 年第 2 期报道，肾俞、秩边穴位埋线治疗非细菌性前列腺炎 32 例，每周 1 次，5 次 1 个疗程，疗程间休息半月。经治疗 2 个疗程，有效 30 例（93.75%），其中治愈 18 例。

（6）阳痿：《针灸临床杂志》2000 年第 10 期报道，火针刺激肾俞、命门、关元、三阴交等穴治疗阳痿 40 例，4 天 1 次，8 次

1疗程。结果：有效38例（95%），其中治愈24例（60%）。《陕西中医》2002年第10期报道，一患者患阳痿4年，取肾俞、关元等，施以针灸、按摩。治疗7天后出现晨勃，1个疗程（15次）后诸症明显好转，神情舒畅，能正常性生活。

2. 头面、五官病症　头晕、目眩、近视、夜盲、视物昏花、耳鸣、听力下降（配听宫、翳风）、虚火牙痛、咽干喉燥、声音嘶哑、失音等。

上述头面、五官病症，头晕、目眩、近视、夜盲、视物昏花、耳鸣、听力下降多为肾精不足，不能充养脑髓所致，应该用按摩、灸疗、拔罐补虚；而虚火牙痛、咽干喉燥、声音嘶哑、失音，则是由于肾水亏虚，不足以滋润濡养五官诸窍，应该以指压按摩、皮肤针叩刺为主。因属阴虚火旺征象，故不宜用灸法。

3. 各种腰痛　中医学认为："腰为肾之府"，意思是说，腰就是肾的"家"。所以，腰痛必须取肾俞穴来调理治疗（可酌情配殷门、委中穴）。尤其是肾阳虚腰痛、腰酸、喜欢热敷、喜欢轻轻地捶按，伴有耳鸣、膝关节酸软无力、四肢怕冷发凉者，配合关元或气海穴、三阴交（足内踝高点上3寸）、足三里等穴，轻手法按摩、拔火罐10分钟，艾灸或艾灸器温灸20～30分钟，每日1～2次。

（1）强直性脊柱炎：《四川中医》2003年第5期报道，肾俞穴埋羊肠线治疗强直性脊柱炎50例，15～20天埋线1次，3次1疗程。结果：有效46例（92%），其中显效26例。

（2）腰痛：《针灸临床杂志》1995年第2期报道，肾俞、委中穴为主治疗急慢性腰痛120例，有效109例（90.8%）。《河北中医》2001年第11期报道，艾灸肾俞、足三里治疗瘀血腰痛38例，经过4～17次治疗，有效37例（97.4%），其中痊愈26例。

4. 肾经经脉循行所过部位的病变 如下肢内侧后缘红肿、疼痛、抽搐、麻木、痿软无力、瘫痪、肌肉萎缩等。

5. 其他病症 面瘫、听力下降、神经衰弱、失眠、健忘、肾虚咳喘、动则尤甚、五更腹泻、糖尿病、肾虚腰痛、腰肌劳损、骨病、颈椎病、腰椎间盘突出症、腰骶疼痛、腰膝酸软、小儿脑瘫等。

神经衰弱多为心肾不交型，以难以入眠、多梦易醒为主症。最好能配用心俞、肝俞、神门（掌面腕横纹小指侧凹陷中）、太溪（足内踝下凹陷中）、三阴交（足内踝高点上3寸）等穴，按摩、皮肤针轻叩、灸法、拔火罐均可。

肾虚咳喘、动则尤甚，因于肾不纳气、虚阳上浮。调理治疗应该配合肺俞、膻中、关元、气海、足三里等穴，按摩、艾灸，以补肾纳气、止咳平喘。

五更腹泻是一种病在肠道、因于肾虚的病变，单纯治胃肠道难以奏效，一定要以治肾为主。宜用肾俞穴配关元、气海、足三里等穴，而且应该用热性按摩、灸法、拔火罐等温补肾阳，才是根治之法。

糖尿病与肾相关的属于"三消证"之"下消"，以多尿为主症。治疗当配用胰俞（第8胸椎下旁开1.5寸）、脾俞、照海、复溜、三阴交等穴，以指压、皮肤针叩刺为主，不宜施灸。

（1）面瘫：《甘肃中医学院学报》1995年第1期报道，一患者因受惊吓而致口眼歪斜，经多方治疗，收效甚微。后采用面部常规穴针刺，加艾灸肾俞、涌泉穴治疗，20次痊愈。

（2）听力下降：《中国针灸》1986年第6期报道，针刺肾俞加耳周穴治疗突发性听力下降37例，有效率93.3%，痊愈率57.8%。

（3）颈椎病:《中国针灸》2000 年第 9 期报道，针刺肾俞、风池、夹脊穴等治疗椎动脉型颈椎病 70 例，痊愈和显效 61 例，愈显率 87.2%。

（4）脑瘫:《陕西中医》2003 年第 11 期报道，针灸肾俞、百会、华佗夹脊、太冲、足三里为主穴治疗小儿脑瘫 35 例，每天或隔天 1 次，4 周 1 疗程，疗程间休息 1 周。经治 3 个疗程，有效 30 例（85.7%）。

（三）操作方法

同脾俞，指压、按摩、艾灸、拔罐、皮肤针叩刺或皮肤滚针滚刺等各种刺激方法都可以酌情选用，而且还是一个主张多用灸法的穴位。因肾为"先天之本"，其病症多虚，虚则补之，灸能补益肾气，助其肾精充盈。促进性欲，强壮筋骨，消除疲劳，强身健体，益寿延年。而且，指压、按摩、拔罐、皮肤针叩刺或皮肤滚针滚刺的力度也应以轻中度为宜。

三十三、面口"合谷"收

合谷穴归大肠经，俗称"虎口"，意为人体的重要关口。

（一）定位取法

位于手背第 1、2 掌骨之间，略靠第 2 掌骨中点处。这里给大家介绍 4 种正确取准合谷穴的方法（图 154）:

1. 解剖标志法　手背 1、2 掌骨之间，略靠第 2 掌骨的中点。

2. 简易取穴法　将 1、2 掌骨并拢，肌肉隆起最高点。

3. 拇指测量法　张开一只手的第 1、2 掌骨，将另一只手的大拇指横纹放在张开手指的指蹼（像鸭掌的那个蹼）上，并压向第2掌骨中点，指端点到处是穴。

4. 指压感觉法 用一只手的大拇指在另一只手的1、2掌骨之间按压，查找有酸、麻、胀、重、痛或者经气行走感觉的地方是穴。酸、麻、胀、重是按压穴位比较准确的一种感觉；疼痛往往是身体病变的反应；而经气行走感则表明此人的经络系统比较敏感。

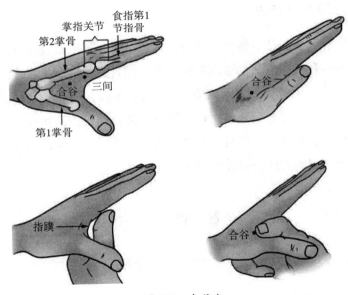

图 154　合谷穴

（二）治疗作用

合谷穴是我们人体的一个非常重要和常用的穴位，有疏通经络、行气活血、消肿止痛、清利五官、醒神开窍、清热解毒、祛风止痒等诸多医疗作用。其主治范围十分广泛：

1. 对手背、手指以及整个上肢的红肿、疼痛、麻木、酸软乏力、瘫痪、肌肉萎缩等，具有最直接的疏通经络、行气活血、消肿止痛作用。

2. 针灸学有一句歌诀，叫"面口合谷收"。意思是说对于头面及五官病症，我们都可以用合谷穴来治疗。"收"在这里有"收拾"之意，按照现在的话来说，叫作"摆平"、"搞定"。尤其是治疗风火上炎引起的下牙痛的特效穴。可见，合谷是治疗头面、五官病症的第一主穴。诸如前额痛（包括眉棱骨痛、青光眼、鼻窦炎、牙病引起的头痛）、面瘫（即"面神经麻痹"）、面部肌肉痉挛、眼皮跳动、三叉神经痛、下颌关节炎、腮腺炎、面部水肿、面痒、面部蚁行感、面斑、青春痘、面部疮疖以及各种眼病、鼻病、耳鸣、口腔溃疡、口舌生疮、下牙痛、咽喉疼痛、中风失语、流涎、舌体麻木等等。

合谷穴为什么能够重点治疗这么多头面五官病症呢？因为它所属的大肠经脉是从手走向头面的，并入下齿龈、绕口唇，经脉在交人中之后，从左至右、从右至左到达面部的，终于对侧鼻孔旁。针灸学有这样一句话，叫作"经脉所通，主治所及"，意思是说：一条经脉，它通向哪里，那么，它上面的穴位的治疗作用也就能够随之延伸到哪里。正是由于大肠经是从手走向头面的，并入下齿龈、绕口唇，所以，合谷穴的治疗作用也就能随之延伸到头面部了。

3. 周身关节、肌肉的红肿、疼痛、麻木、瘙痒、瘫痪、伸屈不利。

4. 祛风清热、止痛，用于治疗感冒、发热（38℃以内）。

5. 调和脾胃、调理肠道，用于治疗恶心呕吐、呃逆、腹痛、腹胀、腹泻或便秘。

6.养血活血、化瘀通络，用于治疗月经不调、痛经、经闭、难产、产后乳汁少、乳腺炎等。

南京华夏老年大学女学员梁某向我反映：她1964年在江苏溧水县乌山公社新春大队担任赤脚医生，曾用针灸合谷等穴帮助当地多位产妇顺利产子，可以起到催产素的作用。大约1968年那年，赵家村一产妇生小孩，因腹痛时间长而未生，产妇感觉虚弱无力，经她针刺其双侧的合谷、三阴交穴并强刺激，辅助按摩下腹部，20分钟后顺利产下一子。新华大队有一产妇，也是长时间腹痛不能生产，梁医生赶到时产妇已经虚弱不堪，伴随情绪狂躁不安。在安抚情绪的同时，针刺合谷、三阴交、足三里三穴，半小时后顺利产子。

7.醒脑开窍、镇静安神，用于治疗部分神志病如意识丧失、神志不清、癫、狂、痫、癔症、神经官能症等。

（三）操作方法

用合谷穴进行家庭针灸保健，可以酌情选用指压、按摩、艾灸、皮肤针叩刺或皮肤滚针滚刺等方法。当然，对于已经掌握了针刺技术的人来说，针刺也是非常安全的。

1.指压、按摩法 因为合谷穴就在手背，用起来比较方便，随手都可以操作。所以尽管很多人能够比较准确找出合谷穴，但是可以说几乎百分之百的人拿起合谷来都是用另一只手的大拇指横向按压的（图155），横向按压的结果会人为地造成经脉中断，气血受阻，经气（指压时出现的

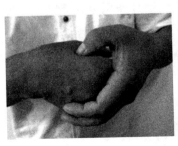

图155　错误的指压方法

酸、麻、胀感）也不能上传，疗效即会大打折扣。

正确的方法应该是顺着经脉的走向按压，若能出现向上方（头面部）放散的指压感则疗效更佳。为了避免大拇指妨碍对合谷穴的指压操作，不妨将一只手的手指指尖对准自己的胸部，拇指与食指自然分开，用另一只手的大拇指指端顺着经脉的走向按压，一边向深层按压，一边向前后揉动。你会有明显的酸、麻、胀的感觉（图156、157）。

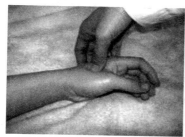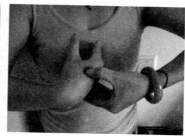

图 156、157　正确的指压方法

有一次我在江苏省推拿按摩学校上课，有个女学生牙痛，课间有同学给她作了合谷穴按压，没有收到效果，下课以后她就找我给她看看。她痛在下牙，属于风火牙痛，我说下牙痛取合谷穴是对的，怎么能没有效呢？我也是给她按压了合谷穴，结果手到病除。她说怪了，怎么老师一按就好了，我们同学按不好啊？我问那个学生是怎么样按压的？才发现她们用的是错误的横向按压，所以收效甚微。

按摩可用大、小鱼际或掌根按摩穴处 2 ～ 3 分钟。

2. 艾灸法　艾条温和灸或隔姜灸 2 ～ 3 分钟。

3. 皮肤针　皮肤针叩刺或皮肤滚针滚刺法，皮肤针法不管你从哪个方位来刺激都是可以的，这个不存在方向和阻断经络的问题。但是最好要刺激到它出一点血。为什么呢？因为合谷穴的主治它有一个特性，偏于清热、解毒、消肿、止痛，治疗实性病症，比如上面说的风火牙痛、风热感冒、头痛、咽喉肿痛等。还有青春痘，都是热毒所致，如果不敲出血来的话，那么热毒就得不到宣泄。所以对于实症刺出血来，是顺其穴性、提高疗效的必要措施。

合谷穴在实际操作方面还有二点需要注意的问题：

第一、由于大肠经的经脉在面部的走向具有"左右交叉"的特点，即左上肢的经脉到脸上以后就到了右边，而右边的经脉到了脸上以后就走到了左边。这就告诉我们：合谷治疗面部病症应该注意左右交叉取穴。即左侧面部的病症取右侧合谷，右侧面部的病症取左侧合谷，以增强治疗效果（牙痛例外）。

我湖北老家的姐姐，有一年患面瘫了，在当地社区医务室针灸治疗半个多月了没有一点好转。原来，医生针的是面瘫同侧的合谷穴。后来我让姐姐到县城中医院找我的一个学生治疗，那个学生毕竟是科班出身的，她就用的左右交叉取穴法，结果前后治疗十几次就完全好了。

但是由于大肠经的经脉循行是进入同侧下齿龈的，所以，下牙痛还是取同侧的合谷为好。

第二、运用合谷穴的第二个注意事项是基于合谷的活血化瘀作用，这个活血化瘀作用它可以治疗女性由于气滞血瘀导致的痛经、闭经，还有像古代医书中记载的那样需要堕胎流产的，以及现代临床上借助针灸引产、催产的，都是利用合谷的活血化瘀作用。现在对合谷穴的研究表明：刺激合谷穴，能增加子宫收缩的力度和频率，促使宫口开放。加之合谷穴对各种刺激均比较敏感，强刺激更能引起子宫的收缩，孕妇应谨慎使用，以免动胎流产。

　　我有一个学生，在一家大的宾馆医务室工作，有时一些部门经理喜欢到他那里玩玩、看看，有的还向他学习一些简单的医疗保健知识。有一次，一位经理找到他说自己的爱人怀孕流产了。问起缘由，原来经理的爱人夜间突然牙痛，我们这位对合谷穴治疗牙痛一知半解的经理为了在自己爱人面前"露"一手，就为爱人重力掐按了合谷穴，牙痛当时很快就止住了。没想到两天之后天爱人就开始小肚子疼痛，同时伴有阴道流血现象。经医院妇科医生检查，确认是流产了。所以，对于成年育龄期的女性，如果涉及需要用合谷穴的情况之下，事先一定要了解她的月经情况，在排除了受孕的情况下方可取用合谷穴，切不可马虎从事！

三十四、曲池——祛风止痒兼美容

　　大肠经穴，曲肘之时穴处有凹陷，形似浅池；脉气流注此穴似水注入池中，故名。又名"阳泽"。

（一）定位取法

　　尽量屈肘时，当肘弯横纹桡侧尽头处；或屈肘成直角，当肺经尺泽穴（肘横纹肱二头肌肌腱拇指侧凹陷中）与肱骨外上髁连线的中点处（图 158）。

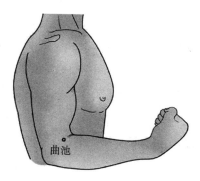

图 158　曲池

（二）治疗作用

全身要穴之一，有通经活络、调理肠道、清热祛风、凉血止痒作用。

1. 本经所经过的肢体病症 肘关节疼痛、伸屈不利、上肢抽搐、疼痛、麻木、瘫痪、肌肉萎缩、肩关节或腕关节疼痛。

中医学认为：本穴所属的手阳明大肠经是多气多血的经脉，在疏通经络、行气活血方面起着非同小可的重要作用。既能通经络止疼痛，又能行气血治瘫痪。曲池位于上肢的肘关节，在上臂与下臂之间承上启下；在通调经络方面，当为大肠经第一重要的穴位。临床经常配用合谷、外关穴（腕背横纹中点上2寸）以增强疗效。

（1）手足抽搐：针刺曲池穴治疗手足抽搐症17例，痊愈15例（88.2%），显效2例（孙瑜，《单穴临床应用集锦》，宁夏人民出版社，1992年）。

（2）肩周炎：《天津医药》1976年第4期报道，强刺激曲池穴治疗肩周炎10例，同时令病人活动腰部，大部分在1～2次治疗后疼痛消失并活动自如。

（3）网球肘：《江苏中医药》2006年第3期报道，曲池针灸并用治疗网球肘62例。经10次治疗后全部有效。

2. 头面、五官病症 前额痛、面神经麻痹、目赤肿痛、视物昏花、迎风流泪、鼻病、下牙痛、咽喉嘶哑或疼痛。

大肠经从手走头面，终于鼻旁迎香穴，根据针灸学"经络所通，主治所及"的理论，曲池对诸多面部病症也有较好治疗作用。

麦粒肿：《中医杂志》1984年第2期报道，曲池穴点刺出血治疗麦粒肿33例。经1～2次治疗，痊愈32例（97%）。《川北医学院学报》1990年第2期报道，曲池穴点刺出血治疗麦粒肿500例。经过3次治疗，痊愈432例（86.4%），有效率为97.6%。

3. 消化系统病症　腹痛、腹泻、痢疾、便秘、阑尾炎。

作为大肠经第一要穴，曲池不但能治疗大肠经脉所经过部位的经脉病变，也能治疗经脉所属的内脏病症。对痢疾、阑尾炎这些细菌感染、伴有发高烧的严重肠道疾病，既能止泻镇痛，又能清热解毒。那么，对于普通腹痛、腹泻或便秘，就更不在话下了。最好能配腹部的中脘、天枢（肚脐旁开2寸）以及下肢的足三里穴，共同发挥协同作用。

4. 皮肤病症　皮肤干燥、瘙痒、荨麻疹、水痘、湿疹、丹毒、疥疮、扁平疣或寻常疣，疮疡痈疖、带状疱疹、面部痤疮、黄褐斑等。

曲池的清热解毒作用还突出表现在治疗各种皮肤病方面，有很好的祛风止痒效果，从古到今都是治疗皮肤瘙痒的第一要穴。从美容的角度看，美容就是美皮肤，而且又以面部皮肤最为重要。大肠经脉从手走头的循行趋向，又为曲池穴治疗头面部面部痤疮、黄褐斑等奠定了理论基础。若能配合肺俞（背部第3胸椎下旁开1.5寸）、合谷以及颜面局部穴位，则更能发挥治疗各种皮肤病的最佳美容效果。

（1）荨麻疹：强刺激曲池穴治疗急性荨麻疹60例，2次有效率96.6%。

（2）带状疱疹：《中华皮肤科杂志》1959年第2期报道，曲池穴针灸并用治疗带状疱疹26例，每日1次，经5次治愈25例（96%），仅1例无效。

5. 其他病症　高热、高血压、乳腺炎、甲状腺病、颈淋巴结核、急性腰扭伤。

在治疗高热和降血压方面，曲池和大椎可以说是两个最佳搭档，都能用于清退 39℃ 以上的高烧和治疗 Ⅱ 期以内的高血压。《新疆中医药》1988 年第 4 期报道，针刺曲池治疗 1 例体温39.5℃ 的高热惊厥小儿，强刺激，提插捻转 30 分钟后抽搐停止，观察 4 小时未见复发。《中国针灸》2003 年第 8 期报道，针刺曲池穴治疗发热 63 例，轻者每日 1 次，重者每日 2 ～ 3 次。经1 ～ 5 次治疗，有效率 95.2%。《中国针灸》1989 年第 1 期报道，针刺曲池、合谷穴治疗急性发热 521 例。强刺激，每日 1 ～ 2次，多数患者体温在 48 小时内下降并恢复正常。

（1）高血压病：《浙江中医杂志》1990 年第 12 期报道，针刺曲池穴治疗高血压 68 例，每日 1 次，均有疗效。《中国针灸》2002 年第 6 期报道，针刺曲池治疗高血压 56 例，每天 1 次，有效率 82.2%。

（2）乳腺炎：《中国针灸》1987 年第 6 期报道，针刺曲池穴治疗乳腺炎 79 例，曲池深刺 2 寸左右，快速提插捻转强刺激 1 分钟，不留针，出针后再用拇指点压片刻。经过 1 ～ 3 次治疗，全部治愈。

（3）急性腰扭伤：《天津医药》1976 年第 10 期报道，强刺激曲池穴治疗急性腰扭伤 10 例，同时令病人活动腰部，全部治愈。《新疆中医药》1995 年第 4 期报道，针刺曲池穴治疗急性腰肌扭伤 200 例，行针中嘱患者活动腰部，全部治愈。

（三）操作方法

指压、按摩（旋揉）、艾灸、拔罐（小号罐具）、刮痧、皮肤针叩刺或皮肤滚针、三棱针刺血等，无所不能，且都能获得最佳的刺激反应和满意的调治效果。按揉曲池穴还有个很简单的方法，就是将一侧的手臂弯曲放在桌面上，另一侧的肘关节正对着曲池穴，中等力度按揉此穴。因为穴处肌肉丰满，刺激反应柔和，初学者还可以以此穴为目标，练习基本的针刺方法。

三十五、手三里——曲池的代理穴

"里"，可作"寸"解，本穴在肘端下 3 寸处，故名。

（一）定位取法

前臂背面拇指侧，当腕背横纹拇指侧凹陷中的阳溪穴与肘关节曲池穴连线上，曲池穴下 2 寸（图 159）。

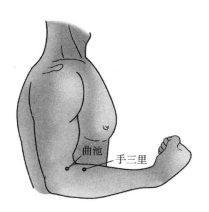

图 159　手三里

（二）治疗作用

疏经通络、调理胃肠。

1. 本经所过的肢体病症　手臂肩膊酸痛，上肢酸软、麻木、瘫痪。

2. 头面、五官病症 面神经麻痹或面神经痉挛（配合谷、太冲、后溪），牙痛，颊肿。

3. 消化系统病症 配足三里治疗多种胃肠道病症，如腹胀、吐泻、胃痛、腹痛等。

4. 其他病症 痈肿、颈淋巴结核、急性腰扭伤（配人中）、打针或输液等引起的不适。

急性腰扭伤：《实用医技》2000年第1期报道，针刺手三里、大椎穴治疗急性腰扭伤60例，疗效十分显著，基本上是一次见效，2～5次治愈。

《现代中西医结合杂志》2004年第5期报道，针刺手三里穴治疗急性腰扭伤60例，疗效显著。《针灸临床杂志》2008年第5期报道，针刺手三里穴配合拔火罐治疗急性腰扭伤58例，疗效显著。

人们去医院后很可能会打针、抽血、输液，这些对身体有点小损伤，出血和疼痛是很常见的。用拇指弹拨手三里穴，可以很好地缓解不舒服的感觉。

（三）操作方法

同"曲池"穴。

三十六、肩髃——肩关节病症第一穴

"髃"指髃骨，为肩端之骨。穴在其下，故名。又名"髃骨"。

（一）定位取法

肩部，肩峰前下方，当肩峰与肱骨大结节之间凹陷处。

将上臂外展平举或前平举，肩关节部呈现两个凹陷，前一个凹陷即是（图 160）。

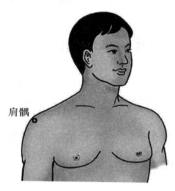

肩髃

图 160　肩髃

（二）治疗作用

疏经活络、祛风止痛。主治：

1. 本经所过的肢体病症　配阳陵泉和足三里下 1 寸的中平穴治疗一切肩关节病症，如肩关节扭伤、肩关节（周围）炎、肩关节活动受限，肩背及肩臂疼痛、麻木，落枕、头不能回顾，配合谷、外关、曲池治疗上肢酸软、麻木、瘫痪。

肩髃正好位于肩膀头正中央，是治疗肩部病症如肩关节炎、风湿性肩关节炎、肩周炎、肩关节扭伤等的第一要穴。

（1）肩周炎：《中国针灸》1991 年第 2 期报道，肩髃穴中西药物（2% 普鲁卡因 4mL、维生素 B_{12} 1mL、当归注射液 2mL、骨宁注射液 2mL 混合）穴位注射治疗肩周炎 275 例，隔日 1 次。结果：全部有效，其中治愈 163 例（59.3%）。《山东中医杂志》1994 年第 5 期报道，肩髃穴强刺激治疗急性肩周炎 52 例，同时让患者活动患肢。结果：全部有效，其中治愈 38 例（73.1%）。

（2）落枕：《针灸临床杂志》2005年第12期报道，肩髃、外关穴针刺加拔罐治疗落枕80例，全部有效，其中临床治愈76例（95%）。

2. 其他病症　风热瘾疹（配曲池、血海、三阴交）、颈淋巴结核、甲状腺病。

（三）操作方法

指压、按摩、艾灸、拔罐、皮肤针叩刺等。做过穴位治疗之后，要接着做肩部的各种活动，如前伸、上举、外展、后伸、搭对肩等，以增强效果。

三十七、清肺热的专穴——尺泽

古时称前臂部为"尺"，又以腕后至肘关节为一尺；泽，沼泽，低凹处。穴在尺部肘窝中，脉气流注于此如水注沼泽，故名。

（一）定位取法

肘横纹中，肱二头肌腱桡侧缘凹陷处，曲肘时大筋明显，紧靠大筋拇指侧是穴（图161）。

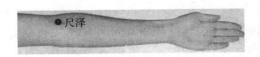

图161　尺泽

（二）治疗作用

本穴是肺经的"子"穴，实则泻其子，是专门清肺热的穴位，清泄肺热、调理肺气、舒筋活络。

1. 呼吸系统病症　配肺俞（背部第 3 胸椎下旁开 1.5 寸）、合谷（手背 1、2 掌骨之间）、丰隆（外膝眼与足外踝高点连线中点）等穴，治疗咳嗽、痰黄、哮喘、气粗、胸满而痛、咯血等。

2. 神经系统病症　配委中（膝弯正中）、承山（小腿肚正中下方）、阳陵泉（膝关节外下方腓骨小头前下方凹陷中）等穴治疗脑梗、小儿惊风。

脑梗死：《中国针灸》2002 年第 7 期报道，强刺激尺泽穴治疗脑梗死 30 例，每日凌晨 3 ～ 5 时患者睡醒前强刺激尺泽穴。结果：肢体活动恢复、症状消失、生活自理 25 例。

3. 急性扁桃体炎　咽喉肿痛（配大拇指内侧指甲角旁开 1 分的少商穴）、牙痛等。

（1）急性扁桃体炎：《针灸临床杂志》2004 年第 3 期报道，点刺尺泽穴及少商出血治疗急性扁桃体炎 84 例，有效率 96.4%。

（2）牙痛：《云南中医中杂志》1996 年第 2 期报道，针刺尺泽穴治疗牙痛 50 例，有效率 95.9%。

4. 消化系统病症　配内关（掌面腕横纹中点上 2 寸）、委中（膝弯正中）刺出血，治疗急性胃肠炎或食物中毒所致脘腹胀满疼痛、恶心、上吐下泻。

急性胃肠炎：《中国针灸》1999 年第 7 期报道，用三棱针迅速点刺尺泽穴充盈之脉络，挤出血液数滴（轻症只取单侧穴，重症同时取双侧），一般情况下 30 分钟即可治愈。

5. 经络肢体疾患　配曲池、合谷治疗肘关节疼痛、伸屈不利、肩臂风湿或扭伤挛急而痛、腰痛，中暑引起的腓肠肌痉挛。

（1）肘关节疼痛：《江西中医药》1995 年增刊报道，尺泽穴静脉刺血治疗肘关节疼痛 48 例，有效率 97.9%。

（2）网球肘：《河北中医》1994年第2期报道，针刺尺泽穴治疗肱骨外上髁炎（网球肘）54例，每日或隔日1次，6次治疗后全部有效。

（3）腰痛：《北京中医药大学学报》（中医临床版）1999年第2期报道，肘上四穴（即双侧尺泽、曲泽）治疗腰痛58例，全部有效。

另外，现代针灸临床研究：本穴也有降血压的作用，对高血压有一定疗效。

（三）操作方法

重力指压、按摩、刮痧、拍打（拍痧）、拔罐、皮肤针重叩出血或皮肤滚针滚刺出血、采血针点刺出血，少用灸法。

三十八、急性咳喘，孔最能平

"孔"即孔隙；"最"即甚、聚的意思。该穴为本经气血深聚之处，故名。

（一）定位取法

前臂掌面拇指侧，肘关节尺泽与腕关节太渊穴连线上，尺泽穴下5寸，腕横纹上7寸处（图162）。

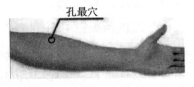
图 162　孔最

（二）治疗作用

肺经"郄"穴，止咳平喘、清利咽喉、凉血止血，主治呼吸系统急性、发作性病症。

1. 呼吸系统病症 急性咳嗽、咳血、哮喘、支气管扩张、肺结核、肺炎、肺脓肿等。配定喘治哮喘急性发作；配少商治咽喉肿痛；配郄门、肺俞治咳血。

《包头医学》2006年第1期报道，针刺孔最穴治疗哮喘急性发作40例，有效率97.5%；《中国中医急症》2000年第2期报道，针刺孔最穴治疗支气管扩张咯血36例，经1～6次治疗，全部有效。

家母，年逾古稀，患支气管哮喘10余年，并有高血压心脏病史。1979年底因受厨房油烟的刺激，导致哮喘突然发作，症见呼吸困难、喉中痰鸣、张口抬肩、口唇青紫，缺氧现象极为严重，家人皆惊慌失措。当时，正值笔者探亲在家。查：两肺布满哮鸣音，苔薄白，脉濡缓。迅速以针刺急救，取孔最、内关、天突、定喘四穴，中等刺激，持续行针。5～10分钟，哮喘平息，化险为夷（王启才："针灸急症验案"，《针灸学报》，1991年第4期）。

2. 头面、五官病症 头痛、头晕、鼻出血、咽喉肿痛、失音、声音嘶哑等。《河南中医药学刊》2002年第5期报道，针刺孔最为主治疗鼻衄36例，有效率为97.2%。

3. 经络所过病症 肘臂疼痛、前臂麻木不仁、手指屈伸不利。

4. 其他病症 热病汗不出，痔疮出血（配承山）、倒经、子宫出血。《中医药研究》1997年第4期报道，针刺孔最配合谷穴治疗痔疮。术后疼痛50例，强刺激泻法。结果：治疗1次疼痛消失40例，2次疼痛消失10例。《中国针灸》1997年第8期报道，针刺孔最治疗放置宫内节育器出血36例，隔日1次，有效率 94.4%。

据《中国针灸》1996 年第 3 期报道，针刺孔最穴还有比较好的戒烟作用。

（三）操作方法

重力指压、按摩、拔罐、刮痧、皮肤针重叩出血或皮肤滚针滚刺出血、采血针点刺出血，可灸。

三十九、宣肺利咽的列缺穴

"列"与"裂"通，指分裂、裂开；"缺"有缺口、缺少之意。穴位位于手腕拇指侧桡骨突起的裂口处，故名。

（一）定位取法

前臂拇指侧，腕横纹上 1.5 寸，肱桡肌与拇长伸肌腱之间，桡骨茎突上面的小沟中。简易取穴法：两手虎口交叉，一手食指按在另一手的桡骨茎突上，指尖下凹陷中是穴（图 163）。

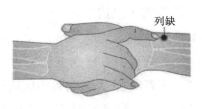

图 163　列缺

（二）治疗作用

宣肺解表、清利咽喉、通经活络、祛风止痛。列缺除了治疗肺（经）本身的病症之外，还是肺经的"络"穴，即联络大肠的穴位，其主治也以肺和大肠两经的病症为主。

1. 呼吸系统病症 配合谷治感冒、鼻塞、流涕、咳嗽、气喘、鼻炎（配迎香穴）、鼻出血，配照海治咽喉疼痛、咽神经症。《玉龙歌》："寒痰咳嗽更兼风，列缺二穴堪可攻。"我的家人有一次感冒，连续咳嗽二三个星期不愈。后经笔者在列缺穴下的骨缝中埋了一个小小的银针，竟然一次而愈。临床观察，刺激列缺可使肺通气量得到改善，呼吸道的阻力下降，支气管平滑肌痉挛得到缓解，从而使支气管哮喘平复。《中国针灸》1997 年第 3 期报道，艾灸列缺、迎香穴治疗急、慢性鼻炎 102 例，每穴灸治 5～6 分钟，每日 1 次，仅无效 1 例。《上海针灸杂志》1987 年第 4 期报道，1 例病程达 2 年之久的慢性鼻出血患者，诸法无效，于突然发作时急行针刺同侧列缺穴。2 分钟后出血渐止。后随访 1 年未发。

2. 腕关节及头面部病症 腱鞘炎（配腕背横纹拇指侧凹陷中的阳溪穴）、手腕无力，头项强痛、落枕、偏正头痛、牙痛、面神经麻痹、面神经痉挛。

我的侄女 2015 年 4 月因为腕关节扭伤，疼痛厉害，活动受限近 2 个月，大拇指也不能动。6 月 15 日因她小孙子咳嗽，我就给小家伙的几个止咳嗽的穴位贴压了几粒绿豆，剩了 2 粒，她就捡起来贴在自己的列缺穴上，并时不时按揉。谁知半天还不到，腕关节竟然疼痛大减，大拇指也能活动了。6 月 16 号我在金陵老年大学中医养生课上讲起此事，有一位女学员腕关节也有类似情况，按摩后疼痛即刻减轻。

有人针刺本穴治疗偏正头痛数百例，常规针刺，留针 15 分钟。每日 1 次。效果良好。轻者 1 次即愈，重者 3 次左右可愈（吕景山，《单穴治病选萃》，人民卫生出版社，1995 年第 1 版）。《中医药研究》1987 年第 5 期报道，单用本穴治疗偏头痛 42 例，先针刺，后埋针，有效率 97.6%。《上海针灸杂志》1999 年第 3 期报道，列缺穴埋针 1 ～ 2 小时或 1 天以上治疗血管神经性头痛 216 例（一侧痛取同侧，两侧头痛取双侧），每日 1 次，治疗 15 次以内，有效率为 96.7%。

《浙江中医杂志》1996 年第 4 期报道，刺激列缺治疗落枕 35 例，强刺激，同时活动颈部，全部治愈。

《新中医》1995 年第 1 期报道，刺激列缺穴治疗颈性眩晕 30 例，经治疗 10 ～ 30 次，有效率 93.3%。《湖南中医杂志》1988 年第 6 期报道，以灯火灸患侧列缺穴治疗腮腺炎 86 例，1 次而愈 84 例（97.6%）。

3. 其他病症 呵欠频作、腮腺炎、乳腺炎、小便频数、遗尿、小便不利、小便涩痛、水肿、遗精、阴茎痛。刺激列缺对膀胱的舒缩有一定的调节作用，能治疗遗尿或小便不利。《湖北中医杂志》1980 年第 1 期报道，列缺埋针治疗遗尿 200 例，每周 2 次，左右手交替进行，6 次治疗后有效率 85%。本人早在七十年代参加援助北非阿尔及利亚医疗队时，用列缺穴埋针配阳陵泉治疗遗尿症，每每获得良效。

《中国针灸》1992 年第 6 期报道，列缺穴埋针治疗遗精 65 例，隔日 1 次，两侧交替使用。结果：全部有效。

急性乳腺炎：针刺列缺治疗急性乳腺炎，疗效显著、确切。吕景山《单穴治病选萃》（人民卫生出版社，1995 年第 1 版）介绍 1 例急性乳腺炎患者，产后 10 天，高烧一夜（体温 40℃），寒战，周身疼痛，服药未效。右侧乳房有一 7 厘米 ×7 厘米硬块，局部红肿热痛，乳汁不通。经针刺列缺穴，强刺激泻法，约 5 分钟后肿块变软，疼痛消失，30 分钟后热退，乳汁外溢，次日痊愈。

另外，刺激列缺穴还有戒烟作用，《针灸临床杂志》2003 年第 7 期报道 66 例，每日 1 次，经过 5 ～ 20 次治疗，有效率达 96.9%。

（三）操作方法

顺着桡骨茎突小沟纵向来回掐按、揉动，可施行灸法和皮肤针叩刺。对于小儿，也可以将一两粒小绿豆粘在伤湿止痛膏上，贴压在穴位上，不定时予以按揉。

四十、百脉朝肺会太渊

太，大也；渊，深也，太渊乃肺经的本源之穴，位于中医"拿脉"之处，脉会太渊，其脉气所会，博大而深，故名。唐代为避高祖李渊之讳，改名为"太泉""大泉"。

（一）定位取法

掌面腕横纹拇指侧，桡动脉搏动处外侧凹陷中（图 164）。

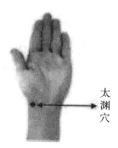

太渊穴

（二）治疗作用

宣肺止咳、益养心肺、通调血脉。

图 164　太渊

1. 呼吸系统病症　太渊穴对肺功能有明显的调整作用，可改善肺通气量的作用，使肺呼吸功能加强，增强肺通气量，减低呼吸道阻力，增强肺脏呼吸功能。可用于治疗感冒、咳嗽、哮喘、咯血、咽喉疼痛、失音、慢性阻塞性肺病、肺结核等。

（1）感冒、鼻塞：太渊配迎香穴（鼻旁 5 分）治疗感冒、鼻塞。《上海针灸杂志》1998 年第 3 期报道，一风寒感冒患者，治疗 1 次即感周身轻松，鼻塞消失，2 次而愈。

（2）风痰咳嗽：配丰隆（外膝眼与足外踝连线中点）治风痰咳嗽。《张家口医学院学报》2002 年第 1 期报道，以太渊配丰隆为主治疗咳嗽 85 例，每日 1 次，经过 7～20 次治疗，有效率为 97.7%。

（3）哮喘：配定喘（肩背正中的大椎穴旁开 5 分～1 寸处）、尺泽（肘横纹拇指侧大筋旁凹陷中）、孔最（尺泽穴下 5 寸）等穴治疗哮喘发作。《上海针灸杂志》1987 年第 2 期报道 44 例，每日 1 次，有效率为 88.5%。《北京中医》1988 年第 2 期报道 196 例，每日 1 次，都取得了满意疗效。虚性哮喘配肺俞（背部第 3 胸椎下旁开 1.5 寸）、太白穴（脚背内侧第 1 跖趾关节后下凹陷中）。

配内关（掌面腕横纹中点上 2 寸）、四缝（第 2、3、4、5 手指掌面第 2 指节中央）治百日咳；配鱼际（大拇指下鱼际部位赤白肉际中点处）、太溪（足内踝与跟腱连线中点）、复溜（太溪上 2 寸）治疗咽干、咽痛、声带麻痹、失音。

2. 心血管系统病症　对于血压的调整、血液运行失常及出血等疾患有较好的疗效，可用于治疗心律不齐、早搏、心动过速或心动过缓、心悸、胸闷、心痛、高血压、无脉症、脉管炎等。配内关、神门治疗胸痛、心痛、心悸；配列缺、大陵、内关治无脉症。

（1）心慌、胸闷、心动过速：《上海针灸杂志》1998 年第 3 期报道，太渊单穴治疗心慌、胸闷、心动过速，1 分钟后心率即可恢复正常，诸症均可随之消失。

（2）心脏早搏：《中国针灸》1999 年第 5 期报道，以太渊为主治疗心脏早搏 32 例，有效率 93.7%。

3. 消化系统病症　腹胀、泛酸、嗳气、呕吐、阑尾炎。

4. 神经系统病症　头痛、失眠、梅核气（咽神经症）、中风失语、痿证等。

（1）偏头痛：《中国中医药科技》1998 年第 6 期报道，以本穴治疗偏头痛 27 例，全部有效。

（2）失眠：《福建中医药》1994 年第 4 期报道，太渊、大陵穴（掌面腕横纹中点）为主治疗失眠 58 例，有效率 96.4%。

（3）梅核气（咽神经症）：《中国针灸》1999 年第 2 期报道，太渊配内关等穴治疗梅核气 42 例，每日 1 次，同时令患者做吞咽动作。经过 1 ～ 7 次治疗，有效率 90.5%（治疗过程中结合暗示，则疗效更佳）。

5. 本经所经过部位病症　手腕无力、疼痛，腕臂疼痛、扭伤、掌中热。

6. 其他病症　糖尿病、遗尿、尿潴留、目赤肿痛、牙痛等。

产后尿潴留：《中国针灸》2005 年第 7 期报道，太渊穴为主治疗产后尿潴留 58 例，有效率 96.6%。

（三）操作方法

指压、按摩、皮肤针叩或皮肤滚针滚刺为主，可灸，但只能施行温和灸，不可以用艾炷在皮肤上直接灸或化脓灸，防艾火灼伤血管。

四十一、后溪——颈肩腰背痛的克星

后，与"前"相对，指第 5 指掌关节后方；溪，含"沟、渠"之意。握拳时，指掌关节后纹头形似沟溪，故名。

（一）定位取法

后溪这个穴位很好找，首先握拳，在靠小指头这一边第 5 指掌关节的后方能看一个肌肉形成的小突起，突起的最高点就是后溪穴。然后把手掌打开，看一下，哦！原来我们的手上有 3 条纹路，形成后溪穴的这条线是爱情线——爱情线形成了一个后溪穴，为我们提供了一个治疗颈肩腰背疾病很好的穴位（图 165）。

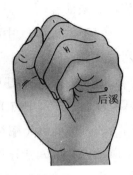

图 165　后溪

（二）治疗作用

后溪是全身要穴之一，有通经活络、疏调督脉、镇痉宁神、祛风清热等作用。

1. 本经所过的肢体病症　指掌关节肿痛、麻木、挛急不舒、伸屈困难，配大椎穴治疗头项及肩背强痛、落枕，配大椎、人中治疗腰脊强痛、急性腰扭伤。

（1）手指麻木：《针灸临床杂志》1994 年第 3 期报道，温针灸后溪穴治疗手麻木症 35 例，经 1～7 次治疗，全部有效，其中，治愈 25 例。

后溪穴除了主治手指、手背以及沿小指向上的上肢内后缘的红肿疼痛、麻木之外，其远端的治疗作用最拿手的当属头项、肩背、腰腿病痛了，而且以不能前俯后仰者的效果最为理想。

后溪属于小肠经，又是一个通督脉的穴位。它可以减轻或消除长期伏案工作或电脑操作带来的一切不利影响。台湾有一位汽车司机，通过多年来长期实践，体会到后溪是能统治一切颈、肩、腰、腿疾病的神奇大穴。他开车十几年，每天机械性的僵硬姿势，难免患上了颈椎病。有一天颈椎病发作，头项、肩背不适，他开车上医院看医生，路上遇到交通事故堵车，心里难免心急火燎的，急得用拳头捶打了几下方向盘，无意中竟发现头项、肩背不适感有所减轻，就打消了去医院的念头。回家一看医书，才发现原来手上捶打方向盘的那个部位有一个可以治疗颈椎病的后溪穴。再后来他开车在路上只要一遇到红灯或堵车现象，他就会自觉地在方向盘上主动捶打后溪穴，或者将后溪穴放在方向盘上来回搓擦，久而久之，以至于养成了开车刺激后溪穴的习惯。随时随地，一有机会就刺激刺激。这个时候，别的司机心里都在上火，而他却一不起急，二不发火，而是愉快、潇洒的享受保健按摩。这样一来，居然觉得堵车堵得很值！行车途中随时随地刺激后溪穴，确实让他受用无穷。十多年来颈椎病没有再犯，视力疲劳消失了，就连腰背脊柱也比以前端正了。

　　举一反三，我们每天都在电脑上工作和学习的作家、大中学生、文职人员、白领朋友们，你们每天都在电脑上一手紧握鼠标，一手不停地敲打着键盘。这种持续、重复性工作，把人都弄僵化了。你们在连续电脑工作途中，不是也可以利用一点休息时间，把自己的双手解放出来，离开一下键盘和鼠标，握拳，将后溪穴处放在电脑桌或键盘的边缘来回摩擦呢？每工作一个小时左右就刺激一次，每次 3 ～ 5 分钟。这样坚持一天做下来，到了下班的时候，脖子不会痛，腰也不会酸，脊椎自然会轻松挺直，视力疲劳也会在很大程度上获得缓解。

　　《针灸甲乙经·卷七第一》记载："颈项急……头不可以顾，后溪主之。"《针灸大全·千金十一穴歌》云："头项如有病，后溪并列缺。"从古今针灸临床应用的实际疗效看,后溪在头项病症中的使用频率远远多于肺经的列缺穴,且疗效更好。故笔者在新编"四总穴歌"中将原歌赋中的"头项寻列缺"改为了"头项寻后溪"。

(2)落枕:《中国针灸》1984年第5期报道,强刺激后溪穴治疗落枕215例,同时配合颈部活动,全部治愈,其中1～2次痊愈201例(93.5%)。《贵阳中医学院学报》1993年第3期报道,刺激后溪治疗落枕125例,同时嘱患者活动颈部,全部1次而愈。《上海针灸杂志》2000年第2期报道,将后溪穴与落枕穴治疗落枕的疗效进行比较,二组各75例,刺激同时均令病人活动颈部。结果:后溪穴组有效率93.3%;落枕穴组有效率80%。

如果由于忙,总是忘记做怎么办呢?你不妨利用手机闹钟提醒功能,每隔1个小时提醒一下,按揉后溪穴。不管忙到什么程度,这点微不足道的几分钟时间还是应该能抽得出来的吧?何况,这每小时短短的3、5分钟带给我们的是宝贵的健康呢!积少成多,集腋成裘,只要坚持,必有好处!大家可以试一下,坚持一天这样做下来,到了下班的时候肯定脖子不会强硬、腰不会酸痛、视力疲劳也会有很大程度缓解。

(3)急性腰扭伤:《中国针灸》1987年第2期报道,针刺后溪治疗急性腰扭伤1000例,同时令患者活动腰部。有效率91.7%,绝大多数是一针见效。《中国针灸》1990年第5期以同法治疗急性腰扭伤500例,有效率90%,1次即愈432例(86.4%)。《上海针灸杂志》2005年第12期报道,刺激后溪与腰痛点治疗急性腰扭伤的比较,二组各160例,刺激同时均令病人活动腰部。结果:后溪有效率89.4%,腰痛点有效率82.5%。《辽宁中医学院学报》2004年第4期报道,后溪透合谷为主治疗腰椎间盘突出症 37 例，经治 20 次，有效率为 89%。

2. 头面、五官病症　头痛、面神经麻痹、面神经痉挛、目赤肿痛、睑腺炎（麦粒肿）、迎风流泪，配翳风、听宫治疗耳鸣、听力下降等。

手太阳小肠经与足太阳膀胱经首尾相连，上下交接。小肠经在从手走头面的过程中经过头项部，又通过大椎穴与督脉贯通，所以，作为小肠经第一要穴的后溪穴，其主治的头痛当以"太阳头痛"（即后枕部疼痛）为主。

（1）面痉挛：《中医杂志》1981 年第 6 期报道，针刺后溪透劳宫、合谷治疗面痉挛 6 例，强刺激，3 次以内均获痊愈。《针刺研究》1999 年第 2 期报道，针刺后溪透劳宫治疗面肌抽搐 175 例，7 次为 1 个疗程，有效率 98.8%，其中治愈 112 例（64.0%）。

（2）眼闭合不全：《上海针灸杂志》1993 年第 3 期报道，后溪三棱针刺血治疗眼闭合不全 42 例，经 5 次治疗，有效 41 例，其中痊愈 30 例。

（3）麦粒肿：《广西赤脚医生》1978 年第 1 期报道，艾灸后溪穴治疗麦粒肿 60 余例，每日 1～2 次，一般灸 2～4 天即可痊愈。

3. 神志病症　失眠，配大椎、水沟、合谷、太冲治疗癫狂病癔症以及抽搐、角弓反张等。

督脉贯穿脊柱，直达颅内，主宰着人们的神经系统。后溪主治神经系统病症，也是因为它与督脉相通的"八脉交会穴"特殊"身份"，可以视为督脉的"形象大使"啊！

4. 其他病症　热病、胸胁痛、小便赤涩、疼痛、泌尿系结石、足跟痛、盗汗（加配阴郄穴能提高疗效，后溪强刺激泻法、阴郄轻刺激补法）、荨麻疹等。

（1）胸胁疼痛：《中医外治杂志》2000 年第 5 期报道，刺激后溪穴治疗外伤后胸胁痛 35 例，同时配合自主缓慢深呼吸，1 天治疗 2 次，有效率 91.4%。

（2）泌尿系结石：《中国针灸》1998 年第 2 期报道，强刺激后溪、肾俞、三阴交治疗泌尿系结石 40 例，经 2 ～ 15 次治疗，有效率 92.5%。

（3）足跟痛：《中国针灸》2002 年第 6 期报道，强刺激后溪穴治疗足跟痛 108 例（其中骨刺增生 58 例），并嘱患者竭尽所能地不停地狠踩足跟疼处。经 1 ～ 3 次治疗，全部有效，其中治愈 101 例（93.5%）。

（4）盗汗：《中国针灸》1994 年增刊报道，针刺后溪穴治疗盗汗 80 例，经 1 ～ 7 次治疗，有效率为 96.2%，其中，痊愈 65 例（81.2%）。

（5）荨麻疹：《上海针灸杂志》1997 年第 6 期报道，后溪点刺出血治疗急性荨麻疹，可立即使疹消痒止。《中国误诊学杂志》2003 年第 5 期报道，后溪针刺出血治疗急性荨麻疹 152 例，有效率达 98.7%，其中，痊愈 138 例（90.8%）。《中国针灸》2004 年第 9 期报道，针刺后溪穴治疗急性荨麻疹 56 例，经 3 次治疗，有效率 94.6%。

（三）操作方法

刺激后溪穴，最好是半握拳。用一只手的大拇指甲顺着小肠经的循行走向掐按在穴位上，同时反复揉按（图 166）。

也可以用刮痧法、艾条

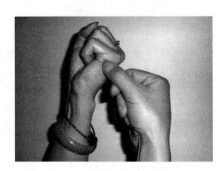

图 166　指掐后溪穴

悬灸，或皮肤针、皮肤滚针刺激。每穴每次 3 ~ 5 分钟。或者工作中随时随地、见缝插针，在电脑桌上、汽车方向盘上、车门里面的突起处摩擦后溪穴。

四十二、心脑胃肠病"三项全能"的内关穴

"内"指内脏；"关"乃关口、要道。穴为手厥阴之络，通阴维脉，主一身之里，为治内脏疾患要穴，故名。

（一）定位取法

针灸临床上，内关穴很常用，很重要，究竟应该怎么样才能把内关穴取得更准？

内关穴属于心包经，位于上肢掌面腕横纹中点上 2 寸、两筋之间（图 167）。首先用力握拳，找到手臂内侧两条明显的肌腱：正中间的那条肌腱是掌长肌腱，靠大拇指一侧还有一条肌腱叫桡侧屈腕肌腱，内关就在这两条肌腱之间；再从掌面腕横纹的中点开始向上 2 寸处就是内关穴。这个 2 寸具体怎么把握？这个 2 寸，我们既可以通过分寸法测量而得，也可以用指量法。

针灸学将腕横纹至肘横纹定为 12 寸，我们可以取其下 1/6 的长度定内关穴。再告诉大家两个非常简单的指量法：就是我们每个人大拇指的宽度是自己同身寸的 1 寸，2 拇指的宽度即是 2 寸；拇指指端到指蹼的长度或者示指上面两个指节的长度也是 2 寸。

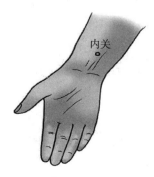

图 167 内关

许多人（包括很多医生）习惯将食指、中指、无名指并拢的宽度视为2寸来定内关穴，这是一个显而易见的错误！很明显，因为四指并拢（一夫法）是3寸，如果食指、中指、无名指这三根比较粗的指头并拢才2寸的话，那么，细细的一根小指头的宽度怎么可能有1寸呢？如果认定小指头的宽度就是1寸，那么，每个人自己都可以比画一下，食指、中指、无名指并拢的宽度相当于4个小指的宽度，那食指、中指、无名指并拢的宽度岂不又是4寸、四指的宽度又成为5寸了吗？

（二）治疗作用

通调血脉、养心安神、疏调三焦、宣上导下、和内调外、宽胸理气、调和胃肠。

我们在电影、电视剧中经常会看到这样的镜头：一个老同志由于过度激动或生气，会突然发生心前区疼痛，于是手捂着胸口，茶杯也掉在地上，马上口含救心丸，立即转危为安了。这就是冠心病心绞痛发作的情况。

心绞痛是冠状动脉硬化性心脏病（简称"冠心病"）的一个主要症状表现，就是说专门营养心脏的那个冠状动脉硬化了，管腔变窄了，向心脏供应的血液不足了，致使心肌缺血缺氧。轻者仅感胸闷、憋气、呼吸不畅；重者左侧心前区剧痛、如同刀绞（图168）。其病有虚实之分：实为气滞、血瘀、痰阻心脉；虚为心阳不振、心血不足。

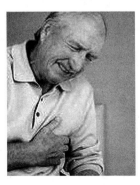

图168　心绞痛患者

针灸治疗冠心病心绞痛，曾被联

合国世界卫生组织列为疗效较好的 43 种病症之一。而今，生活
水平提高了，各种心脑血管病发病率也在大大增加，严重威胁人
们的健康和生命。那我们平时应该怎样应用内关穴，来防治心脑
血管病症以及神经系统病变。

内关对于心脏疾病具有良好的调治作用，无论是平日里患有
高血压、低血压、心动过速、心动过缓、心律不齐、期外或期前
收缩（早搏）、脉压差过大、低脉压综合征、心慌、胸痛、胸闷，
还是冠心病心绞痛发作时，用拇指掐按并轻揉穴位，或者用皮肤
针叩刺、皮肤滚针滚刺，均可收到比较好的防治疾病保健效果。
急性发作时，用指力重压、皮肤针或皮肤滚针重刺激；间歇期以
中度指压、皮肤针或皮肤滚针中度刺激，也可以施行艾灸疗法；
一般即可很快恢复正常。

几年前，我在南京市中医院针灸科上门诊，一位 60 多岁的
老太太心动过速，主诉心慌、胸闷，当时我叫学生给她测量了一
下心率，接近 100 次。当即为她针刺双侧的内关穴，就在留针大
概 6 ～ 7 分钟的时候，再测量她的脉搏，就下降为 70 多次了，
心慌明显好转。可见，内关它调节心脏的功能、调节血管的搏动
是非常见效的。

南京市胸科医院前任老院长患冠心病多年，时常有心绞痛发
作现象。每次发作的时候都是急服硝酸甘油片缓解，用后几秒钟
就好转了。但是有一次在家又发心绞痛，口含硝酸甘油片十几分
钟竟然不起作用，胸痛、胸闷如故，没有缓解。用自家的心电图
机测心电图也不正常。老院长就对同样也是医生的老夫人说：你
现在不是正在南京中医药大学跟王教授（指笔者）业余学习针灸
吗？老师有没有教给你关于针灸穴位缓解心绞痛的方法呢？经老
院长提醒，老夫人马上在他的两个内关穴上同时施以按揉法。5

分钟不到，老院长顿时感到心胸开阔了，欣喜地说：不痛了，不痛了，再量一下心电图也回复正常了。所以说，有时候我们不能小看这一个保健穴位，用得及时，用得正确，往往能起到大的作用。

心包是心脏外面的包膜，起保护心脏的作用。具有"生理上代心行事、病理上代心受邪、治疗上代心用穴"的特点和作用，这也算是心包的"三个代表"吧。所谓生理上"代心行事"，是指心包的生理功能与心脏是一致的，例如心统血脉、主神志（即神经系统），那么，心包也能统血脉、主神志。病理上"代心受邪"，说的是外邪如果侵入心脏，首先由心脏外围的心包承受。心包别名"膏肓"，一旦"病入膏肓"，也就逼近心脏了，如果心包的功能健全，外邪就不会侵犯心脏；反之，如果心包的功能低下，外邪也就会突破心包这层防线而侵入心脏，病情也就很危重了。治疗上"代心用穴"是说各种心、脑、血脉的病症，都可以在心包经上选穴治疗。内关是心包经的代表性穴位，可以说是各种心脑血管病保健、治疗的第一要穴和首选穴位。

有人会问了，心绞痛万一用内关这一个穴位还不能完全解决问题，还有哪些穴位可以选用呢？这就要分急性期（即发作期）和缓解期两个阶段了。发作期有效穴位还有前胸部的膻中穴（两乳头连线中点，图169）和巨阙穴（胸腹部正中线脐上6寸，图170）；心经的阴郄穴（掌面腕横纹小指侧凹陷上5分，图170）、心包经的郄门穴（掌面腕横纹中点上5寸即内关穴上3寸，图171）；缓解期有效穴位是背部的心俞穴（第5胸椎下旁开1.5寸）和厥阴俞（第4胸椎下下旁开1.5寸，图171）。

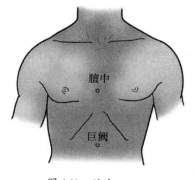

图 169　膻中、巨阙

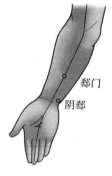

图 170　阴郄、郄门

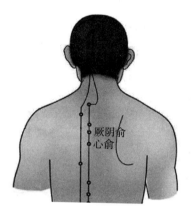

图 171　心俞、厥阴俞

　　在针灸学中，巨阙和膻中这两个穴位因为离心脏很近，分别是与心和心包密切相关的两个特定穴，在局部能疏通心胸的经脉之气，对心绞痛能起到很好的缓解作用；而"郄"在针灸学中是用来表示具有急救作用、专治急性病的穴位；心俞、厥阴俞直接归属于心和心包。它们在治疗心绞痛中所起的作用就不言而喻了。在冠心病不发心绞痛期间，每天坚持指压、灸疗心俞、厥阴俞，保健心脏，调节心脏的功能，让心气足一些，心血多一些，从而起到巩固疗效、预防病情复法的作用。

治疗心血管病症仅仅是内关穴的主治范围之一，此外还有养心安神、宽胸理气、调理胃肠的作用。主治神志、呼吸、消化道方面的病症，如失眠、健忘、癫痫、癔症、神经官能症、精神失常、昏厥、哮喘、恶心、呕吐、胃痛、腹痛以及咽喉疼痛，口舌生疮、舌强不语、舌缓不收等口腔、咽喉、舌体病症。尤其是对各种原因（诸如胃肠病、肝胆病、孕妇、晕车、晕船、晕飞机等）引起的恶心呕吐，可以说是疏肝和胃、降逆止呕第一要穴。

明代伟大的医药学家李时珍在他的中药学巨著《本草纲目》中说：中医学的心有"血肉之心"和"神明之心"。所谓"血肉之心"，那就是说解剖学中有血有肉的心脏；而"神明之心"即指大脑。所以，许多神志方面的病症，中医学也称之为"心病"。经常掐按内关、人中、百会、丰隆（外膝眼与足外踝高点连线中点）等穴，也有醒脑开窍、安神定志的作用，对于改善心神失调症状、减轻或减少发作，大有好处。

有些老百姓会经常说自己心口痛，部位也在偏左侧的胸腹部，其实他们所说的心口痛是指胃痛。中医学为了区别心绞痛和胃痛，还特别给心绞痛取了一个病名叫"真心痛"。当然，无论是"真心痛"还是"心口痛"，内关穴都有治疗作用。所以说，这种情况下用内关穴，可以一箭双雕、一举两得。

归纳一下内关穴的主治范围，主要有以下几个方面：

1. 心血管系统病症 胸痛、胸闷、气短、心慌、心绞痛、心律不齐、心动过速或过缓，高血压或低血压，动脉硬化，脉压差或高或低，中风。

（1）心律失常：《江苏中医》1988年第1期报道，以内关为主治疗心律失常84例，10次以上有效率为92.8%。《吉林中医药》2002 年第 6 期报道，内关为主治疗心律失常 1056 例，全部有效。《中国针灸》1989 年第 4 期报道，针刺内关治疗阵发性心动过速 50 例，17 例进针后 20 秒钟内、33 例进针后 1 ～ 3 分钟内心率减慢、恢复正常，全部有效。

（2）低脉压综合征：《中国针灸》1995 年第 1 期报道，刺激内关治疗低脉压综合征 106 例，经 1 ～ 3 次治疗，98 例脉压差恢复正常（92.4%），但其中 58 例在 1 年内有复发，无效 8 例。

（3）冠心病：《中国针灸》1987 年第 3 期报道，刺激内关治疗冠心病 36 例，实证 16 例主症全部消失；虚证 20 例主症消失 18 例。《中国针灸》1987 年第 2 期报道，电针内关、厥阴俞透心俞治疗冠心病、心绞痛 30 例，经治 1 ～ 3 周，解除心绞痛症状有效率为 93.3%；改善心电图有效率 33.3%。《中国针灸》1995 年增刊报道，强刺激内关、支沟治疗心绞痛 52 例，均在针刺 0.5 ～ 1 分钟症状缓解，2 ～ 3 分钟内症状消失。

2. 神志病症 神经衰弱、失眠、多梦，癫、狂、痫、癔症，晕厥、神昏。

（1）昏厥：《浙江中医杂志》1986 年第 11 期报道，刺激内关穴救治昏厥病人 33 例，全部在 1 ～ 5 分钟内苏醒。

（2）癔病：《浙江中医杂志》1958 年第 11 期报道，中强度刺激内关治疗癔病 100 例，1 次治愈 90 例，仅 2 例无效。《中医杂志》1981 年第 1 期报道，刺激内关治疗癔病性失语 38 例，均 1 次而愈。

3. 消化系统病症 胃痛、呕吐、呃逆、腹胀、腹痛。对各种原因（诸如晕车、晕船、晕飞机、水土不服、孕妇、中暑、急性胃炎等）引起的恶心、呕吐。

《医学入门》记载：刺激本穴手法轻则止呕，手法重则催吐。现今用于各种原因（诸如晕车、晕船、晕飞机，水土不服，孕妇，中暑，急性胃炎等）引起的恶心、呕吐效果快捷。

（1）呕吐:《上海针灸杂志》1990年第1期报道，指压内关（可在内关、外关同时对压）治疗呕吐61例，时压时放，时紧时松。结果：有效59例，仅2例无效。《贵阳中医学院学报》1999年第4期报道，刺激内关、内庭穴（足背第2、3趾缝纹头端）治疗神经性呕吐31例，嘱患者反复作深呼吸。结果：当时即控制而未出现呕吐者23例，其余8例在起针时停止呕吐，仅感轻微恶心。

（2）呃逆:《新中医》1995年第12期报道，刺激内关治疗呃逆62例，5～10分钟内全部有效。《云南中医学院学报》1998年第1期报道，刺激内关、三阴交治疗顽固性呃逆50例，同时嘱患者"深呼吸"，全部有效。

（3）急腹症:《中国针灸》1981年第3期报道，以内关透外关配合深呼吸治疗急腹症195例（急性胃炎53例、胃肠痉挛31例、急性胆囊炎20例、胆结石8例、胆道蛔虫症27例、细菌性痢疾26例）。同时嘱病人做较长时间的深呼吸5～7次（深呼气时，交感神经兴奋，胃肠蠕动减弱或抑制；深吸气时，副交感神经兴奋，胃肠蠕动加快或增强），一般1次即可获得止痛效果。有效率为95.4%。

4. 呼吸系统病症　咳嗽、哮喘。

5. 口腔、咽喉病症　扁桃体炎、咽喉疼痛、梅核气、口舌生疮、舌强不语、失音等。

（1）咽喉疼痛:《四川中医》1984年第7期报道，强刺激内关治疗扁桃体炎、咽喉炎47例，均获得满意疗效。

（2）梅核气:《中国针灸》1992年第2期报道，刺激内关、太渊穴（掌面腕横纹拇指侧凹陷中）治疗梅核气42例，同时嘱患者不停地做吞咽动作，有效率 90.5%。

（3）失音：《四川中医》1984 年第 3 期报道，一患者感冒后服人参、五味子而导致失音，医者为其针刺内关穴，当即晕针，取针后即可讲话。

（4）舌伸外收：《中医杂志》1965 年第 6 期报道，一儿童冬天在外打雪仗，口渴了吃雪，导致舌体伸出口外不能回收。诸医无策，求治于针灸。刺激双侧内关穴，快速捻针 1 分钟，患儿惊叫一声，舌体收回。《江西中医药》1981 年第 2 期报道，一患者舌体吐出口外不能回收，针刺内关行重泻手法，舌体立刻回收；另 1 例流行性脑膜炎患者牙关紧闭，撬开嘴巴后灌服中药却吞咽不下，经针刺内关穴后即可吞药；还有一患者在进餐时不慎被骨头卡喉，经针刺本穴加天突、合谷，骨头即出。

有人甚至认为：针刺内关穴治疗咽喉病症，症状表现越重，见效越快（《福建中医药》，1988 年第 4 期）。

6. 其他病症　偏头痛、落枕、急性腰扭伤、中暑、热病汗不出、乳腺炎、乳房胀痛、荨麻疹等。

（1）落枕：《新中医》1979 年第 2 期报道，重力按压内关穴并配合患部活动治疗落枕 47 例，均数分钟而愈；同刊 1983 年第 7 期以同法治疗落枕 72 例，经治 1～3 次全部有效，其中痊愈 67 例（93%）；同刊 1986 年第 3 期报道 1 例落枕 5 天、诸法医治无效的顽固性病例，经强刺激内关穴，1 分钟后即愈。《中级医刊》1990 年第 10 期以同法治疗落枕 50 例，经治 1～2 次全部治愈。

（2）急性腰扭伤：《针灸学报》1989 年第 3 期报道，刺激内关治疗急性腰扭伤 51 例，并配合腰部活动，经 1～4 次治疗，痊愈 50 例，仅 1 例无效。

（3）泌尿系结石痛：《光明中医》2001 年第 6 期报道，弱中刺激内关、足三里、三阴交穴治疗泌尿系结石疼痛 15 例，显效 13 例，2 例配合局部热敷也取得满意疗效。

（4）乳房胀痛：《浙江中医杂志》1965 年第 3 期报道，内关配支沟退乳，1 ～ 2 次即可获愈。《中国针灸》1986 年第 3 期报道，针刺内关治疗急性乳腺炎 70 例，边行针边以手指按压乳房肿胀处。结果：全部治愈，其中 1 次治愈 61 例（87.1%）。《河南中医药学刊》1996 年第 3 期报道，强刺激内关、太冲治疗乳腺增生病 45 例，经 10 ～ 20 次治疗（经期停针），有效 43 例（95.6%）。

（5）荨麻疹：《中国针灸》1992 年第 3 期报道，刺激内关治疗荨麻疹 72 例，经 1 ～ 6 次治疗，全部有效，其中痊愈 62 例（86.1%）。

（6）其他：《中国临床医生》2002 年第 7 期报道，内关透外关治疗惊恐症、无汗症、红斑性肢痛等，效果良好。

（三）操作方法

内关穴的家庭保健操作方法主要是指压按摩法，在这方面有一个规范化的要求：几乎百分之百的人在指压内关穴时，都是将一侧的大拇指横向压在对侧手臂上（图 172），这种方法是错误的，错就错在这种方法实际上是人为地把经脉之气阻断了。因为经脉的走向是从胸部顺着上肢内侧一直走到指尖的，经脉是这个走向，那么你在掐按内关的时候如果横向掐按，那显然不行，影响它的经气的运行。

正确的方法是：一定要顺着

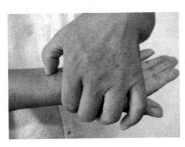

图 172　错误的指压方法

经脉来操作。既可以单用拇指顺经掐按，同时朝前后方向揉动（不要旋转），这样的话就可以把它的经气从下往上这样走窜；也可以用一只手的大拇指与示指或中指同时掐按内关以及与内关相对的外关穴（腕背横纹中点上 2 寸，两骨之间）。这样，指力会从一侧穴位透达另一侧穴位，这在针灸临床上称为"透穴法"（也可以用异性磁极对置在两个穴上，产生磁力线穿透作用）。正所谓："内关透外关，心病自然安"（图 173）。

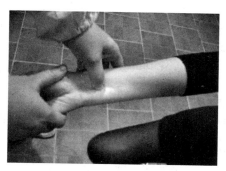

图 173　正确的指压方法

在手法力度上，治疗心绞痛和神经精神病症要求重力按压，治疗恶心呕吐则只需轻刺激。因为内关穴轻刺激止呕，中刺激反而催吐（适用于暴饮暴食或食物中毒的情况下）。

希望大家能够正确地认识内关、了解内关，也学会应用内关，为自己、为家人，也为我们亲朋好友心、脑、胃肠的健康造福！

四十三、神门——心神出入之门户

"神"指心神，"门"指出入之门户。穴为手少阴心经本源之穴，犹如心神出入之门户，故名。

图 174　神门

（一）定位取法

掌面腕横纹小指侧凹陷中（图 174）。

（二）治疗作用

养心安神、宽胸理气、行气活血。主治

1. 心血管系统病症　心动过速，配内关、心俞、阳陵泉治疗胸痛、心悸、怔忡、心绞痛、无脉症。刺激神门穴能纠正心律失常，对动脉硬化、冠心病、心绞痛也有显著疗效。

（1）心动过速：《山东中医杂志》1995 年第 10 期报道，刺激神门穴治疗心动过速 42 例，29 例窦性心动过速患者有效 27 例（93%）；13 例室上性阵发性心动过速患者有效 11 例（84.6%）。

（2）脑动脉硬化：《江西中医药》1997 年第 4 期报道，刺激神门、四神聪可以改善脑动脉硬化引起的脑供血不足。针刺后患者头痛眩晕减轻或消失，记忆力明显提高。

2. 神志病症　头晕目眩、心烦、神经衰弱、失眠、健忘等（配百会、风池、内关、三阴交），多梦、善惊、精神失常（配心俞、内庭）、痴呆（配少商、涌泉、心俞）、癫、狂、痫、癔症、小儿惊风等（配百会、人中、后溪、劳宫、涌泉、丰隆）。本穴有比较明显的催眠作用，但对于白天精神不振、昏昏欲睡者却可以醒脑开窍，让你有精神。

（1）失眠：《江西中医药》1994 年第 S1 期报道，刺激神门治疗顽固性失眠 50 例，每日或隔日 1 次。结果有效 49 例（98%），其中治愈 35 例（70%）。《中国针灸》1995 年第 4 期报道，针刺神门、三阴交治疗失眠 168 例，病人每晚睡前自灸三阴交穴

20 分钟，每日 1 次，7 ～ 10 次为 1 个疗程。结果：有效 135 例（80.3%），其中治愈 89 例（53%）。

（2）中风后情感障碍：《中华实用中西医杂志》2004 年第 4 期报道，神门配心俞穴治疗中风后情感障碍 36 例，每日 1 次，10 天为 1 个疗程。经治 3 个疗程，有效 34 例（90%），其中痊愈 19 例。

（3）焦虑症：《中国针灸》2001 年第 2 期报道，神门、少海（肘关节横纹小指端）治疗焦虑症 30 例，每天 1 次，10 天为 1 个疗程。经治疗 1 个月全部有效。一般第 1 次针刺治疗，精神紧张首先得到改善，部分患者逐渐进入睡眠状态，以后焦虑症状逐渐缓解。

（4）癫痫：《现代中西医结合杂志》2003 年第 3 期报道，强刺激神门、心俞、肝俞、脾俞等穴治疗癫症 15 例，每日 1 次，10 次 1 个疗程。经治疗 1 ～ 2 个疗程，痊愈 10 例，好转 3 例，无效 2 例。

（5）多种脑病：《江西中医药》1997 年第 4 期报道，针刺神门、百会、四神聪，均每日 1 次，10 次 1 疗程。其中，脑动脉硬化 1 例加丰隆穴，3 个疗程诸症悉除，随访未发。脑萎缩 1 例加关元穴，3 个疗程后头脑清醒、情绪稳定、行走平稳、睡眠好转、记忆力增强，显效出院，随访未发。脑外伤 1 例，1 个疗程后头痛明显减轻，精神失常消除，饮食正常，2 个疗程后痊愈出院。

3. 本经所过的肢体病症　胸、肘、臂、腕、指弛缓或拘急疼痛、麻木不仁、掌中热。

4. 其他病症　泄泻或大便难、尿潴留、口舌生疮、失音。

舌疮：《河北中医》1998 年第 2 期报道，强刺激神门、中极穴治疗 1 例口舌生疮患者，每日 1 次，共 4 次诸症消除。

（三）操作方法

指压、按摩、艾灸、刮痧、磁疗、皮肤针叩刺等。

四十四、腕关节第一要穴——大陵（掌根）

穴属心包经，位于掌面腕关节正中，其旁的腕骨（月状骨）隆起如陵墓，故名。又名"掌根"。

（一）定位取法

仰掌，掌后第一腕横纹正中点（图 176）。

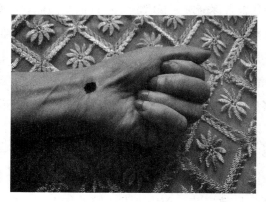

图 175　大陵

（二）治疗作用

宽胸理气、通调血脉、清心降火、和胃止痛。主治

1. 心血管系统病症　配内关、郄门治疗心律不齐、胸闷、胸痛、心绞痛、风湿性心脏病（配内关、郄门）。

2. 神志病症　配人中、百会等，治疗心烦、心慌、惊悸、失眠、癫证、狂证、痫证、癔症（配人中、合谷、内关）、抑郁症等神经、精神病症。

失眠:《中国针灸》1995 年增刊号报道，针刺大陵穴治疗顽固性失眠 100 例，每日 1 次，12 次为 1 个疗程。经治 3 个疗程，有效 96 例（96%），其中痊愈 74 例（74%）。

3. 消化系统病症　配中脘、足三里治胃痛、呕吐，便秘（配支沟）。

4. 本经所经过处病症　腕关节炎、腕关节扭伤、腱鞘炎、肘臂挛痛、掌中热。

手腕痛（腕管综合征）:《上海针灸杂志》1995 年第 1 期报道，大陵穴埋麦粒型小揿针治疗腕管综合征 14 例，埋入后让患者充分活动手腕，若局部无刺痛及活动障碍，方可用胶布固定，否则应退出重埋。2 天 1 次，10 次 1 疗程。经过 1 ～ 2 个疗程治疗，痊愈 8 例，显效 5 例，无效 1 例。

5. 其他病症　中暑头痛、阴虚火旺、小便赤如血尿（配脐下 4 寸中极穴）、遗精、甲状腺病、荨麻疹、湿疹、口干舌燥（配腕背横纹拇指侧上 3 寸的偏历穴）、口舌生疮、口臭（配人中、劳宫）、咽喉肿痛、胸胁闪挫伤痛、足跟痛、中风偏瘫。

（1）遗精:《安徽中医学院学报》1995 年第 3 期报道，强刺激大陵、轻刺激太溪（补水泻火）治疗梦遗症，效果甚佳。

（2）口舌生疮:《中医外治杂志》1997 年第 5 期报道，针刺大陵、人中治疗复发性口腔溃疡 31 例，隔日 1 次，7 次为 1 个疗程。另设 16 例口服药物作对照。结果：针刺组有效 30 例（96.8%），其中治愈 14 例（45.2%）；对照组有效 11 例（68.8%），无痊愈病例。经统计学处理，差异非常显著。

（3）口臭:《中国针灸》2004 年第 6 期报道，强刺激大陵、人中治疗口臭 27 例，每日 1 次，6 次为 1 个疗程。治疗 1 疗程后，口臭完全消失 24 例，伴随的口疮及失眠症状消失，伴胃部症状者也明显好转；无伴随症状的 3 例无效。

（4）胸胁闪挫伤痛：《中国针灸》2002 年第 1 期报道，针刺大陵穴治疗胸胁闪挫伤 40 例，有效 39 例（97.5%），其中痊愈 30 例（75%）。

（5）足跟痛（跟骨骨刺）：《河北中医》1985 年第 4 期报道，针刺大陵穴治疗 67 例跟骨骨刺，边行针边让患者震踩患侧足跟。第 1 疗程每日针 1 次，第 2 疗程隔日针 1 次，10 次为 1 个疗程。有效率为 85%。

（6）中风偏瘫：《针刺研究》1998 年第 3 期报道，针刺大陵缓解中风偏瘫痉挛状态伴上肢屈曲 68 例，针刺得气后反复提插捻转，获取深部组织强针感可立即缓解腕部的痉挛状态。

（三）操作方法

指压、按摩、艾灸、磁疗、皮肤针叩刺或皮肤滚针滚刺、点刺出血。

四十五、曲泽——清心除烦理肠胃

"曲"，屈曲的意思；"泽"，水之聚所。穴属心包经，五行属水，肘关节横纹线上，曲肘而得之，故名。

（一）定位取法

肘关节横纹线上，小指侧凹陷中。取穴时微曲肘，肘横纹上有一粗大肌腱（肱二头肌腱），靠小指一侧凹陷中是穴（图 176）。

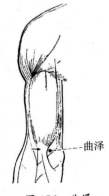

图 176　曲泽

（二）治疗作用

清心泻火、调理肠胃、理气除烦。主治

1. 心血管系统病症　心烦、惊悸、胸闷、心痛（配内关、大陵）。

2. 消化系统病症　急性胃肠痛、口干、吐泻。

急性胃肠炎：《中国针灸》2003 年第 1 期报道，曲泽点刺出血治疗急性单纯性胃炎 100 例，全部有效，其中痊愈 86 例。

3. 肢体病症　肘臂酸痛、手颤。

4. 其他病症　发热、咳嗽、腰痛。

（1）发热：《时珍国医国药》2003 年第 3 期报道，曲泽穴点刺出血拔罐治疗急性上呼吸道感染发热 30 例（体温在 38 ～ 39℃），经治疗 1 小时后，12 例体温下降至正常，11 例体温下降 1 ～ 1.5℃，效果非常明显。

（2）腰痛：《北京中医药大学学报》（中医临床版）1999 年第 2 期报道，肘上四穴（即双侧曲泽、尺泽）治疗腰痛 58 例，全部有效。

（三）操作方法

指压、按摩、艾灸、拔罐、刮痧、皮肤针叩刺或皮肤滚针滚刺等，也可点刺出血。

四十六、冠心病的理想穴——郄门

气血深居、能救治急症者为“郄”。本穴为心包经气血深居之处，且能救治心痛，为其“郄”穴，故名。

（一）定位取法

前臂内侧，掌面腕横纹中点上5寸，两筋（掌长肌腱与桡侧腕屈肌腱）之间（图177）。

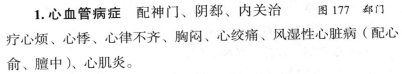

郄门

图177 郄门

（二）治疗作用

宽胸理气、宁心安神、通络止血。主治

1. 心血管病症 配神门、阴郄、内关治疗心烦、心悸、心律不齐、胸闷、心绞痛、风湿性心脏病（配心俞、膻中）、心肌炎。

冠心病、心绞痛：《陕西中医学院学报》1990年第2期报道，观察以郄门为主穴治疗冠心病、心绞痛等心脏疾病患，对冠心病引起的过早搏动有较显著的疗效，其中以冠心病不伴严重心律失常者效果较好。《江西中医药》2002年第1期报道，郄门、足三里穴位注射复方丹参注射液治疗冠心病30例，隔日1次，5次为1个疗程。结果：30例病人中无1例发生急性心梗或再发心梗。治疗前后对比：心电图及症状明显改善28例（93%）。

2. 神志病症 配人中、百会、大陵（掌面腕横纹正中点）治癫痫、狂症、癔症、失眠或嗜睡、神经症、抑郁症等。

3. 出血症 配孔最、曲池治咳血、呕血、鼻出血。

4. 其他病症 咳喘、胆绞痛、疔疮、乳腺炎。

（1）胆绞痛：《辽宁中医杂志》1980年第5期报道，强刺激郄门治疗胆绞痛，一般情况下，针刺后疼痛即止。

（2）乳腺炎：《新中医》1994年第5期报道，郄门穴位注射复方丹参液治疗乳腺炎30例，每日1次，3次为1个疗程。结果：

全部有效，其中治愈 28 例（1 次治愈 8 例、2 次 15 例、3 次 5 例）。

（三）操作方法

指压、按摩、艾灸、拔罐、刮痧、皮肤针叩刺或皮肤滚针滚刺。

四十七、清热止痛、聪耳明目的外关穴

外，即"体表"；关，指"关口"、要道。穴属三焦经的"络穴"，联络心包（经），与心包经的内关穴相对应，通于阳维脉，为"主一身之表"之大穴，故名。

（一）定位取法

前臂外侧，腕背横纹中点上 2 寸，尺骨与桡骨之间（图 178）。

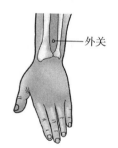

图 178　外关

（二）治疗作用

全身要穴之一，是上肢除了曲池、合谷之外的第 3 个最为常用的重要穴位。有通经活络、行气止痛、清热解表、聪耳明目等功能。还是三焦经的络穴，联络心包（经）。

1. 本经所过的肢体病症　手指（尤其是中指和无名指）疼痛、麻木、腕关节疼痛、肘臂屈伸不利、上肢麻木、震颤、瘫痪、落枕、肩周炎。这是外关穴的局部治疗作用，也是最基本的通经活络、行气活血作用。

落枕：《四川中医》1985 年第 10 期报道，指压外关结合推拿、

按摩，并配合颈部活动治疗落枕 35 例，均 1 次而愈。《吉林中医药》1986 年第 6 期报道，刺激外关配合颈部活动治疗落枕 168 例，全部 1 次而愈。

国医大师吕景山《单穴治病选萃》（人民卫生出版社，1995 年第 1 版）记载：针刺外关治疗落枕、肩周炎等数百例，疗效均在 90% 以上。

2. 头面、五官病症　偏头痛、面瘫、腮腺炎、目赤肿痛、耳鸣、听力下降、鼻出血、咽喉肿痛；还是眼区、胸部针刺麻醉手术止痛要穴。

三焦经从手走头循行于侧头及侧面部，上述病症主要是因于三焦不通，郁热上扰头面五官而反映出来的实热病变。外关穴能充分发挥其疏经通络、清热解毒作用。

（1）偏头痛：《暨南大学学报（医学版）》1994 年第 2 期报道，针刺外关穴为主治疗少阳头痛（偏头痛）100 例，有效率 92%。

（2）面瘫：《陕西中医函授》1989 年第 3 期报道，针刺外关加面部穴治疗周围性面瘫 104 例，全部有效，其中痊愈 96 例（92.3%）。

（3）耳鸣：《针灸临床杂志》1995 年第 9 期报道，针刺外关透内关等治疗耳鸣 47 例，经 7～12 次治疗，有效率 93.6%，其中痊愈 40 例（85.1%）。

（4）咬肌痉挛：《新中医》1984 年第 11 期报道，针刺外关治疗咬肌痉挛 120 例，效果良好，一般得气后张口度即有所改善。

3. 心脑血管病症　心慌、胸闷、心律失常、胸痛、心绞痛、惊风等。

心律失常：《上海针灸杂志》1994 年第 2 期报道，针刺外关透内关穴治疗 142 例因毒蛇咬伤后并发心律失常 26 例，全部有效，最长3天心律回复正常，没有发生1例因循环衰竭而死亡者。

4. 其他病症　感冒、热病、中暑、呃逆、便秘、腹胀、腹痛、胸胁外伤、急性腰扭伤、坐骨神经痛、踝关节扭伤、肾绞痛带状疱疹后遗痛等。

外关穴是大椎、曲池、合谷之后的第4大退烧主穴，大椎、曲池可退39℃以上的高热，外关同合谷能清38℃左右的低烧。

（1）感冒：《中国针灸》1998年第10期报道，艾灸外关治疗单纯性感冒120例，经治3天，有效率88.3%。其中，痊愈94例（78.3%），大部分1次即效。

（2）呃逆：《中国针灸》1996年第4期报道，刺激外关治疗术后呃逆21例，经1～5次治疗，全部治愈。

（3）便秘：《天津中医学院学报》1989年第4期报道，指压外关治疗习惯性便秘50例，均收到满意效果，一般按压3～5分钟后即有便意。

（4）胸胁损伤：《中医研究》1999年第4期报道，刺激外关穴配合深呼吸治疗胸胁部损伤82例，经1～4次治疗，有效率为96.3%，其中痊愈67例（81.7%）。

（5）急性腰扭伤：吕景山《单穴治病选萃》（人民卫生出版社，1995年第1版）记载：针刺外关治疗急性腰扭伤数百例，疗效均在90%以上。《浙江中医杂志》1987年第8期报道，强刺激外关治疗急性腰扭伤135例，并令患者深呼吸和作腰部活动。结果：1次而愈130例（96.3%）。《中医正骨》1996年第3期报道，针刺外关、后溪穴配合运动治疗急性腰扭伤118例，同时嘱患者作适当腰部活动。3天内治愈93例（78.8%），6天内治愈17例，好转6例，仅仅2例无效，有效率为98.2%。《针灸临床杂志》1996年第10期报道，刺激外关穴治疗急性腰扭伤109例，同时嘱患者不断活动腰部。结果：全部治愈。

（6）坐骨神经痛：《上海针灸杂志》2000年第4期报道，针刺外关结合指压治疗坐骨神经痛80例，有效率95%，愈显率72.5%。

在治疗坐骨神经痛这一点上，外关主要是针对沿下肢外侧放射而痛的证型也即足少阳胆经型坐骨神经痛。因为本穴所属的三焦经与足少阳胆经上下交接，一脉相承。与胆经的环跳、阳陵泉二穴合用，同气相求，上下呼应，能够发挥最佳的舒经活络、行气止痛的治疗效果。有一次笔者为一名沿足少阳胆经放射而痛的病人针刺外关，在行针过程中，病人的下肢突然抽动抬起。问其何故？回答说在我行针时有触电感从针刺部位传到下肢，腿就不由自主地弹跳起来。这一现象，佐证手少阳三焦经与足少阳胆经的互通性。而事后的临床实践也表明，这个经络敏感者的治疗效果也是非常理性的。

（7）踝关节扭伤：《针灸学报》1988年第2期报道，针刺外关穴治疗踝关节扭伤250例，患者同时配合作踝关节活动，均获痊愈。《湖南中医杂志》1999年第1期报道，外观透内关治疗踝关节扭伤89例，同时嘱患者活动扭伤的踝关节，内外摆动、旋转、重压，20分钟后，慢步走动，双足轻轻跳跃，并从轻到重。结果：全部治愈，一般30分钟后，即能达到治疗效果。

（8）肾绞痛：《河北中医》1991年第3期报道，强刺激外关治疗肾绞痛10例，留针中令患者活动腰部，均收到了即时止痛效果。

（9）带状疱疹：《中国针灸》1999年第4期报道，强刺激外关、阳陵泉治疗带状疱疹后遗痛50例，经10～30次治疗，全部有效，其中痊愈45例（95%）。

（三）操作方法

可行重力指压、按摩、艾灸、拔罐（因部位偏小，只适宜小罐具）、刮痧、皮肤针或皮肤滚针刺激各 5～10 分钟，就是针刺也是非常安全的。因其主治病症大多属于实证，故强刺激和刺血效佳。

四十八、外关的代理穴——支沟（飞虎）

"支"通肢，"沟"指沟渠。穴在上肢前臂两骨之间，喻脉气行于两骨间如水行于渠，故名。又名"飞虎"、"飞处"。

（一）定位取法

前臂外侧，腕背横纹正中上 3 寸，尺骨与桡骨之间（图 179）。

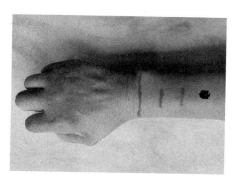

图 179　支沟

（二）治疗作用

通经活络、清利三焦、通调腑气。主治

1. 本经所过的肢体病症　腕臂疼痛、肘肩酸重、上肢痿痹，胁肋疼痛、落枕、颈椎病。

落枕：《针灸临床杂志》1997年第5期和《中国临床医生》2005年第11期报道，刺激支沟穴治疗落枕，同时令患者活动颈项，并在局部压痛点拔火罐，疗效满意，能使疼痛立止。

2. 头面、五官病症　偏头痛、目赤肿痛、耳鸣、听力下降、暴喑失语。

3. 胃肠病症　呕吐、泄泻（配天枢）或便秘（配大横、照海、足三里治习惯性便秘）。

便秘：《中国民间疗法》2003年第2期报道，按摩支沟穴治疗便秘46例，每天早晨排便前用拇指分别指压或按摩双侧支沟穴，由轻到重，使穴处有酸胀痛感。每日1次，10天为1个疗程。结果：有效44例（95%），其中治愈37例（80%）。一般按摩20分钟后患者即感肠蠕动加强而产生便意，并顺利排便。《现代中西医结合杂志》2005年报道，强刺激支沟穴治疗便秘52例，每天1次，5次为1个疗程。结果：全部痊愈。

4. 妇科病症　痛经、闭经、滞产、难产、产后血晕（配足三里、三阴交治产后血晕不识人）。

现代临床研究：强刺激支沟、足三里、三阴交等穴，可使孕妇子宫收缩增强。

5. 其他病症　热病汗不出、急躁易怒、胸胁胀满疼痛、心绞痛、肋间神经痛（配胁下第11肋端章门穴、阳陵泉）、胸背扭伤、急性腰扭伤、下肢疼痛、浮肿、丹毒、带状疱疹。

（1）胸胁痛：《江西中医药》1994年第2期报道，支沟点刺出血治疗胸胁痛22例，全部治愈（1次治愈15例，2次治愈7例）。

现代临床研究：强刺激支沟、足三里、三阴交等穴，对胸腔手术有一定的镇痛作用。

（2）肋间神经痛:《新疆中医药》1998 年第 4 期报道，针刺支沟穴治疗肋间神经痛 29 例，同时令患者做深呼吸运动 3 ～ 6 次。结果：全部治愈，且不再复发。

（3）心绞痛:《中国针灸》1995 年增刊报道，强刺激支沟、内关治疗心绞痛 52 例，要求针感沿左上肢内侧上至心前区，下传至左手中指尖。结果：均在针刺 0.5 ～ 1 分钟症状缓解，2 ～ 3 分钟内症状消失。

（4）胸背扭伤:《针灸临床杂志》1997 年第 5 期报道，针刺支沟穴治疗 1 例胸背扭伤（不敢呼吸，呼吸则痛甚）。针刺得气后令患者深呼吸和咳嗽，并活动上肢和胸背部，当即感疼痛减轻，深呼吸和咳嗽时均不觉疼痛。

（5）急性腰扭伤:《中国针灸》2003 年第 11 期报道，强刺激支沟穴治疗急性腰扭伤 67 例（疼痛位于一侧腰部取患侧支沟穴，疼痛位于腰部正中则取双侧支沟穴），每日 1 ～ 2 次。结果：全部治愈（1 次痊愈 55 例，2 ～ 4 次痊愈 12 例）。

（6）下肢疼痛:《针灸临床杂志》1997 年第 5 期报道，针刺支沟穴治疗下肢抽搐样疼痛、足不能着地、不能走路 1 例。针刺得气后，令患者活动下肢，当即疼痛减轻，半小时后疼痛消失，行走如常。

（7）带状疱疹:《针灸临床杂志》1997 年第 5 期报道，针刺支沟、阳陵泉治疗 1 例带状疱疹，每日 1 次。第 1 次治疗后疼痛大减，经 3 次治疗后，疼痛消失，红色疱疹开始结痂。

（三）操作方法

指压、按摩、艾灸、拔罐（小罐）、刮痧、皮肤针叩刺或皮肤滚针滚刺、点刺出血均可实施。

四十九、强身保健求"三里"

在人体 400 多个穴位中，具有强壮保健、益寿延年作用的穴位很多，像肚脐下的关元、气海；腰背部的命门、肾俞；下肢的足三里、三阴交；脚板心的涌泉穴等等。若是给它们排个"座次"，那么，足三里穴无疑应该是其中的第一要穴了。

为什么足三里能坐上强身保健穴中的"头把交椅"呢？它在强身健体、防病保健方面究竟有什么神奇功效呢？今天我就来给大家说说这强身保健第一穴——足三里的妙用。

（一）治疗作用

古人以足三里强身健体、防病保健，可以追溯到近两千年前的东汉末年，华佗就以本穴疗"五劳羸瘦、七伤虚乏"（即身体虚弱和各种慢性虚弱病症）。到了唐宋时代，由于艾灸疗法的盛行，用艾灸足三里防病保健就更为广泛了。

宋代医书《医说》中说"若要安，三里常不干"，意思是说一个人想要平安无恙，就必须长年不断灸足三里穴。因所灸处经常会灸出水泡，故以"常不干"言之。现代有人还戏言说针灸 1 次足三里，就等于喝一碗老母鸡汤（常按足三里，胜吃老母鸡）呢！足三里真的有这么神奇的功效吗？我给大家说个故事。

日本有一个名叫原志免太郎的人，在小学期间，因体弱多病，不得不休学半年。在家经过灸足三里等穴，身体变得壮实起来。后来，不但顺利完成了学业，而且还致力于灸法的研究，写出了《灸法医学研究》一书。书中转录了日本《帝国文库·名家漫笔》中所载的一个长寿之家的故事：日本国天保十五年（相当于 160 年前的 1845 年前后）9 月 11 日，东京都旁边的永代桥换架竣工，要举行一个剪彩仪式，这种剪彩仪式很特别，按照当地的习惯，要找一位当地年龄最大的老寿星先过这个桥，然后其他的人、其他的车才可以经过这个桥。经过户籍警的调查了解，一个叫满平的老汉获得此殊荣。当时满平已经是 242 岁的高龄，他提出来希望自己能和全家人一起过这个桥，组织者同意了。仪式开始的那一天 只见 242 岁的满平带头，221 岁的妻子紧跟其后，下面就是 196 岁的儿子和 193 岁的儿媳妇，再后面就是 151 岁的孙子和 138 岁的孙媳妇……在这个长寿之家，100 岁以上的人竟然有十几人之多。如此长寿之家令世人惊叹不已，有人就想啊，难道这老爷子一家有什么法术不成？怎么这么多人长寿，而且个个都体魄非常健壮呢？有人就问满平了：老爷子，请问你们家长寿的秘诀是什么？老爷子捋捋胡须笑了笑说，我们家族有个习惯，祖传每个月初一到初八全家男女老幼都灸足三里，世世代代、祖祖辈辈都一直坚持，始终不渝，仅此而已。

由于年代久远，日本的这个长寿之家无从考证，但是，从古至今，足三里的养生保健作用是经得起实践检验的。所以，原志免太郎在书中奉劝军队当局和大工厂厂主们，废除对士兵和工人的鞭挞之惩罚，以施灸（瘢痕灸）代替之，则惩罚与保健并顾。并希望上自大臣，下至国民，皆体验三里之灸，以建设世界第一健康之国土。1937 年元旦，日本政府卫生省（即卫生部）向全国发出通令，号召掀起一个"人民三里灸健康运动"。足三里强身壮体、防病保健的威力由此可见一斑！

那么，足三里穴最擅长治疗哪些方面的病症呢？

1. 主治各种消化系统病症　如食欲不振、恶心呕吐、胃痛、腹痛、腹胀、腹泻、便秘、肝胆疾病等。在这方面，可以毫不夸张地说，足三里的治疗速度和效果，明显要超过中西药物。所以针灸医学中自古就有"肚腹三里留"的歌诀。这里的"肚腹"，就是泛指一切消化系统病症。

我还在湖北中医学院工作的时候，有一次上针灸课，当时针灸系的总支书记邱某跟班听课，正当我讲到足三里治疗消化系统病症的时候，邱书记举手示意她有话要说。我就请她为同学们讲话，她说道：在她插队当知青的时候，平时生活很苦，有一次遇到有好吃的东西，她们女孩子们也顾不上"斯文"了，都狼吞虎咽地吃了个饱。没想到夜晚胃中不适，难以入睡（中医有云："胃不和则卧不安"），半夜里突然剧烈腹痛，上吐下泻的。后来同室的小姐妹请来了赤脚医生，在她小腿的膝关节下面的穴位扎了两针，当即针到痛止。问了赤脚医生方知，此穴就是足三里。书记的现身说法，让同学们倍感针灸学术的奇妙。

1976年笔者随医疗队在湖北麻城巡回医疗期间，随队炊事员周某因饮食伤及胃肠，腹痛、泄泻达半月之久。他本人不相信针灸，就求诊与内科医生，先后口服土霉素、黄连素、痢特灵等药没有收到效果。迫不得已，他硬着头皮找我给他针灸。经针刺双侧足三里，强刺激泻法，动留针30分钟，1次即愈。针刺之后，他从基层的公社去了一趟县城采购，在城里还买了2个香瓜，一为解馋，二为验证针灸疗效，看好了以后是否会因为吃容易闹肚子的食物有反复，结果没有。事后他还郑重其事地告诉学生们，一定要好好学习针灸。

我自己的小孩，刚上小学一年级的那年春节，年夜饭美味佳肴吃多了，半夜就开始肚子痛、吐泻不止。老家有个传统习惯，过年不能吃药。就只好给他扎针，但孩子却捂着肚子哭着喊着不让针灸。好说歹说，最后在他左右小腿上的足三里穴针了二针。

你猜怎么着？孩子马上就说"不痛了、不痛了"，也就破涕为笑了。事后大人开玩笑地问他，吃那么多好吃的东西都吃到胃的哪个高度了？小家伙用手一指说：都齐颈脖子了。看看，真是"美味不可多得"呀！

我在电视台主讲了穴位保健节目之后，接到南京观众王晓红女士来电反映：她有多年的胃病，在 2010 年之前几乎是天天反酸，感觉很不舒服。医院诊断为"反流性胃炎"，药物治疗效果很差。自从学会了足三里穴位保健之后，她每天用大拇指指关节突起处捶打足三里穴 2 ～ 3 次，几个月后反酸现象竟奇迹般地消失了，至今已有将近一年没有发生过了。

2014 年 3 月，我应邀到北京上针灸课，第一个穴位讲的就是足三里。4 月份我又第二次去北京讲课，3 月份参加学习的河北沧州学员纪执新（据说还是清朝翰林学士纪晓岚的第九代 23 世嫡孙）给我来电说：几天前他 50 多岁的爱人胃痛不舒服，也就不想吃饭，他就为爱人针了左右两边的足三里穴。略行提插捻转手法，仅仅 10 分钟，胃就不痛了，第二天吃饭胃口大增，比他吃得还多。

2. 用于防治各种慢性虚弱性病症 例如由于后天之本亏虚、气血生化无源引起的贫血、眩晕、肢软无力、神经衰弱、产妇乳汁减少以及由于中气不足、脾虚下陷引起的久泄、久痢、遗尿、脱肛、子宫脱垂、内脏下垂等等，刺灸足三里都能收到较好的治疗效果，从而为人们探索刺灸本穴防病保健开拓了思路。

足三里穴的强身健体功效已被古今大量的临床实践所证明，验之临床，疗效确切。例如我国解放初期 1952 年第 1 期的《针灸医学杂志》刊登的一篇"足三里的保健作用与灸法的改进"的文章，介绍了这样一个真实的病例：患者汪某，有胃溃疡病史多年，曾先后 5 次发生胃出血和大便下血，致使面黄肌瘦，贫血严重，身体极端虚弱。后经灸足三里穴 1 个月，病情就显著好转。灸 3 个月后，饮食增加，面色红润，身体日渐强壮起来，再未发生过出血．可见，前人所云，并非戏言。

在我 40 年的行医生涯中，用足三里治疗慢性虚症数不胜数，疗效满意。就是在前几年，我回湖北老家探亲，一个老同学因为患直肠癌，先是放疗、化疗，导致白细胞下降、头发掉得很多，后来做了手术又不能进食，身体瘦弱，体重下降近 20 斤。我让他每天用艾条灸足三里 1 ～ 2 次。灸 1 个月后，饮食、睡眠、精神就开始好转，4 个月下来，白细胞恢复正常，人也长胖多了，体重增加了 16 斤。

2014 年 4 月，我在河南郑州培训套管针疗法，学员刘某因为体质一向虚弱，特地从陕西赶到郑州参加学习，培训后就坚持按摩、捶打足三里穴，每次 500 下，坚持半年后就一反过去病态精神面貌，红光满面，精神百倍。

3. 提高免疫力，防治感冒、咳嗽、哮喘、肠炎等　解放战争时期，陕甘宁边区的解放军医务人员在环境艰苦、药品缺乏的情况下，根据毛泽东主席的指示，在延安和平医院开设了针灸门诊，以足三里穴为主，防治感冒、疟疾、肠炎等疾病，为保障广大军民的身体健康、支援解放战争做出了巨大贡献。

据报道，建国初期，全国各地也都以刺灸足三里开展过预防流行性感冒、麻疹、肠炎、细菌性痢疾的工作。例如陕西省原延安县医院，曾在感冒流行区域为 818 名未病者针刺足三里 1 次（用补法），两个月内，被针刺者无一人发病；对已病者刺灸足三里、大椎等穴，其治疗效果也超过口服 APC。1959 年 5 月哈尔滨市流行小儿痢疾，死亡率很高。医务人员在一家幼儿园为 144

名幼儿针刺足三里穴，发病率仅为 0.7%，而未针刺的幼儿发病率却高达 8%。

4. 预防中风　早在宋代《针灸资生经》一书中就记载了前人灸足三里等穴预防中风的经验："但未中风时，二月前或三四月前，不时胫上发酸、麻、重，良久方解，此将中风之候也。宜急灸足三里、绝骨四穴。"说的是素有头晕目眩（相当于高血压）的病人，在还没有中风的前 2 个或 3、4 个月，如果一侧的上下肢不时发酸、发麻、发软，手持物容易掉，下肢沉重、容易摔倒，这是将要发生中风之先兆。应该急灸足三里、绝骨（足外踝高点直上 3 寸）4 穴。因为灸足三里可以预防中风，使人推迟衰老、延年益寿，故被后人誉为"长生灸"、"长寿灸"。这对于研究老年医学是极有价值的。

5. 克服水土不服，消除旅途疲劳　唐代医书《备急千金要方》中所记："凡宦游吴蜀，体上常须三、两处灸之，勿令疮暂瘥，则瘴疠温疟毒气不能著人。"足三里就是其中的主要穴位。说的是唐朝盛世，一些达官贵人喜欢到江浙一带和天府之国四川旅游，注重养生者身上总是要带上一些艾，休息的时候就在足三里等穴上施灸，则瘴疠温疟毒气就不能伤人。现在我们国家也是国富民强了，旅游事业日益兴盛，但是不少人在旅游过程中由于水土不服、旅途劳累，很容易感冒或者闹肚子什么的，影响旅游。如果在旅途中能每天灸灸足三里穴，就能提高免疫力和对外在环境的适应性，调节胃肠。从而适应旅游中的气候、饮食等，防止各种疾病的发生，保障旅游的顺利和愉快。

由于刺灸足三里既能强身防病，又能消除疲劳，所以，在日本也有"不灸足三里，勿为旅行人"，"旅行灸三里，健步快如飞"等说法。在旅游事业如此发展的今天，这些史料所记，不能不对热衷于旅游的人们一定的启示！

通过上面古今中外大量的实例，我们已经知道了足三里在养生保健中的重要作用。要想用足三里保健，我们首先得学会如何正确找到足三里这个穴位，只有把穴位找对了、取准了，无论是指压，还是艾灸，才能获得满意的疗效，否则其防治疾病效果就会大打折扣。

我们明白了足三里的养生保健功效，下面该教给大家关于足三里的定位取穴以及操作方法了。

（二）定位取法

要想用好前身保健第一穴足三里，首先得学会如何正确找到足三里这个穴位，只有把穴位找对了、取准了，无论是指压，还是艾灸，才能获得满意的疗效，否则其防治疾病效果就会大打折扣。

足三里穴怎么找？这里我教大家 4 种方法：

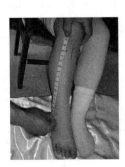

图 180　足三里

1. 分寸法　足三里在外膝眼正中下 3 寸，胫骨前嵴外缘一指宽的地方。坐位或卧位，屈膝，外膝眼距足背横纹 16 寸，足三里在外膝眼直下 3 寸，胫骨前嵴外缘一指（中指）宽处。我们可以用折量法定位取穴，把松紧带测穴尺找到 16 个格子的这个地方，"0" 端放在外膝眼正中间，下端就放到足背踝关节横纹处，从上往下数 3 格即是（图 180）。

2. 指量法（又简称"一夫法"）　坐位或卧位，屈膝，将一手拇指以外的四指并拢，食指第 2 指节置于外膝眼正中，四指向下横量，小指下缘距胫骨前嵴外缘 1 横指处是穴（图 181）。

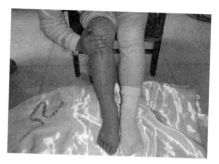

图 181　足三里

3. 中指测量法　坐位或卧位，屈膝，将一手掌心正盖在膝关节髌骨上，四指向下伸直（示指紧靠在小腿胫骨前嵴外缘），中指尖所抵达处即是（图 182）。

4. 骨性标志法（手推胫骨法）　坐位或卧位，屈膝，以一手的大拇指顺着小腿胫骨前嵴由下往上或由上往下推至胫骨粗隆下方，再向外侧旁开 1 横指处即是（图 183）。

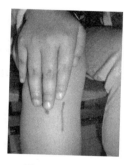

图 182　足三里

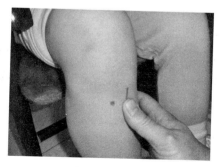

图 183　足三里

怎么样？学会了吧？朋友们可以根据自己的喜好和习惯，来准确地找到足三里的正确部位。

（三）操作方法

我们知道了足三里穴的神奇作用，学以致用，我最后再教给大家几种足三里的操作方法：①用拇指或中指指端点压、按揉；②双手握拳，以弯曲的拇指指关节突起处或小指侧指掌关节部位捶打；③皮肤针或皮肤滚针刺激；④艾条灸或艾灸器温灸；如果想拔罐，只能用小口径罐具才能吸拔。

怎么样？操作也不难吧？我想每个读者都可以掌握了。那么，上述各种方法具体应该怎么运用呢？每种方法需要操作多长时间？间隔多少天做一次？几种方法是单独用？还是结合用？一般情况下，每次操作时间，一侧穴位可 3 ～ 5 分钟，艾灸器可适当延长 5 ～ 10 分钟。几种方法用于保健可单独选用，用于治病应结合使用。用于治病可每天 1 ～ 2 次，用于保健每日或隔日 1 次也就可以了。关键是持之以恒，长年坚持，必有奇效。

五十、化痰第一要穴——丰隆

"丰"为满；"隆"为盛。穴属足阳明胃经，胃经多气多血，别走脾经，属于胃经联络脾经的"络"穴，该处肌肉丰满隆盛，故名。又解：丰隆为雷神名，雷起而云霭皆消，喻本穴有降逆化痰之功。

（一）定位取法

小腿前外侧，外踝高点上 8 寸，外膝眼与外踝高点为 16 寸，

（此穴正好在外膝眼与外踝高点连线中点），胫骨
前嵴外侧旁开约 2 中指宽（图 184）。

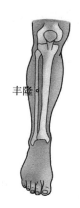

丰隆

图 184　丰隆

（二）治疗作用

丰隆是人体化痰第一要穴，也是胃经的一
个"络"穴，联络与胃相表里的脾经，在脾胃之
间充当一个"联络员"的角色。络穴的治疗特
点是主治互为表里的两个脏腑和两条经脉的共同
病症，并应该作为首选穴位，可以起到"一石二
鸟"、"一箭双雕"的治疗效果。

"脾为生痰之源"，痰湿为患即可视为脾（经）的病变。由
于丰隆是脾胃之间的"联络员"，它才具备调理脾胃、健脾化痰、
宣肺化痰、化痰通络、醒脑开窍等职能。

中医学所说的痰湿，有"有形"和"无形"之分：有形之痰
湿如呼吸道能咳出来的痰；无形之痰湿如痰蒙脑窍的头痛、眩
晕、头重如裹、癫狂、癔症、抑郁症，痰湿闭阻经络的肥胖、肢
体肿胀、沉重、疼痛、麻木、落枕、肩周炎、肌肉萎缩等等。无
论是有形之痰湿（如呼吸道能咳出来的痰），还是无形之痰湿丰
隆都有化解作用，均可以作为首选穴位。

1. 消化系统病症　呕吐、腹痛、腹泻、痢疾、便秘。

2. 呼吸系统病症　咳嗽、哮喘、痰多、咽喉疼痛、声音嘶
哑、失音、梅核气等。

呼吸系统病症因于痰湿壅肺，故咳喘痰多，梅核气属于一种
无形的痰瘀气滞"堵"在咽喉之中，吐之不出，吞之不进，往往
总是以为自己咽喉里长了什么瘤子，而经耳鼻喉科医生用喉镜检
查，什么也没有。要想"化"掉肺和咽喉里面的痰，穴位保健主

穴非丰隆穴莫属。配穴有咽喉局部的天突（颈下、胸骨柄上窝）、背部的脾俞（第 11 胸椎下旁开 1.5 寸）、上肢的列缺（腕背横纹拇指侧上 1.5 寸，桡骨茎突骨缝中）、下肢的照海（足内踝下凹陷中）等。

（1）咳嗽：《山东中医药杂志》2001 年第 2 期报道，针刺丰隆、肺俞、列缺治疗急性支气管炎 89 例，有效率 95.5%。

（2）哮喘：《实用中西医结合杂志》1997 年第 14 期报道，针刺丰隆、膻中治疗哮喘发作 123 例，10 次之内，有效率 72.3%。《针灸临床杂志》1998 年第 5 期报道，针刺丰隆、内关治疗支气管哮喘 34 例，10 次之内，有效率 94.1%。

（3）梅核气：《针灸临床杂志》1997 年第 12 期报道，针刺丰隆穴治疗梅核气 40 例，有效率 95%。

3. 心血管病症　胸痛、胸闷、高血压、高脂血症。

心血管病症缘于血中痰浊闭阻脉络，致使胸部气机不畅。现在针灸临床及科研证实：丰隆穴有较好的减压降脂作用，刺激丰隆穴具有很好的降脂作用，可使高血脂患者的血清胆固醇（TC）、甘油三酯（TG）、β – 脂蛋白明显下降。丰隆穴有较好的减压降脂作用，刺激丰隆穴具有很好的降脂作用，可使高血脂患者的血清胆固醇（TC）、甘油三酯（TG）、β – 脂蛋白明显下降。高血脂，现代医学认为是血黏度过高，中医学则认为是痰湿流入血脉之中，导致血液浓稠、血流缓慢，久之则使脉管狭窄，易引发冠心病、心绞痛以及脑中风等。

4. 神经系统病症　头痛、头昏、眩晕、头重如裹，癫证、狂证、痫证、癔病、抑郁症。

从中医学的角度看，神经系统病症也因痰湿蒙蔽心窍、脑窍而成。头痛、头昏、眩晕、头重如裹，癫证、狂证、痫证、癔病、抑郁症等都是痰阻清窍、脑神昏蒙的表现。应在丰隆穴的基础上加百会（前发际正中上 5 寸）、内关（掌面腕横纹中点上 2 寸）、肺俞（背部第 3 胸椎下旁开 1.5 寸）、脾俞（背部第 11 胸椎下旁开 1.5 寸）等化痰通络、醒脑开窍。

（1）癔病性失语：《新疆中医药》1997 年第 2 期报道，针刺丰隆穴治疗癔病性失语 9 例，经过 1 ～ 2 次治疗，全部治愈。

（2）中风后嗜笑症：《中国针灸》1999 年第 1 期报道，针刺丰隆、内关治疗中风后嗜笑症 11 例，全部有效。

5. 泌尿、生殖系统病症 小便不利或不通，面肿、肢体肿胀、经闭、带下。

6. 本经所过的肢体病症 下肢潮湿感重、疼痛（如坐骨神经痛）、麻木不仁、瘫痪、肌肉萎缩。

7. 其他病症 落枕、肩周炎、单纯性肥胖等。

（1）落枕：《上海针灸杂志》1990 年第 3 期报道，针灸丰隆穴治疗落枕，一般 1 次即可获效。

（2）肩周炎：《中国针灸》1996 年第 9 期报道，深刺丰隆穴治疗肩周炎 33 例，同时嘱患者向受限方向活动肩关节。经过 3 次治疗，全部有效，其中痊愈 25 例（75.7%）。

（3）单纯性肥胖：中医学认为：肥胖之人多痰湿，痰湿过盛即是肥胖形成的主要病因。痰湿是人体津液新陈代谢的产物，人体津液主要依靠脾的运化作用来完成。当脾的运化功能低下的时候，就不能正常运化体内的水湿了，就会使水湿停留、聚集在身体的一定部位，日久则由较为清淡的水湿变化成为较为浓稠的痰湿。痰湿灌注到脏腑之间，则会堆积大量脂肪，并使血黏度增加；痰湿走窜于皮肉、经络之间，则出现皮下水肿身重；痰湿流注于关节骨缝之中，则使关节肿大、沉重、疼痛；痰湿过多的积存于肺（中医学认为：脾为生痰之源，肺为储痰之器），则使人咳喘多痰；如果从肺漫溢，堵塞于咽喉之中，则肥胖之人睡觉时常打呼噜……因此，中医减肥，也是以健脾利湿、化痰通络为主要治法，针灸治疗也是以丰隆为主穴的。

另外，中医学自古就有"怪病治痰""难病治痰""顽症治痰"的经验。这种经验也能提示我们：临证遇到一些久治不愈的怪病、难病和顽症，不妨从"治痰"的角度打开思路，以丰隆为主穴，配合中脘、内关、足三里等共同发挥化痰通络的治疗作用，获得奇效。

（三）操作方法

1. 指压、按摩　可以用拇指或中指指端点掐、按压、旋揉，或者握拳，用第 5 指掌关节和小鱼际部位捶打 3 ～ 5 分钟。

2. 艾灸　艾条点燃悬灸 5 分钟左右；或者用艾灸器温灸 10 ～ 20 分钟，以局部发红、温热为度。

3. 拔罐　用大号罐具拔 10 分钟左右，风寒湿邪为患和怕冷者拔火罐，其他病症拔气罐即可。

4. 刮痧　用无菌刮痧板局部点刮 3 ～ 5 分钟，最好出痧。

5. 皮肤针或皮肤滚针　以无菌皮肤针叩刺或皮肤滚针滚刺，病轻者局部发红即可，病重者要求出血。

五十一、急性胃痉挛，梁丘能搞定

高处为"梁"，突起为"丘"。穴当膝上，是处肉多隆起，犹如山梁之上，故名。

（一）定位取法

膝关节髌骨外上缘上 2 寸，髂前上棘与髌骨外侧连线上。其简易取穴正好同取"血海"穴相反。患者正坐屈膝，可以用自己拇指的长度或食指前 2 节的长度来比画；如果施术者的手指粗细与病人差不多，施术者面对病人，左右交叉将手掌按在病人膝盖骨上（即左手按患者左膝，右手按患者右膝），掌心对准髌骨顶端，拇指向着膝关节的外侧，拇指与食指间呈 45°角，拇指尖所达之处是穴（图 185）。

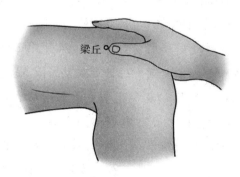

图 185　梁丘

（二）治疗作用

理气和胃、缓解痉挛、舒筋活络、消肿定痛。主治

1. 膝关节病症　膝关节肿痛（配膝眼、血海、鹤顶穴）、屈伸不利（配阳陵泉）。

膝关节痛：《中医正骨》2002 年第 11 期报道，针刺梁丘、血海穴治疗膝关节疼痛 263 例，二天 1 次，3 ～ 5 次为 1 个疗程。结果：有效 260 例（98.9%），其中痊愈 182 例（69.2%）。

2. 消化系统病症 配中脘、内关、公孙、足三里治疗急性胃炎、急性胃（肠）痉挛疼痛、脘腹胀满、嘈杂、反酸、呃逆、十二指肠溃疡、腹泻。

（1）急性胃（肠）痉挛：《针灸临床杂志》2000 年第 4 期报道，针刺梁丘、足三里治疗急性胃痉挛 40 例，全部临床治愈。《中国针灸》2002 年第 1 期报道，针刺梁丘穴治疗胃肠痉挛 96 例，全部有效。其中 5 分钟内完全止痛 69 例（72%）；10 分钟内完全止痛 23 例（24%）；30 分钟内完全止痛 4 例（4%）。

（2）急性胃炎：《上海中医药杂志》1995 年第 3 期报道，用拇指指腹点重力压按揉梁丘穴治疗急性胃炎，疗效快捷、显著，最后用手掌根作逆时针摩腹以巩固疗效。

（3）急性腹泻：《针灸临床杂志》1994 年第 3 期报道，艾灸梁丘穴治疗急性腹泻 455 例，每日 1 次。另以 52 例口服痢特灵和颠茄片作对照。结果：艾灸组均在 1 天内治愈，对照组 1 天治愈 27 例（51.92%），3 天治愈 16 例（30.77%），1 周治愈 9 例（17.31%）。经统计学处理，两组疗效有非常显著性差异。说明艾灸梁丘穴治疗急性腹泻疗效可靠，效果优于所用西药。

（4）呃逆：《西南国防医药》2002 年第 6 期报道，针刺治疗顽固性呃逆 48 例，全部有效。其中 1 次痊愈 30 例，显效 12 例，好转者 6 例。

笔者在吉林医科大学进修学习期间，有一次上针灸门诊，长春电影制片厂子弟中学的一位老师背来了一个哇哇直哭的女学生，说是该学生清早饱食后跑步上学，吹了冷风，上课时突然剧烈胃痛，老师急忙把她背到学校对面的医院里来看急诊。急诊室的医生诊断是急性胃肠炎，建议到针灸科治疗。本来，按常规应该在她的肚子上给按摩一下，针灸或拔罐的，但当时由于女学生捂着肚子哭着喊着死活不让针肚子，说害怕把肚子扎穿了。我只好在她老师的帮助下，针了腿上两边的梁丘穴。结果，这个学生胃痛立马停止，破涕为笑了。

3. 乳房病症 乳腺炎胀痛、乳汁不通（配膻中、乳根、内庭）、产后乳少或无乳可下（配膻中、曲池、足三里）。

4. 其他病症 肥胖病。《实用中医内科杂志》2003年第2期报道，针刺梁丘、公孙加耳穴按压治疗单纯性肥胖126例，针刺每日1次，10次为1个疗程；耳穴取脾、三焦、肺、内分泌，用王不留行籽贴压，患者自己每顿饭前自行按压穴位5分钟（以局部有痛感为佳），两耳5天交替1次，10天为1个疗程。结果：有效率为89.6%。

（三）操作方法

重力指压、按摩、艾灸、拔罐、刮痧、皮肤针叩刺或皮肤滚针滚刺。梁丘属于急救穴，所以治疗急性发作的剧烈胃痛刺激强度一定要大，轻轻地按压力度达不到要求，要达到掐按的地步，让它有强烈的酸、胀、麻木甚至疼痛的感觉，往往半分钟左右就能止住疼痛了。

五十二、清胃要穴数"内庭"

内，里边；庭，庭院。穴在趾端纹缝中，犹如门内的庭院，故名。

（一）定位取法

足背第2、3趾缝纹头端（图186）。

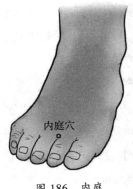

图 186　内庭

（二）治疗作用

清胃泻火、通络止痛。

1. 本经所过的肢体病症　足趾、足背红肿疼痛麻木。

2. 消化系统病症　胃热过甚导致的胃中嘈杂、消谷善饥（糖尿病）、呕吐、胃痛、腹胀（配三里，三阴交）、便秘、湿热泻痢（配曲池、天枢）、阑尾炎（配天枢、阑尾穴）等。

（1）胃痛：《河北中医》2002 年第 11 期报道，针刺内庭、内关治疗 1 例胃痛患者，饭后自觉胃痛难忍，伴呕吐、呃逆，速强刺激内庭、内关、阳陵泉，1 次而愈。

（2）呕吐：《贵阳中医学院学报》1999 年第 4 期报道，针刺内庭、内关穴治疗神经性呕吐 31 例，嘱患者反复做深呼吸 3～4次。结果：当时即控制而未出现呕吐者 23 例，其余 8 例在起针后自感轻微恶心但无呕吐。

3. 头面、五官病症　胃火上炎引起的前额痛、面痛、面肿、面瘫（配地仓、颊车、颧髎）、目赤肿痛（配前发际中点上 1 寸的上星穴）、麦粒肿、鼻出血、口噤难开、咽喉肿痛、扁桃腺炎（配合谷）、下牙痛及牙龈肿痛（配合谷）。

（1）麦粒肿：《黑龙江中医药》1998年第1期报道，内庭点刺出血治疗麦粒肿40例，2日1次。结果：治愈39例（97.5%），其中1次治愈32例（80%）。

（2）牙痛：《上海针灸杂志》2005年第4期报道，强刺激内庭并点刺出血治疗实火牙痛10例，经1～3次治疗，全部有效，其中1次疼痛消失8例，3次疼痛明显减轻2例。

笔者在武汉工作的时候，有一个干部在我们医院肝病科住院，平时也爱喝酒。一天突然牙齿剧烈疼痛，难以忍受。口服去痛片不能止痛，当晚彻夜未眠。次日上午前来针灸科求治。当时一侧面部微肿，上齿龈红肿，无龋齿，苔黄，证属"风火牙痛"。经针刺内庭和局部的颊车穴，当即痛止，感觉到齿龈清凉舒适，一次即愈。

（3）磨牙症：《中国针灸》2004年第8期报道，针刺内庭治疗睡眠中磨牙症30例，每日1次。经1～5次治疗，全部有效，其中1次治愈9例，2～4次治愈17例，5次缓解4例，随访1年均无复发。

4. 其他病症 单纯性肥胖、高热、中暑、风疹、配百会、人中、太冲治疗多种精神失常，如癫、狂、癔症、抑郁症等。

（三）操作方法

重力指压、按摩、艾灸、刮痧、皮肤针叩刺或皮肤滚针滚刺，也可点刺出血，毫针直刺或斜刺0.5～0.8寸也很安全。

五十三、清热利湿专穴阴陵泉

阴陵泉位于膝关节内下方，膝之内侧为"阴"，胫骨内侧髁高突如"陵"，髁下凹陷似"泉"；穴乃足太阴脾经之"合"穴，五行属水，故名。

（一）定位取法

小腿内侧，当胫骨内侧髁下缘凹陷中。简易取穴法：用拇指从足内踝顺着胫骨内侧往上推，当拇指端被膝关节内下方高骨（胫骨内侧髁）堵住的地方即是（图187）。

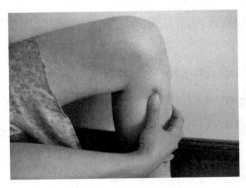

图187　阴陵泉

（二）治疗作用

全身要穴之一，有清利湿热、通利三焦、舒经活络、滑利关节等作用。

1. 消化系统病症　腹胀、腹痛、消化不良、不思饮食、呕吐、泄泻或痢疾、黄疸型肝炎等。

《中国针灸》1995 年增刊报道，刺激阴陵泉、太白（第 1 趾跖关节结合部后缘凹陷中）治疗小儿单纯性消化不良 870 例，每日 1 次，经 6 次治疗，有效率 95.3%。

中医学认为："湿多成五泻"，泄泻或痢疾，都离不开一个"湿"字。若是寒湿，则泻下清冷，无臭气，舌体胖大或有齿印，舌苔白腻；如果是湿热，则泻下浓稠或夹有脓血，伴有恶臭，舌苔黄腻。清热化湿是阴陵泉的强项，就是治疗难度较大的痢疾，用本穴配以腹部天枢（肚脐旁开 2 寸）、曲池（屈肘，肘横纹拇指侧纹头端）、三阴交等穴，其治疗作用也优于中西药物。

中医学还认为："黄疸"是成于肝胆，却因于脾胃。为什么会有如此认识？黄疸是湿热熏蒸、肝胆失于疏调的结果，而"湿"的来源，还是由于脾虚不能正常运化水湿所致。笔者在针灸临床中观察到：以本穴配伍背部至阳（背部第 7 胸椎下凹陷中）、胆俞（第 10 胸椎下旁开 1.5 寸）、日月（乳头直下第 7 肋间隙）、太冲（足背第 1、2 跖骨结合部前方凹陷中）、阳陵泉（膝关节外下方腓骨小头前下方凹陷中），其退黄效果也明显优于中西药物。

2. 泌尿、生殖系统病症　尿失禁、小便不利、水肿、淋证、遗精、阴茎痛、带下、子宫脱垂。

泌尿、生殖系统的上述病症，也离不开湿热的刺激和熏蒸。往往还伴见外阴潮湿、瘙痒，小便黄赤、遗精多为外阴收到湿热刺激导致梦遗。带下也多呈脓赤带，且伴有臭气，睡眠不安稳、梦多且睡梦中锉牙。刺激阴陵泉有调整膀胱张力的作用，可使膀胱括约肌松弛者肌张力增强，紧张者松弛。为了增强疗效，还需要配伍中极（下腹部正中线脐下 4 寸）或曲骨（下腹部正中线脐下 5 寸，正当前阴上方耻骨联合上缘正中央）、太冲（足背第 1、2 跖骨结合部前方凹陷中）等穴，共同作用，相得益彰。

《天津中医学院学报》1994 年第 2 期报道，刺激刺阴陵泉治疗尿潴留 46 例，有效率 84.8%。《中国针灸》2004 年第 5 期报道，产后刺激阴陵泉、三阴交等穴预防产后尿潴留 54 例，产后 1 小时针刺，没有一例出现尿潴留现象。

3. 本经所过肢体病症　隐神经痛、膝关节红肿疼痛、下肢萎痹、瘫痪等。

脾经的经脉循行同隐神经基本吻合，《针灸研究》1998 年第 3 期报道，针刺阴陵泉、三阴交穴治疗隐神经痛 20 例，经 5 ～ 8 次治疗，全部病例临床症状均全部消失。

笔者也曾经治疗一位女性病人，症情非常简单，就是小腿疼痛。前面的医者没有问清具体疼痛部位，盲目为之针刺足三里、阳陵泉二穴未效。笔者诊治发现疼痛仅限于小腿内侧前缘的脾经循行线上，属于脾经的"经脉病"，遂为其针刺阴陵泉、地机、三阴交三穴，一次而愈。

4. 其他病症　肩周炎、肘膝关节骨折后功能障碍等。

《中医药研究》1995 年第 3 期报道，刺激阴陵泉治疗肩周炎 92 例，同时让病人活动患侧肩关节。经 10 次治疗，有效率 95.6%。《针灸临床杂志》1998 年第 8 期报道，刺激阴陵泉治疗肩周炎 135 例，令患者不断活动患肩。经 10 次治疗，全部有效（其中显效 118 例，占 87.5%）。

《中国针灸》2004 年第 10 期报道，大针深刺阴陵泉治疗肘关节骨折后功能障碍 35 例，经 5 次治疗，全部有效（其中痊愈 32 例，占 91.4%）。

（三）操作方法

指压、按摩、艾灸、刮痧、皮肤针或皮肤滚针刺激均可，但穴处骨骼高低不平，不适合拔罐。因其主治多属实热证，指压、按摩、刮痧、皮肤针或皮肤滚针刺激力度应该偏大，治疗时间相对延长；又由于主治范围多属于湿热为患，艾灸不能作为首选之法，且灸量不宜大，灸时不宜长。

五十四、善调脾肝肾的三阴交

三阴交，穴属脾经，因为是足太阴脾经、足厥阴肝经、足少阴肾经三条阴经经脉的交会穴，故得此名。别名"太阴""承命""下三里"。

（一）定位取法

位于内踝高点上 3 寸的胫骨后缘，取穴时可用自己的食指、中指、无名指和小指并拢比画，小指放在内踝高点，食指上缘就是本穴（图 188）。

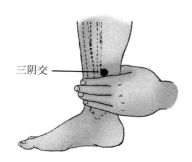

三阴交

图 188　三阴交

（二）治疗作用

三阴交是脾经第一要穴，也是全身要穴之一。有健脾和胃、调理肠道、滋养肝肾、调节小便、调理经带、强身保健、益寿延年等诸多医疗作用。

三阴交在临床上的应用非常广泛，其功能主治都与脾、肝、肾的功能活动密切相关。主要用于防治因脾、肝、肾功能失调引起的多种疾病，诸如消化系统、泌尿系统、生殖系统、内分泌系统的病症（包括男性病、妇科病）更为重要。可以帮助人们（尤其是女性）维持年轻，推迟更年期，延缓衰老，保证青春的魅力。

1. 消化系统病症　脾胃虚弱、不思饮食、消化不良、恶心呕吐、腹胀、腹痛、腹鸣、泄泻、痢疾、黄疸。

《中国针灸》1982 年第 4 期报道，艾灸三阴交、关元治疗妊娠呕吐 151 例。主穴：三阴交、关元，脾虚加足三里；肝胃不和加太冲。每次每穴灸 5 分钟，每日 1 次。结果：1 周后痊愈 146 例（96.6%），好转 5 例，全部有效。

《云南中医学院学报》1998 年第 1 期报道，刺激三阴交和内关穴治疗顽固性呃逆 50 例。取穴：三阴交、内关，用 1.5 寸毫针快速刺入，得气后大幅度捻转 6 ～ 8 次，当针下产生温热感后手法宜缓，并嘱患者"深吸气 – 屏气 – 深吸气"。如此反复 4 ～ 6 次，留针 30 分钟。结果：治愈 48 例，好转 2 例，全部有效。

对于发病较急、腹痛较甚、拒按、腹泻较重者，最好用针刺法，直刺 1 ～ 1.5 寸，留针 20 ～ 30 分钟；而起病较缓、腹痛隐隐、喜暖喜按、腹泻较轻者，可用指压、按摩、皮肤针或皮肤滚针刺激，也可以单用灸法，每次以艾条（或艾灸器）灸 10 ～ 15

分钟。每日 1～2 次。

有一次我和一位非业务人员监考，他说他今天闹肚子了，监考的第一节课就跑出去上厕所好几趟，我说，你不是抽烟吗？我告诉你两个穴位，一个三阴交，一个申脉穴（足外踝高点下凹陷中，图），你用香烟灸灸看。结果，腹泻就止住了，第二节课就能正常监考。

饮食无度、无节制，就会损害脾的功能，不但面无血色，而且脸上及全身肌肉也会松弛。三阴交是脾经的大补穴，脾为人的后天之本，气血生化之源，主四肢肌肉。如果想在 40 岁之后还能保持好的气色，还能对抗地球的引力，保证脸部和胸部不出现松垮、下垂现象，除了饮食要规律之外，还要经常在上午 9～11 点脾经当令之时，按揉左右腿的三阴交穴各 20 分钟。女人只要气血畅通，就会面色红润白里透红，皮肤和肌肉不松不垮。

2. 泌尿系统病症　小便频数、淋沥不尽、遗尿、小便失禁、小便不利、尿闭、水肿。

《四川中医》1986 年第 11 期报道，刺激三阴交治疗 1 例产后尿潴留 3 天，经导尿、西药注射、中药内服均无效的患者，针刺后 1 分钟小便即通。《江苏中医》1988 年第 2 期报道，强刺激三阴交治疗产后尿潴留 50 例，结果：治疗 1 次后即行排尿 43 例，治疗 2 次后即行排尿 5 例，仅 2 例无效。《四川中医》1988 年第 10 期以同法治疗 100 例（病史 1～2 天者 53 例，3～5 天者 36 例，5 天以上者 11 例）。结果：针后 30～40 分钟排尿 56 例，针后 1～2 小时排尿 35 例，无效 1 例。《针灸临床杂志》1999 年第 4 期报道，针刺三阴交治疗产后尿潴留 32 例，有效率 96.8%（其中痊愈 26 例，占 81.2%）。

《中国针灸》2001 年第 8 期报道，针刺三阴交治疗脑血管意外后尿潴留45例，针刺后自行排尿42例（93.3%）。

针灸治病，对人体有一种良性的双向调节作用，三阴交即能治疗遗尿，又能治疗尿闭，原因就在于此。

2010年上半年，也就是我的"儿童穴位保健"电视讲座节目播出之后，江西观众胡珍仙女士就用所学到的穴位保健给自己姐姐的孙女（每晚尿床1～2次）治疗遗尿，当天晚上就没有尿床，获得了很好的效果。胡女士打电话给我兴奋地说，尝到了穴位保健的甜头，很希望能有机会继续学习，以便今后能为自己的孙子防病保健。后来她果真从江西来到南京参加了我在华夏老年大学的中医养生班的课程。

《四川中医》1986年第1期报道，治疗1例肾绞痛患者，经用度冷丁肌肉注射疼痛未能缓解。取三阴交、肾俞，常规针刺，得气后强刺激手法，动留针30分钟，留针中疼痛即止且无复发。

3. 生殖系统、内分泌系统病症　男子遗精、阳痿、早泄、男性不育、阴茎痛、疝气，女子月经不调、痛经、闭经、崩漏、赤白带下、子宫脱垂、产后血晕、恶露不行或不止、腹痛、难产、胞衣不下、小腹疼痛、癥瘕、不孕症等。

在日本，就崇尚青年人灸三阴交、关元穴，以旺盛生殖机能，防止性病，于女子并调理月经。三阴交穴可以广泛治疗经、带、胎、产、乳及诸多妇科杂病，可以说是妇科要穴之一。大凡男性病和妇科病，一般都会在三阴交穴出现不同程度的压痛，因此，各种刺激方式均可以有效地治疗这些常见病症。可以经常施行指压、按摩、艾灸、皮肤针叩刺或皮肤滚针滚刺。治疗期间，须注意畅达情志，避免或减少性生活。长期坚持，多收良效。

《中国针灸》1984年第2期报道，三阴交埋针治疗阳痿31例，3日1次，经1～2次治疗，痊愈28例（90.3%）。

《新疆中医药》1993 年第 4 期报道，刺激三阴交、血海治疗月经病 35 例，有效率 91.4%，其中，痊愈 27 例（77.1%）。

1976 年，我在农村巡回医疗，有一天背着药箱走在乡间的小路上，农田里人们都在插秧，一片繁忙景象。只见路边却有一个 20 多岁的姑娘双手捂着肚子蹲在地上。一问方知，她因为月经来潮，又下水田干活引起痛经。由于在田边地头宽衣解带不大方便，我立即就地给她按压了小腿上的三阴交穴，马上肚子就不痛了。同时叫来生产队的干部，说明情况让这位女青年回家休息。

前些年出差去天津，在火车上遇到三个 20 岁左右小姑娘正在为其中一个小姐妹掐人中，我问她们是怎么回事？她们说那个女同伴肚子痛得很厉害，好像是要昏过去了。我又问那个女孩子是不是月经来了？她点头称是。于是我当即给她重力按揉三阴交穴，腹痛顿时就缓解了。

保养子宫和卵巢：三阴交属于脾经，为脾、肝、肾三条经的交会穴。脾化生气血、统摄血液；肝藏血、主疏泄；肾藏精、主理月经。女性的任脉、督脉、冲脉这三条经脉的经气又都起于胞宫（子宫和卵巢）。其中，任脉主管人体全身之血，督脉主管人体全身之气，冲脉是所有经脉气血的总管。女人只要气血充足、通畅，那些月经先期、月经后期、月经先后无定期，痛经、闭经、性冷淡等疾病都会得到治理。而女性脸上生斑、长痘、皱纹，其实都与月经不调有关。只要每天傍晚 5 ～ 7 点肾经当令之时，坚持按揉两条腿的三阴交各 15 分钟左右，就能能促进任脉、督脉、冲脉的畅通，保养子宫和卵巢，调理月经，祛斑、祛痘、去皱。使女性能青春常驻，延缓衰老。

《中国针灸》1994 年第 5 期报道，月经前 3 ～ 5 天开始刺激三阴交穴治疗原发性痛经 120 例，连续治疗 3 个月经周期，有效率 96.7%，其中，显效 105 例（87.5%）。

《针灸临床杂志》2000 年第 6 期报道，针刺三阴交为主治疗闭经 32 例，治疗期间停用中西药物，均取得明显疗效。

《河北中医》2001 年第 3 期报道，三阴交刺血拔罐治疗慢性盆腔炎疼痛综合征 80 例，每周 1 次，经 3 次治疗，有效 79 例（98.8%），其中显效 68 例（85%）。

《陕西中医》1984 年第 2 期报道，刺激三阴交、至阴穴治疗胎位不正 70 例，经 6 次治疗，纠正 61 例（87.1%），无效 9 例。

4. 神志病症 失眠、抑郁、痴呆、癫证、狂证、痫证。

《中国针灸》2001 年第 5 期报道，刺激三阴交治疗各种头痛 30 例，有效率 96.7%，痊愈 23 例。

《中国针灸》1995 年第 4 期报道，白天深刺三阴交、神门穴，晚上睡前自灸三阴交穴治疗失眠 168 例，经 7～10 次治疗，有效率为 80.3%，治愈 89 例（53%）。《山东中医杂志》1995 年第 10 期报道，刺激三阴交为主治疗更年期失眠 98 例，一般治疗 2～5 次即效，有效率 93.9%。

5. 强身保健、益寿延年 中医学认为：肝肾为人的先天之根，脾胃是人的后天之本，任脉统率一身之阴气、精血，关元是人体元阴、元阳交关之所在。常常刺灸和按摩三阴交，就可以振奋人的先天之根、后天之本、元阴元阳之气，使人的肝肾之气充足、脾胃之气旺盛，食欲增加，气血生化有源，脏腑功能健全，从而起到强身壮体、推迟衰老、益寿延年的作用。由于三阴交穴位于内踝高点上 3 寸，其强身保健、益寿延年的作用十分类似足三里穴，故又有"下三里"之称。

6. 其他病症 三阴交穴的其他治疗作用还涉及对血液、血压和血糖的双向调节，故既能用于高血压、高血糖；也能用于低血压、低血糖；另外还有养血、活血、祛风、止痒的功能作用，对贫血、下肢（尤其是双脚）发凉、怕冷、阴股内廉疼痛、瘫痪以及皮肤干燥瘙痒、荨麻疹、湿疹、丹毒、疮疡痈疽、眼睑下垂、咽干喉燥、声音嘶哑等有较好的疗效。

在保持血压稳定方面，三阴交是一个智能调节穴位。对于血压过高或过低，每天中午 11 ～ 13 点心经当令之时，用力按揉两侧的三阴交各 20 分钟，坚持 2、3 个月，能把血压调理至正常值。

湿疹、皮炎、荨麻疹、肌肤过敏：皮肤之所以过敏，长湿疹、荨麻疹、皮炎等毛病，都是体内的湿气、浊气、毒素在捣乱。脾的功能之一就是运化水湿，把人体的水湿浊毒运化出去。每天中午 9 ～ 11 点脾经当令之时，按揉左右腿的三阴交各 20 分钟，能把身体里面的湿气、浊气、毒素都给排出去，从而使皮肤恢复光洁细腻。

《安徽中医学院学报》1998 年第 2 期报道，刺激三阴交治疗慢性咽炎 50 例，有效率 98%，其中，显效 36 例（72%）。

《四川中医》2001 年第 4 期报道，刺激三阴交、悬钟（外踝高点上 3 寸）治疗急性腰扭伤 30 例，同时嘱患者慢慢活动腰部，全部有效，痊愈 28 例（93.3%）。

《陕西中医》1993 年第 10 期报道，独取三阴交治疗足跟痛 46 例，有效率 89.1%。

《针灸临床杂志》1995 年第 8 期报道，强刺激三阴交、昆仑穴（足外踝与跟腱连线中点）治疗红斑性肢痛症 16 例，大部分疼痛立刻减轻，1 ～ 3 次全部治愈。

《浙江中医杂志》1994 年第 9 期报道，强刺激三阴交治疗荨麻疹 33 例，均获痊愈。

鉴于三阴交、关元穴都是足三阴经的交会穴，都与脾、肝、肾的功能活动有关，故临床常将二穴合用，有健运脾胃、调理肠道、滋养肝肾、调节小便、调理月经以及强身保健、益寿延年等功能作用。

（三）操作方法

三阴交的操作方法，可酌情选用指压、按摩、搓擦、艾灸、小火罐拔罐、皮肤针叩刺或皮肤滚针滚刺等。

1. 泌尿系统之小便频数、淋沥不尽、遗尿、小便失禁，此类病症若伴有尿黄、口渴、尿道痒痛、大便偏干时，宜用针刺法、刮痧法强刺激；若小便清长、面色萎黄、气短乏力者，可以指压、按摩、皮肤针叩刺或皮肤滚针轻度刺激、针灸并用。每日1次。

2. 泌尿系统之小便不利、尿闭、水肿，因为膀胱常常处于充盈状态，指压、按摩的力度不宜重，否则，患者会有紧张不适感；皮肤针宜中度叩刺，艾灸或针灸并用。每日1～2次。因为小便不利、尿闭，膀胱常常处于充盈状态，指压、按摩的力度不宜重，否则，患者会有紧张不适感；皮肤针或皮肤滚针宜中度刺激，艾灸或针灸并用。每日1～2次。

3. 生殖系统之遗精、阳痿、早泄、男性不育。可以经常施行指压、按摩、艾灸、皮肤针叩刺或皮肤滚针轻中度刺激。

4. 生殖系统之月经不调、痛经、闭经、白带、产后胞衣不下、产后腹痛、不孕症。如见月经色红或紫，甚至带有血块，腹痛连及两胁，拒按、乳房胀疼、小便黄、大便偏干者，可行指压、按摩、皮肤针叩刺或皮肤滚针滚刺，不灸或少灸；如见月经色淡、质稀、腹痛喜暖喜按、面色苍白或萎黄者，应指压、按摩、针灸并用。像痛经、产后腹痛这种病，一般艾灸 10 ～ 15 分钟即可止痛。于下次月经来潮之前的 2 ～ 3 天提前针灸，还能预防痛经的发生。

三阴交穴的搓法，最好能连带着太溪穴以及搓脚心一起施术（图 189）。三阴交是脾经的，太溪是肾经的，一个属于后天之本脾，一个属于先天之根肾。三阴交搓太溪法，脾、肝、肾都得到了调节，调补先后天之气血，既补气又养阴，还强壮泌尿、生殖机能，而且还生津止渴、润肠通便，对中老年人习惯性便秘、糖尿病一定得治疗作用。

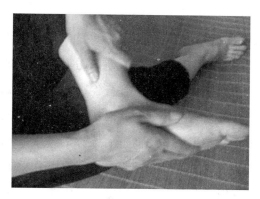

图 189　三阴交穴搓法

由于三阴交主血，对各种刺激又比较敏感，故孕妇不宜针刺，其他刺激也不宜过强，以免伤及胎儿，引起流产或早产。据明代针灸医书《针灸大成》记载："宋太子出苑，逢妊妇，诊曰：'女。'徐文伯曰：'一男一女。'太子性急欲视，文伯泻三阴交、补合谷，胎应针而下，果如文伯之诊。"说的是：宋太子喜医术，有一天他同他的老师徐文伯一通外出踏青，迎面碰见一名孕妇。

宋太子想在老师面前卖弄一下自己的本事，给孕妇诊脉后说道该妇人怀的是一个女孩；而徐文伯诊脉后认为是双胞胎一男一女。太子性急，当即就要剖腹看个究竟。徐文伯制止说道：不可，臣请针之。于是用针泻三阴交、补合谷穴，胎应针而下，果如文伯所言。后世遂以三阴交（泻）、合谷（补）为孕妇禁针之穴。

　　补合谷、泻三阴交为什么能堕胎？因为胎儿在母体，主要依赖精血的滋养。脾统血，为后天之本、气血生化之源。三阴交是脾经第一要穴，又与肝、肾二脏密切相关，为足三阴经之交会穴。肝藏血，为女子先天之本，肾藏精，内系于胞宫。所以，三阴交也主精血，系于胞宫。女子在妊娠期，精血当补不可泻，泻三阴交必损胞胎。

　　补合谷致气盛，在泻三阴交之血的同时又补合谷之气，是谓"血衰气旺"，堕胎即是子宫强烈收缩损伤阴血的结果。根据这一作用，古代针灸医书又有"难产补合谷、泻三阴交"之说，这倒可以为晚婚的大龄女青年怀孕，如果在分娩中出现难产提供一个缩短产程的方法。如果反其道而行之，对孕妇补三阴交，使其血旺以养胎，泻合谷使其气弱，减少对胞宫的压力，却正好能起到保胎的作用。这既是腧穴良性双向调节作用的体现，又是逆向思维在针灸医学上的应用。

五十五、血证专穴有血海

　　穴属脾经，临床能治疗诸多与血有关的疾病，既能补血，又能行血，还能止血，故名。又因该穴主治皮肤瘙痒，似有虫行之感；又能治多种虫证，故又称"百虫窝""血郄"。

（一）定位取法

膝关节髌骨内上方上2寸，大腿内上方股四头肌内侧头的隆起处。取穴时病人可以用自己拇指的长度或食指前2节的长度来比画。如果施术者的手指粗细与病人差不多，可面对病人，将自己的双手掌按在病人膝盖骨上（左手按右膝，右手按左膝），掌心对膝盖骨顶端，拇指向内侧，拇指与食指间呈45°角，拇指尖所达之处（图190、191）。

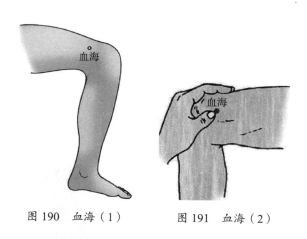

图190　血海（1）　　　　图191　血海（2）

（二）治疗作用

理脾养血、行气活血、祛风止痒、除湿杀虫。

1. 血液系统病症　配膈俞治疗贫血、白细胞减少症、血小板减少、多种出血症、淤血症等。

2. 泌尿、生殖系统病症　小便淋涩疼痛、尿血、月经不调（配关元、三阴交）、痛经（配地机）、经闭（配天枢、归来、三阴交）、功能失调性子宫出血（配灸隐白、气海）、带下、产后恶露不禁。

3. 皮肤病症　配曲池、合谷、三阴交治疗皮肤干燥、瘙痒、荨麻疹、丹毒、湿疹、阴部瘙痒。

4. 其他病症　诸虫症（有"百虫窝"之称）。

（三）操作方法

指压、按摩、艾灸、拔罐、刮痧、皮肤针叩刺或皮肤滚针滚刺。

五十六、筋之会穴"阳陵泉"

外侧为"阳"，高起为"陵"，泉，本为水源，此指凹陷处。穴在膝关节外侧下方凹陷处，故名。

（一）定位取法

小腿外侧，腓骨小头前下方凹陷处。将拇指按在外踝前方，沿胫腓骨向上推至顶处（腓骨小头）前下方是穴；也可以借助腓骨小头与胫骨外侧髁的突起取穴：以腓骨小头和胫骨外侧髁突起为底边，向下呈等边三角形的那个点即是本穴（图192）。

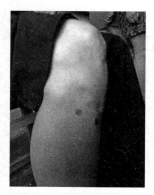

图 192　阳陵泉

（二）治疗作用

既是胆经第一要穴，也是全身重要穴位，为"筋之会"穴，功能通经活络、舒筋止痛、疏利肝胆、镇痉宁神。

1. 经脉循行所过部位的病症　颞下颌关节炎、耳鸣、轻度听力下降、落枕、肩关节（周围）炎、胸胁疼痛、各种关节及软组织损伤、腰扭伤、腰骶部疼痛、下肢痉挛疼痛、膝关节及其周围组织疾患、腓肠肌痉挛、踝关节扭伤等。

阳陵泉为"筋之会"，中医学解剖的"筋"是什么？包括哪些组织？全身骨骼、关节、肌肉、肌腱、韧带以及部分神经组织结构，都属于"筋"的范畴。鉴于阳陵泉"筋之会"穴的身份，才能治疗上面那么多关于"筋"方面的病变。总之，人体从头到脚，任何一个部位的跌打损伤、扭挫伤或者肌肉萎缩、瘫痪、痉挛什么的，甚至于一些内脏平滑肌的疾病如心绞痛、胃肠痉挛、膈肌痉挛、胃下垂、胆绞痛、泌尿系绞痛等都可以用阳陵泉来"搞定"。

（1）软组织损伤：《贵阳中医学院学报》1979年第12期报道，刺激阳陵泉治疗各类软组织损伤40例，1次痊愈27例（67.5%）。

（2）落枕：《贵州中医学院学报》1987年第2期报道，强刺激阳陵泉治疗落枕95例，同时嘱患者活动颈项。结果全部治愈，其中1次治愈64例（7.3%）。《中医药研究》2002年第1期报道，针刺阳陵泉穴治疗落枕60例，同时配合活动颈部。经过3天治疗，全部有效，其中，临床治愈56例（93.3%）。

（3）颈椎病：《针灸临床杂志》1997年第12期报道，针刺阳陵泉加弹拨背部膈俞穴（第7胸椎下旁开1.5寸）治疗颈椎病134例，有效131例（为97.8%）。

（4）肩痛、肩周炎：《中国针灸》2002年第7期报道，针刺阳陵泉治疗肩痛30例，在行针的同时嘱病人活动患肢。经过3次治疗，有效29例（96.7%），痊愈23例（76.6%）。《天津中医学院学报》1984年第2期报道，强刺激阳陵泉治疗肩周炎52例，行针中配合肩部活动。结果：痊愈28例，显效15例，好转7例，无效2例。《山东中医杂志》2003年第3期报道，独刺阳陵泉治疗肩周炎100例，同时让患者运动肩部，经30～100次治疗，有效82例，其中，痊愈40例。

（5）胸部挫伤：《中国中西医结合杂志》1994年第7期报道，中强刺激阳陵泉治疗胸壁挫伤100例，行针中嘱患者做深呼吸动作。结果：全部有效，其中，针刺后1分钟内即感胸痛明显减轻、5～20分钟后疼痛消失者98例。

（6）胁肋疼痛：《新中医》1977年第2期报道，针刺阳陵泉、支沟穴（手背腕横纹中点上3寸）治疗胁肋疼痛40例，远期止痛30例，近期止痛9例，仅1例无效。

（7）急性腰扭伤：《江西中医药》2002年第5期报道，强刺激阳陵泉、攒竹穴治疗急性腰扭伤，患者配合活动腰部，一般仅需1～2次即获痊愈。

（8）足踝扭伤：《四川中医》1985年第12期报道，强刺激阳陵泉治疗1例多种方法医治无效的顽固性足踝扭伤患者，取针后疼痛明显减轻，行走如常。《国医论坛》2000年第5期报道，刺激阳陵泉及压痛点治疗踝关节急性扭伤58例，并嘱患者同时活动受伤关节（血肿明显者再刺血拔罐）。经5次治疗，有效56例（96.6%），其中痊愈38例（65.5%）。《江西中医药》2001年第6期报道，深刺阳陵泉透阴陵泉治疗踝内翻扭伤50例，经1～5次治疗，全部治愈（其中1天内治愈10例）。

2.肝、胆及消化系统病症 胸胁支满疼痛、肝胆病症、口苦、呕吐胆汁、急性传染性肝炎（配足三里）、（黄疸性）肝炎、胆囊炎、胆石症、胆道蛔虫症、胆绞痛、呃逆等。

阳陵泉是胆经第一要穴，治疗肝胆系统病变乃其本职。我们在临床上观察过针刺阳陵泉能加强胆囊的收缩，大幅度增加黄疸病和胆道手术后体外胆汁引流的滴数和速度。比如正常情况下每分钟排泄胆汁 30 滴左右，通过对阳陵泉予以针刺或按摩，可以使胆汁流量增加到每分钟 60 滴左右，增加太冲穴后胆汁流量甚至增加到每分钟 90 滴左右。表明阳陵泉有帮助胆囊收缩的作用，从而使胆汁能够正常地随着胆囊的收缩排到十二指肠，进入肠道系统，促进消化功能的好转，也有利于排出胆汁和结石。

（1）急性胆囊炎：《中国针灸》1986 年第 4 期报道，针刺阳陵泉、期门治疗急性胆囊炎 150 例，痊愈 142 例（94.7%）。

（2）胆绞痛：《针灸学报》1990 年第 4 期报道，深刺阳陵泉治疗胆绞痛 11 例，全部有效，其中显效（针后 10 ～ 30 分钟内疼痛明显减轻或消失）7 例。《针刺研究》2000 年第 1 期报道，针刺阳陵泉穴治疗胆绞痛 79 例，显效 67 例（84.8%），平均显效时间为 5.5 分钟；有效率为 93.67%，平均有效时间为 7.7 分钟。

（3）呃逆：《包头医学院学报》1999 年第 1 期报道，阳陵泉穴位注射维生素 B_1 和维生素 B_{12} 治疗顽固性呃逆 17 例，注射后在穴处按摩 3 分钟。结果：全部有效，其中注射 1 次后呃逆消失 10 例，2 次消失 4 例，3 次消失 3 例。

3. 神经系统病症 （偏）头痛、面瘫、面神经痉挛、眼睑瞤动或下垂、肋间神经痛、带状疱疹后遗神经痛、坐骨神经痛、中风、半身不遂、小儿脑瘫、下肢肌肉萎缩、神经衰弱、癫痫、小儿急惊风（配人中、中冲、太冲）等。

（1）面瘫：《针灸临床杂志》2000 年第 10 期报道，以针刺阳陵泉、太冲穴为主，治疗周围性面瘫 106 例，经 10 ～ 30 次治疗，全部有效，其中治愈 97 例（91.5%）。

（2）肋间神经痛：单用本穴治疗肋间神经痛20例，全部有效，1次痊愈17例（吕景山，单穴治病选萃 [M].北京：人民卫生出版社，1995）。

（3）带状疱疹后遗神经痛:《杭州医学高等专科学校学报》2001年第4期报道，针刺阳陵泉配大椎点刺出血加拔罐，治疗带状疱疹后遗神经痛38例，经20次治疗，有效33例（86.8%），其中显效22例（57.8%）。

（4）坐骨神经痛:《哈尔滨中医》1960年第3期报道，强刺激阳陵泉、环跳治疗坐骨神经痛284例，经15次治疗，有效281例（98.9%）。《中国针灸》2000年第2期报道，强刺激阳陵泉等穴治疗坐骨神经痛87例，经治疗20次，有效84例（96.5%），其中痊愈47例（54%）。

（5）痿证：针刺阳陵泉为主治疗各种痿症40例，经过10次治疗后治愈15例，20次治愈10例，好转12例，仅3例无效（吕景山，《单穴治病选萃》，人民卫生出版社，1995年第1版）。

（6）半身不遂:《针灸临床杂志》1999年第3期报道，针刺阳陵泉为主，治疗急性期中风半身不遂者145例，全部有效，其中基本治愈76例（52.4%）。《上海针灸杂志》2001年第1期报道，针刺阳陵泉、丰隆穴治疗中风偏瘫足内翻102例，经25次治疗，有效90例（88.2%），其中痊愈44例（43.1%）。《中国医刊》1999年第3期报道，针刺阳陵泉为主治疗痉挛性瘫痪30例，经1个月治疗，有效29例（96.7%），其中痊愈7例，显效17例（56.7%）。

（7）小儿脑瘫:《上海针灸杂志》2005年第10期报道，针刺阳陵泉穴为主治疗小儿脑瘫下肢运动功能障碍35例，全部有效，其中治愈15例（42.9%）。

4.其他病症 眼睑下垂、心绞痛、呃逆、胃肠绞痛、胃下垂、遗尿、尿失禁、小便不利或尿潴留、肾绞痛、阳痿、阳强、疝气、子宫脱垂、手术后疼痛等。

上述一系列病症，均属于中医学"经筋"病变，眼睑下垂为眼轮匝肌松弛；心绞痛为心肌痉挛；呃逆为膈肌痉挛；胃肠绞痛当责之于胃肠平滑肌痉挛；胃下垂主要因有关韧带松弛；遗尿、尿失禁、小便不利或尿潴留，看起来是肾和膀胱的病变，但都是责之于膀胱括约肌对尿液的控制失常，这里的膀胱括约肌，还是属于中医学"筋"的范围。而阳痿、阳强和疝气，看起来是生殖系统病变，但是外生殖器在中医学的解剖词典里，也都是"宗筋之所聚"。所以，用阳陵泉这个"筋之会"穴调治，相得益彰，行之有效。

（1）上睑下垂：《河北中医》2001年第11期报道，针刺阳陵泉、合谷、足三里为主治疗后天肌源性上睑下垂34例，经15～35次治疗，全部有效，其中痊愈32例（94.1%）。

（2）肌肉注射后局部肿痛：《四川中医》1989年第12期报道，按摩刺激阳陵泉治疗臀部肌肉注射后局部肿痛，大多能在3～5秒钟内缓解疼痛，1～2分钟内疼痛完全消失。对于有肿块（未化脓）或肿痛在数天以上者留针半小时左右也有良效。

（三）操作方法

指压、按摩、艾灸、拔罐、刮痧、皮肤针或皮肤滚针刺激、三棱针点刺出血均可。阳陵泉所适应的病症，以实证为主，所以，上述刺激方式的力度要大，时间也可适当延长。

五十七、光明——眼病患者的福音穴

本穴主治眼疾，有开光复明之功，能给眼病患者带来福音，恢复光明，故名。

（一）定位取法

小腿外侧，外踝高点上 5 寸，腓骨前缘（图 193）。

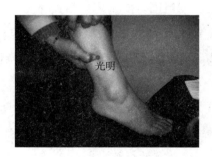

图 193　光明

（二）治疗作用

养肝明目、通经活络、乳房胀痛（乳腺炎、回乳）。光明还是胆经联络肝经的穴位。

1. 眼睛病症　配风池、肝俞、肾俞、光明治疗近视、远视、复视、斜视、夜盲、色盲、飞蚊症等，配养老治老年人视物昏花、目赤肿痛、电光性眼炎、早期白内障、视神经萎缩、视网膜炎、慢性单纯性青光眼等多种眼病，被誉为针灸疗法中的"明目地黄丸"。

（1）电光性眼炎:《甘肃中医学院学报》1996 年第 8 期报道，针刺光明、睛明穴（内眼角偏外上方 1 分许）治疗电光性眼炎，光明穴针尖向上刺，同时令患者睁眼并转动眼球，患者会有痛消病失之感。

（2）斜视:《中国针灸》2000 年第 9 期报道，针刺光明、风池等穴治疗眼外肌麻痹 38 例。内斜视加太阳穴，外斜视加睛明穴，每日 1 次，10 次为 1 个疗程。经治 2 个疗程，有效 35 例（92.1%），其中痊愈 27 例。对痊愈患者中的 18 例进行随访，均未复发。

（3）复视:《上海针灸杂志》2005 年第 1 期报道，针刺光明、风池、三阴交治疗中风后复视症 32 例，痊愈 31 例（96.9%），仅 1 例无效。

（4）失明:《中国针灸》1999 第 2 期报道，针刺光明、睛明治疗脑型疟疾后失明 5 例，隔日 1 次。经治 7 ～ 35 次，痊愈 3 例，好转 1 例，无效 1 例。

（5）眼瘀血证:《湖北中医杂志》1983 年第 4 期报道，1 例特殊的眼外伤、重度眼瘀血患者，在眼部热敷并服用 12 剂活血化瘀中药无效的情况下，笔者用大剂量红花注射液注射光明穴，每天 1 次，仍旧配合眼部热敷。治疗 2 次后，眼内瘀血即开始消退，共 6 次而愈。

2. 本经所过的肢体病症 下肢痿痹、活动不利、腓肠肌痉挛（配承山、飞扬）、偏头痛、颈淋巴结核、急性腰扭伤。

急性腰扭伤:《上海针灸杂志》1990 年第 2 期报道，强刺激光明穴治疗急性腰扭伤 24 例，同时配合腰部活动，均 1 次而愈。

3. 乳房病症 产后乳汁不通、乳腺炎、乳房胀痛（配内庭、太冲、足临泣）。

乳房胀痛：《中医杂志》1959 年第 9 期报道，陕西省延安医院一名助产士哺乳期患目赤肿痛，医者为其针刺光明、足临泣穴，并行泻法，眼病治愈后出现乳汁不足。后经针灸合谷、曲池而纠正。《中国针灸》1985 年第 4 期报道，强刺激光明、足临泣回乳 13 例，针后加灸。全部有效，其中治疗 1 次退乳 2 例，3 次退乳 8 例，4 次退乳 3 例。《针灸临床杂志》1996 年第 5、6 期报道，针刺患乳同侧光明、足临泣穴退乳，每日 1 次。一般针刺 1 ～ 2 次即见乳分泌减少，3 ～ 5 次即可回乳。

4. 神志病症　癫痫、癔症、狂症、精神失常。

5. 其他病症　颈淋巴结核。

颈淋巴结核：《江苏中医》1982 年第 6 期报道，蒜泥敷灸光明穴治疗颈淋巴结核 31 例。将大蒜捣烂，左右交叉敷于光明穴 1 小时，待局部皮肤起泡，用消毒纱布保护"灸疮"，防止感染。结果：有效 30 例，其中痊愈 26 例（83.9%）。

（三）操作方法

指压、按摩、艾灸、拔罐、刮痧、皮肤针或皮肤滚针刺激、三棱针点刺出血均可。因为有退乳作用，产妇哺乳期不宜刺灸。

五十八、补血健脑、聪耳益智的妙穴——悬钟（绝骨）

悬，悬挂；钟，一说指古代的一种乐器，一说为古代的一种响铃。穴在外踝上，古时候常在小儿此处悬挂响铃似钟；一云：穴下外踝似钟，如悬钟之状，故名。因小腿腓骨与胫骨在此处分叉，按压似断骨之状，故又名"绝骨"。

（一）定位取法

小腿外侧，外踝高点上 3 寸，腓骨前缘。简易取穴法：拇指以外的四肢并拢，食指在上，小指在下，小指下缘置于足外踝高点，食指上缘的腓骨前方是穴（图 194）。

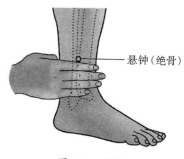

悬钟（绝骨）

图 194　悬钟

（二）治疗作用

全身要穴之一，"髓"之会穴，有补血健脑、聪耳益智、醒脑开窍、促进记忆、舒筋通络等作用。

1. 本经所过的肢体病症　颈项强痛、落枕、颈椎病（配风池、后溪）、肩周炎、胸胁疼痛（包括肝胆疾病）、腰骶部疼痛、急性腰扭伤、坐骨神经痛、下肢及小腿外侧疼痛、踝关节及其周围软组织疾患，跟骨骨刺、足内翻。

（1）落枕：刺激悬钟穴并配合颈项部活动治疗落枕 53 例（《福建中医药》1963 年第 2 期 10 例、《新医药学杂志》1975 年第 6 期 35 例、《湖南医药》1984 年第 4 期 8 例），诸多报道显示：绝大部分病例均能 1 次而愈。《针刺研究》1998 年第 3 期报道，指压悬钟穴治疗落枕 80 例，以按压处有酸胀感为度，同时嘱患者向前后左右各个方向最大限度地活动颈部。1 次治疗未愈者，可在 6～8 小时后再施行第 2 次治疗。结果：80 例患者均获痊愈，其中 1 次治愈 70 例（1～5 分钟止痛 22 例，6～10 分钟止痛 14 例，11～15 分钟止痛 14 例，16～20 分钟止痛 6 例，21～30 分钟止痛 14 例），2 次治愈 10 例。

（2）肩周炎：《现代中西医结合杂志》1999 年第 12 期报道，悬钟透刺法治疗肩周炎 60 例。取患侧悬钟穴，以 5 寸针直刺至三阴交以不透出皮外为度，强刺激提插捻转，同时嘱患者做肩部活动，得气后留针 30 分钟，其间行针 2 次。每日 1 次，3 次为 1 个疗程。结果：痊愈 48 例（80%），显效 7 例（11.7%），好转 4 例（6.6%），无效 1 例（1.7%），有效率 98.3%。

（3）胁痛：《针灸临床杂志》2003 年第 6 期报道，取悬钟穴（重者取双侧，一般取单侧）治疗胁痛 32 例。刺入后行捻转提插手法，实证用泻法，虚证用补法，留针半小时，15 分钟行针 1 次。结果：显效 24 例，缓解 5 例，无效 3 例，有效率 90.6%。

（4）胆绞痛：《甘肃中医》2003 年第 5 期报道，取双侧悬钟穴，配侠溪穴治疗 1 例胆绞痛患者，强刺激泻法，不断交替捻针。3 分钟后，疼痛减轻，恶心呕吐消失，至第 3 天复诊时，未再绞痛。予上法巩固治疗，疼痛消失，活动如常。

（5）急性腰扭伤：《四川中医》2001 年第 4 期报道，针刺悬钟、三阴交治疗急性腰扭伤 30 例。患者坐位，两脚与肩同宽支撑地面，取患侧悬钟、三阴交，常规针刺并留针，然后扶患者慢慢站立，活动腰部 2～5 分钟。每日 1 次。结果：28 例痊愈（93.3%），2 例好转（6.7%）。《针灸临床杂志》2003 年第 3 期报道，独取绝骨治疗急性腰扭伤 50 例。快速进针，缓慢捻转，得气后行凤凰展翅之法。结果：治愈 49 例，好转 1 例。其中 1 次痊愈 31 例（62%），2 次痊愈 16 例（32%），5 次痊愈 2 例（4%）。

（6）跟骨骨刺：《江西中医药》2004 年第 11 期报道，针刺绝骨穴加用川芎醋浸液热敷治疗跟骨骨刺症 50 例。结果：痊愈 39 例，显效 7 例，好转 4 例，全部有效。治疗次数最多者 15 次，最少者 3 次。部分患者复查 X 线片，发现变尖的骨刺缩小。

2. 脑神经及脊髓病症　（偏）头痛、眩晕、大脑发育不全、脑供血不足、失眠、健忘、脑萎缩、小脑共济失调（走路摇摆不稳）、脊髓炎、小儿脑瘫、中风后遗症、老年痴呆等。

绝骨乃"髓会"穴，有益肾精、生骨髓、充脑髓的功用，骨髓通脑，脑为髓海，髓海充盈，则耳聪目明、精力充沛、思维清晰、记忆力强，是从古到今的一个健脑益智穴。许多高龄寿星仍能保持一定的思维、理解、判断和记忆能力，对外界反应并不迟钝，都是髓海充盈、脑细胞机能不衰减的表现。

（1）头痛：《中医药研究》1997 年第 2 期报道，针刺绝骨穴治疗偏头痛 40 例。用押手拇指按压绝骨穴下方，刺手进针，用提插手法；若针感差者，可在局部取阿是穴 1～2 个，留针 30 分钟，每 10 分钟行针 1 次。每天 1 次。结果：痊愈 34 例，好转 6 例，全部有效。《中国针灸》2001 年第 6 期报道，针刺悬钟穴为主治疗偏头痛 120 例。取患侧悬钟，配头部阿是穴，常规针刺，提插泻法，使针感向头颞痛处放散，循经感传越强越好。针感强者只取主穴，不取配穴；针感弱者，可在患侧头部针刺 1～2 个阿是穴，捻转泻法，留针 30 分钟，每 10 分钟行针 1 次。每天针 1 次，10 次为 1 个疗程。结果：临床痊愈 102 例（85%），好转 18 例（15%），全部有效。

《针灸临床杂志》1995 年第 9 期报道，针刺悬钟及阿是穴治疗枕大神经痛 33 例。取患侧悬钟穴，进针后针尖朝向头部，针身与皮肤约成 45°夹角；另在患侧头部寻找最明显压痛点，进针后针身与头部经络走向呈垂直交叉，且与皮肤成 15°夹角，刺在帽状腱膜下。就诊时症状呈持续性伴阵发性加剧者，针刺得气后用提插捻转重手法，间隔 5～10 分钟行针 1 次，保持针感 30～60 分钟；症状呈间歇缓解状态时，用平补平泻法，留针 30～60 分钟。每日 1 次，3 次 1 疗程。结果：痊愈 11 例（33.3%），显效 12 例（36.4%），好转 8 例（24.2%），无效 2 例（6.1%），有效率为 93.9%。

（2）中风后遗症：《湖北中医杂志》2002 年第 8 期报道，绝骨透刺三阴交治疗中风后遗症的痉挛性偏瘫和足无力，在针刺的基础上接脉冲电，连续波，有较好的疗效。

（3）截肢残端痛：《湖北中医杂志》1992 年第 2 期报道，巨刺绝骨穴治疗下肢截肢残端痛 16 例。取健侧绝骨穴，进针得气后快速捻转 12 分钟，每 10～15 分钟运针 1 次，留针 45 分钟，留针期间嘱患者在针感强时做膝关节的屈伸运动。隔日 1 次。结果：显效 1 例，好转 15 例。

（4）脊髓炎：《黑龙江中医药》1988 年第 4 期报道，深刺悬钟透三阴交、阳陵泉透阴陵泉，配关元穴治疗 1 例脊髓炎患者，每日 1 次，20 天而愈。

3. 血液系统病症　贫血、白细胞减少症，低血压或高血压，高脂血症。

现代医学的知识告诉我们：骨髓属于造血器官，能升高红细胞、白细胞及血色素，而本穴恰好又是骨髓之"会"穴，经常刺激这个穴位，可以很好地改善贫血状态。有人就结合动物实验，并在贫血病人加以观察，发现刺激本穴的确能够提高造血系统的活力，升高红细胞、白细胞及血色素指标。

4. 五官病症 耳鸣、脑鸣、听力下降，鼻出血，鼻中干痛，咽喉疼痛。

鼻出血：《中国临床医生》2003年第6期报道，深刺悬钟透三阴交穴治疗鼻大出血1例，针后15分钟后出血减少，留针2小时后血止，次日再针1次，再未复发。

（三）操作方法

悬钟的家庭保健操作方法，既可以指压、按摩，又可以艾灸、拔罐，也可以刮痧和皮肤针叩刺或皮肤滚针滚刺。

指压悬钟穴最好是由其他人来做，因为自己操作需要弯腰，不容易使上劲。把这个穴位取准了以后，施术者的两只手一边一个，以大拇指指端向上紧按穴位，手指朝膝关节方向用力，一边重力点按，一边向上挤压，是它的作用能通过经络向上传到病变部位。如果是用于落枕，还要让病人同步活动颈项，做最大幅度的活动，每次3～5分钟为宜。

五十九、疏肝利胆、行步难移取太冲

"太"有大的意思；"冲"指要冲。穴名释义有三：穴为足厥阴肝经第一大穴、要穴，当冲脉之别处；又因肝主藏血，冲为血海，肝与冲脉，气脉相应，合而盛大，故名；还因本穴血气旺盛，为肝脉经气所注，与女子月经有关，有类似冲脉的作用。

（一）定位取法

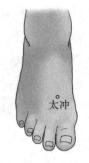

图 195　太冲

足背，第 1、2 跖骨结合部前方约 2 寸的凹陷处，拇长伸肌腱外缘。相当于脚虎口，用手指顺着第 1、2 趾缝往足背方向推，被 1、2 跖骨结合部位挡住了的前下方是穴（图 195）。

（二）治疗作用

肝经第一要穴，全身重要穴位之一，有疏肝理气、通经活络、醒脑开窍、镇惊宁神、固崩止带、清热利湿等作用。

1. 下肢病症　下肢痿痹、瘫痪、足背及足趾麻木或肿痛。《标幽赋》中所云"行步难移，太冲最奇"，对于下肢各种原因导致的肢体软弱无力、瘫痪失用等，确有一定的临床指导意义。但这里更多的，恐怕指的是癔症性瘫痪。

1975 年 4 月 28 日，我正在吉林医科大学第四临床学院门诊针灸科值班。一位 50 多岁的老人背进一位年轻女子，诉说其女前一日在工厂上夜班，离家时还是好好的，回来时神情慌张，一进门就瘫软在地，一句话也说不出来。直到次日清晨，还是不能说话，也站不起来。

我接诊后发现该女神志、发育均正常，其父说以往从未有过类似发作。我初步诊断为："癔症性瘫痪、失语"，当即为其针刺廉泉、合谷二穴，强刺激泻法，并有意识问她感觉怎样？昨晚究竟出了什么事？对于这种病人，医者千万不要以为她真的不能说话了，一定要有意识地同她讲话，诱其回答。

果然，该女突然失声大哭起来，旋即开口讲话。原来她在下夜班回家途中，遇到一名小流氓跟踪，无理纠缠，受到惊吓后飞跑回家就发病了。

接着，我就为其针刺太冲、阳陵泉穴，并告之（开始暗示）取针后就能走路了。留针30分钟后取针，病人下床便行走自如，自行回家了。

然而，1周之后，该女又一次被其父亲背来（这次只有下肢瘫痪，没有失语）。诉说："前晚做梦，梦见那个小流氓又来与之纠缠不休，清早起床就不能动了。"我一边为其作针灸治疗，一边佯称那个骚扰她的流氓在"五·一"期间作案已被公安拘捕了。她信以为真，十分高兴，从此再未发病。

1990年10月4日，笔者在江苏省中医院针灸病房曾经接治了一位72岁的赵姓女病人。患者有高血压病史20余年，1990年10月2日清晨上公共厕所时，遇见一患有卒中后遗症的老邻居，一瘸一拐的，担心自己也会这样（自我暗示），紧张之感油然而生。数分钟后即感心慌、头痛、头昏，左侧肢体麻木，酸软无力，随即瘫痪于厕，伴口角歪斜。

家人迅速将其送往江苏省中医院急诊室救治，脑CT显示：左侧丘脑部位有1.31厘米×1.31厘米的高密度区，诊为脑出血。10月4日病情稳定后以卒中后遗症收住针灸科病房（抬入）。

首次针灸治疗，取太冲、阳陵泉、合谷治面瘫，中强刺激，留针30分钟。在取常规腧穴通经活络、疏调气血的基础上，配合语言暗示。我胸有成竹地告诉老人家："类似你这种情况的病我治得多了，都是一针见效的，待一会儿取针后，你也会立即下床走路，而且不久便会恢复正常，放心好了。"

留针过程中，间歇行针3次，取针后下床，果然能在家属"象征性"的搀扶下行走数十米。此例患者因确有轻度脑出血，故住院 1 周而告痊愈。

2. 肝、胆及消化系统病症 各种肝胆疾病、黄疸、胃痛（肝气犯胃型）、呃逆、腹胀、肠鸣、泄泻、大便难。

《江苏中医》1982 年第 6 期报道，强刺激太冲治疗胆绞痛，一般可立止疼痛。

我们在临床上观察过针刺太冲能加强胆囊的收缩，大幅度增加黄疸病和胆道手术后体外胆汁引流的滴数和速度，比如正常情况下每分钟排泄胆汁 30 滴左右，通过对太冲予以针刺或按摩，可以使胆汁流量增加到每分钟 60 滴左右，增加阳陵泉穴后胆汁流量甚至增加到每分钟 90 滴左右。表明有帮助胆囊收缩的作用，从而使胆汁能够正常地随着胆囊的收缩排到十二指肠，进入肠道系统，促进消化功能的好转，也有利于排出胆汁和结石。

3. 头面、五官病症 头顶昏痛（配百会）、眩晕、面神经麻痹、面痉挛、目赤肿痛、鼻出血、牙痛、咽喉肿痛。

足厥阴肝经从足走头面，绕嘴唇、贯面颊、注目交巅（顶）。根据针灸学"经脉所通，主治所及"的理论和实践，太冲穴的主治范围就波及到最远端的头面部，能发挥疏肝理气、平降肝火的作用。

《中国针灸》1998 年第 5 期报道，针刺太冲、百会治疗巅顶痛 110 例，经 10 ～ 20 次的治疗，全部有效，其中，痊愈 98 例（89.1%）。

《针灸临床杂志》2000 年第 10 期报道，太冲、阳陵泉等穴针灸并用治疗周围性面瘫 106 例，经 10 ～ 30 次治疗，全部有效，其中，治愈 97 例（91.5%）。

《新中医》1986 年第 2 期报道，针刺太冲治疗 23 天出血不止的顽固性鼻出血 1 例，5 分钟后血止，留针 20 分钟，未再出血。

《中医杂志》1989 年第 8 期报道，针刺太冲治疗牙痛 67 例，痊愈 51 例（76.1%），好转 12 例，无效 4 例。《河南中医》2003 年第 9 期报道，太冲、下关穴（耳屏前颧弓下凹陷中）治疗牙痛 106 例，经 1 ～ 4 次治疗，有效率 96.2%，其中，痊愈 81 例（76.4%）。

《农村新技术》1998 年第 7 期报道，按摩太冲穴治疗感冒后咽喉疼痛，用大拇指由下向上推按双侧太冲穴 5 分钟左右，即刻感到咽喉症状减轻。《中国针灸》2004 年第 11 期报道，刺激太冲穴治疗慢性扁桃体炎 10 例，经 1 周治疗，有效率 80%，痊愈 6 例。

4. 前阴及泌尿、生殖系统病症 遗尿、小便不利、尿潴留、淋证、疝气、睾丸肿痛、阴中痛、外阴瘙痒、阳痿、阳强、月经不调、痛经、经闭、功能性子宫出血、赤白带下、阴缩、子宫脱垂。

中医学认为：前阴乃宗筋缩聚。加之足厥阴肝经从足走头的过程中绕阴器，太冲穴对前阴病症也是其远端治疗作用的体现。可以配用指掐、针刺（或皮肤针叩刺）大敦（足大踇趾外侧端趾甲角旁开 1 分许）、行间（足背第 1、2 趾缝纹头端）、三阴交（足内踝高点上 3 寸），女性最好再加期门穴（两头直下第 6 肋间隙）以加强治疗效果。

《中国针灸》1997 年第 2 期报道，刺激太冲治疗老年性尿失禁 31 例，同时嘱病人深呼吸，经 10 ～ 20 次治疗，有效 29 例（96.8%），痊愈 19 例，仅 1 例无效。

《中国针灸》1992 年第 3 期报道，针刺太冲、太溪、三阴交治疗肾绞痛 32 例，疼痛显著减轻 8 例，疼痛缓解 22 例。

《针灸临床杂志》2004 年第 6 期报道，针刺太冲、太溪、三阴交治疗阳痿 40 例，经过 30 次治疗，有效 35 例（87.5%）。

《上海针灸杂志》1995 年第 5 期报道，刺激太冲治疗痛经 54 例，痊愈 50 例（92.6%），其中，1 次而愈 26 例，2 次而愈 14 例，3 次而愈 10 例，仅 4 例无效。

5. 神志病症 急躁易怒、郁闷不舒、失眠、癫证、狂证、痫证、癔病、抑郁症、中风、昏厥、小儿惊风、四肢抽搐（配人中、合谷）。

《安徽中医临床杂志》2003 年第 3 期报道，针刺太冲、合谷为主治疗癫痫发作 1 例，3 次见效，7 次基本治愈。

6. 其他病症 肝火犯肺咳嗽、咯血、高血压、血小板减少症、乳腺炎、胁肋扭挫伤、肝郁腰痛、腰扭伤、甲亢、防止肌肉注射痛。

《安徽中医临床杂志》2003 年第 3 期报道，太冲配百会、合谷治疗 1 例血压高达 170/110 毫米汞柱的 55 岁男性高血压患者，针 3 次后，血压降至 150/90 毫米汞柱，诸症消失，随访未发。《针灸临床杂志》2002 年第 2 期报道，强刺激太冲、足三里治疗肝阳上亢型高血压 52 例，经 15 次治疗，有效 49 例（94.2%）。

《中国针灸》1999 年第 7 期报道，指压太冲穴治疗闪挫胁痛 18 例，有效率 94.4%，其中 1 次痊愈 14 例。

《人民军医》1994 年第 5 期报道，按摩太冲穴治疗急性腰扭伤 80 例，同时令患者深呼吸，治疗后嘱患者前后左右转动腰部并做起坐、下蹲等活动。有效 78 例（97.5%），其中，2 次治疗后疼痛消失、活动自如、能正常工作者 73 例（91.2%）。

《中国民间疗法》2003 年第 9 期报道，针刺太冲、蠡沟（足内踝高点上 5 寸、胫骨内侧面中央）、阳陵泉治疗肝郁腰痛收效良好。一 30 岁女性病人腰痛反复发作 2 年余，每因恼怒、郁闷而发，发作时疼痛较甚，不能转侧，痛连两胁，不能久立，行走无力，伴心烦易怒。曾多方求治，仍时轻时重。辨证属肝郁腰痛，按上法针后疼痛大减，5 次而愈，随访半年未复发。

《邯郸医学高等专科学校学报》2002 年第 1 期报道，强刺激太冲、足临泣（足背第 4、5 跖趾关节结合部前下方凹陷中）治疗髋关节周围痛 52 例，同时嘱患者活动髋关节。结果：全部痊愈，其中 1 次而愈 38 例。

《针灸学报》1990 年第 1 期报道，太冲穴位注射，注射用水 2.5mL 治疗甲亢 15 例，3 日 1 次，结果痊愈 10 例，好转 4 例，仅 1 例无效。

《护理学杂志》2004 年第 9 期报道，指压太冲穴防止肌肉注射痛，在肌肉注射前指压并按揉太冲穴 1 ～ 2 分钟，以酸胀感为度，止痛效果显著。

在上述治疗中，为了加强治疗效果，太冲常与合谷穴配合使用。由于这二个穴位所在手、足的部位相似，一个位于上肢手"虎口"，一个位于下肢足"虎口"，是人体四肢的四个关口，所以，两穴相配又称为"四关"（图 196）。有通经活络、行气活血、消肿止痛、祛风止痒、平肝降压、养肝明目、醒脑开窍、镇惊宁神等多种作用。广泛应用于针灸临床内、儿、妇、外、骨伤、皮肤、五官各科病症的治疗。治疗上述病症，都应该首先针灸这 4 个穴位——打开"四关"，让病邪能在针灸治疗作用的鼓动下，从四肢末端离开我们的身体——给病邪以逃遁的出路。比如说风湿性疾病，身上有的肌肉或关节会疼痛，我们一般都可以先掐按合谷、太冲，把四关打开，再在相关病变部位取适当穴位治疗，古人称这个叫"开四关"法。如果你不把"四关"打开，你身上的病邪就无路可逃。

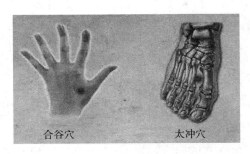

合谷穴　　　　太冲穴

图 196　四关

（三）操作方法

太冲穴的主治病症多为实热证，操作应以指掐、按摩棒按压、针刺、刮痧、皮肤针或皮肤滚针刺激法为主，一般不灸也不便拔罐。治疗因肾水不足、肝阳上亢、本虚标实的高血压（症见血压升高、面红、目赤、头顶痛、口干舌燥、性情急暴等），针刺最好朝涌泉方向透刺 1.5 ～ 2 寸，或手指上下对压，或用极性不同的磁片对贴太冲和涌泉穴，能起到如同透刺针法一样的滋阴潜阳、标本同治的作用。

六十、腰背"委中"求

"委"指"弯曲"；"中"即"正中"。穴在腘横纹中央，需要弯曲膝关节而取之，故名。又名"腘中""郄中""血郄""腿凹"。

（一）定位取法

在腘窝横纹中点，股二头肌腱与半腱肌肌腱的正中间
（图197）。

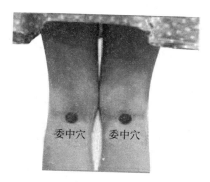

图197　委中

（二）治疗作用

膀胱经及全身要穴之一，舒筋活络、缓急镇痛、祛风止痒。

1. 本经所过的肢体病症　腰背疼痛、急性腰扭伤（配人中）、风湿痿痹、坐骨神经痛、腘窝及小腿肚抽筋、中风偏瘫等。

"腰背委中求"是针灸学"四总穴歌"中的一句话，指出凡是腰背疼痛都可以取足太阳膀胱经的委中穴来解决。为什么呢？因为膀胱经在腰背部左右两侧各有两条经脉主干，它们分别又经过臀部、大腿后面，最后在腘窝的委中穴汇合。所以，刺激委中穴可以"一穴通两经"，是疏通腰背部经络、调理腰背部气血最理想的一个"总"穴。急性腰部扭伤，最好配用人中（鼻下唇上的人中沟正中央）、后溪（握拳，第5指掌关节形成的纹头端）

二穴，三个穴位均可点刺出血，施术过程中还要求患者向前后左右慢慢活动腰部；慢性腰肌劳损，最好能与命门（第2腰椎下凹陷中，约与第12肋弓下缘或肚脐相平齐）、肾俞（命门穴旁开1.5寸）、腰阳关（第4腰椎下凹陷中，约与两髂嵴的水平连线相平齐）、腰眼（腰阳关穴旁开3.5寸的凹陷中）等穴配伍，以提高疗效。

《江西中医药》1995年增刊报道，委中、尺泽刺血治疗关节疼痛48例，有效47例（97.9%），其中1次痊愈25例。

《天津中医学院学报》2001年第3期报道，委中、内外膝眼、阳陵泉等穴刺络拔罐治疗膝关节疼痛70例，有效68例（95.6%）。《中国针灸》2003年6期报道，委中穴在热疗过程中皮肤针重叩出血拔罐治疗老年性膝关节痛，有效率95.5%。

《针灸学报》1991年第1期报道，委中刺血治疗急性腰扭伤58例，全部有效，其中1次痊愈32例。《中国民间疗法》2004年第5期报道，点穴棒点按委中加三棱针刺血治疗急性腰扭伤53例，经治疗1～5次，全部有效，其中治愈39例。

《江西中医药》2004年第10期报道，委中刺血治疗慢性腰痛27例，经4次治疗，有效25例（92.6%）。

《河北中医》2002年第1期报道，针刺委中、环跳等穴为主治疗坐骨神经痛168例，10次以内治疗，有效157例（93.5%），其中痊愈106例（63.1%）。

《天津中医》1994年第5期报道，针刺委中对30例偏瘫下肢肌力恢复的疗效观察。患者仰卧，令家属将其患肢上抬45°，毫针直刺委中穴至下肢抽动3次。经强刺激1～2次，即能使瘫痪的下肢肌力提高1～2级。

2. 泌尿系统病症 遗尿、小便不利、尿潴留、水肿、泌尿系结石等。

膀胱主水，委中是膀胱经的要穴之一，理所当然能够治疗本脏腑的相关病变。刺激委中穴对膀胱压力双向调整作用，对紧张性的膀胱可使内压力下降，对松弛性膀胱或尿潴留患者，可使内压力升高。不过，偏于实证的要多一些，尤其是下焦膀胱湿热证。泌尿系病症多与中极（腹部正中线脐下 4 寸）、阴陵泉（膝关节内下方高骨下凹陷中，取穴时将大拇指顺着胫骨内侧面往上推，当拇指端被胫骨内侧髁堵住的地方）、三阴交（足内踝高点上 3 寸胫骨后缘）同用；水肿病则与水分穴（腹部正中线脐上 1 寸）、水道（腹部正中线脐下 3 寸的关元穴旁开 2 寸）配伍，可大大增加治疗效果。

《中国针灸》2004 年第 8 期报道，强刺激委中穴治疗肾绞痛34 例，患者同时按摩腹部以利气血运行，严重者加用三棱针点刺出血。经 7 次治疗，全部获愈，其中 29 例排出结石。

3. 皮肤科病症 痈疽发背、血热丹毒（配曲池、解溪、风门、阿是穴）、湿疹、荨麻疹、皮肤瘙痒（配曲池、风市）、乳腺炎、阴门瘙痒。

委中还是一个解毒、止痒的穴，治疗这一类疾病，可以先在腘窝局部选择一、二处怒张的经脉血管，或者查找红色丘疹样阳性反应点，然后严格消毒，用采血针或无菌三棱针、缝衣针点刺出血，也可以使用皮肤针、皮肤滚针重力叩刺、滚刺出血，以排除毒素。最好能同时配用上肢手阳明大肠经的曲池穴（屈肘，肘横纹拇指侧纹头端）和手太阴肺经的尺泽（仰掌，紧靠肘关节肱二头肌腱的拇指侧凹陷中）或手厥阴心包经的曲泽穴（仰掌，紧靠肘关节肱二头肌腱的小指侧凹陷中），均以刺血为佳，以增强清热解毒、祛风止痒效果。

《中国民间疗法》1996年第2期报道，委中点刺出血治疗丹毒、痧毒血症，效果满意。

4. 其他病症 头痛、鼻出血、中暑、热病汗不出、急性吐泻（配中脘、天枢、内关）、腹痛、痔疮（配承山、飞扬）等。

这一类疾病，多为急性病症。常配合人中、中冲（中指顶端）、曲泽或尺泽同用。委中与曲泽或尺泽同用，在针灸学中称之为"四弯"（穴），指压、按摩刺激较轻，一般难以奏效，一定要刺血或重力刮痧，方能起到作用。

《中国针灸》2004年第5期报道，委中刺血治疗外伤头痛1例，用三棱针点刺委中穴处静脉，出血7滴左右，当即疼痛减轻，3次疼痛完全消失。

《甘肃中医》1994年第2期报道，委中、少商点刺出血治疗鼻经常出血患者50例，经治1周，有效47例（94%），其中治愈25例（50%）。

（三）操作方法

指压和按摩的刺激手法较轻，只能用于类似慢性腰背疼痛的经脉病以及泌尿系统的病症的治疗；急性腰扭伤需要用三棱针或采血针、粗缝衣针点刺出血并拔罐；对于皮肤病和上述急性病症，拔罐、刮痧、皮肤针或皮肤滚针刺激力度要大、要强，才能达到治疗目的。

六十一、肛门、腿肚"承山"搜

"承"指承接，"山"指突起，穴在小腿后面腓肠肌（小腿肚）两肌腹分开的"人字纹"下端凹陷处，形若穴上承受着两座大山，故名。

（一）定位取法

小腿后面正中，腓肠肌两肌腹之间凹陷的顶端。伸直小腿或足跟上提时，在腓肠肌肌腹下部出现人字陷纹，当"人"字尖下取穴；如果腓肠肌肌腹下人字陷纹不明显，可在与外踝高点相平的足后跟处与委中连线的中点取穴；也可以按骨度分寸法来取穴，腘窝到跟腱为 16 寸，承山距跟腱 8 寸，正好位于腘窝与跟腱连线中点（图 198）。

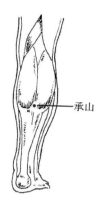

图 198　承山

（二）治疗作用

疏通经络、缓急止痛、理肠导滞。主治：

1. 肛门病症　痔疮或肛裂（配孔最）、脱肛（配百会、脾俞）、便秘（配太溪）、疝气。

承山穴为何能治肛门病症？看起来很不可思议。其实，针灸经络学说记载：膀胱经有一条分支，是从小腿肚承山穴分出，一直上行进入到肛门里边的。而"经脉所通，主治所及"又是针灸治疗范围的基本原理。

2. 本经所过肢体病症　腓肠肌痉挛（配阳陵泉、承筋）、足跟痛、腰脊疼痛、落枕。

日常生活中，小腿肚抽筋现象经常发生，承山穴恰好位于小腿肚部位，遇到小腿肚抽筋疼痛，当然首当其冲要选用承山穴了。如果再加上"筋的会穴"阳陵泉，那舒筋止痛的作用就如虎添翼了。

落枕：《新中医》1984 年第 6 期报道，重力按压承山穴配合颈部活动治疗落枕96例，轻者1次即愈，重者2～3次痊愈。

3.神志病症 癫疾、小儿惊厥。

（三）操作方法

指压、按摩、艾灸、拔罐、刮痧、皮肤针叩刺或皮肤滚针滚刺等均可，针刺1～2寸也十分安全。

六十二、昆仑——从头到脚，疏利经络

膀胱经穴，前有踝骨，后有跟腱，下有跟骨，犹如身处崇山峻岭之中，故名。

（一）定位取法

外踝尖与跟腱连线之间的凹陷处（图199）。

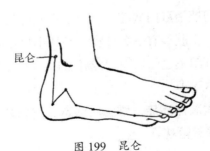

昆仑

图 199　昆仑

（二）治疗作用

清利头目、舒筋活络、理气止痛。

1.踝关节病症 踝关节炎、扭伤、风湿痛、跟骨骨刺、痛风。

2. 本经循行所过病症 配后项部的天柱穴和手上的后溪穴治疗后头痛、目赤肿痛、眼肌麻痹、落枕及颈椎病，配肾俞、委中穴用于背部及腰部疼痛，腰椎间盘病变以及坐骨神经痛。

（1）眼肌麻痹：《山西中医》2001 年第 5 期报道，针刺昆仑穴治疗外伤性眼肌麻痹 34 例，上睑肌麻痹加患侧阳白、鱼腰；内直肌麻痹加患侧睛明、攒竹；外直肌麻痹加患侧太阳、瞳子髎、丝竹空；多条肌麻痹加风池（双），同时嘱患者转动眼球。每日 1 次，10 次 1 疗程。结果：有效 33 例（97.1%），其中痊愈 30 例（88.2%）。

（2）落枕：《中医外治杂志》2003 年第 3 期报道，针刺昆仑穴治疗落枕 55 例，嘱患者做颈椎旋转等运动；另设对照组 55 例，取颈项部压痛点、风池、肩髃等穴（均为患侧），每日 1 次。结果：昆仑穴组有效 54 例（98.2%），其中痊愈 50 例（90.9%）；对照组有效 47 例（85.5%），其中痊愈 41 例（74.5%）。两组有效率和痊愈率经统计学处理有显著差异。

（3）急性腰扭伤：《陕西中医》1995 年第 8 期报道，针刺昆仑、悬钟穴治疗急性腰扭伤 94 例，同时令患者双手抱头、前后左右缓慢摆动腰部。结果：全部有效，其中痊愈 75 例（79.8%）。

（4）腰腿痛：《宁夏医学杂志》1999 年第 6 期报道，昆仑穴位注射 654～2 治疗腰腿痛 31 例，每周 1 次，连注 3 次。结果：有效 29 例（93.6%），其中显效 26 例（83.9%）。

《双足与保健》2004 年第 4 期报道，足反射疗法配昆仑、太溪治疗腰腿痛，全足按摩加按昆仑、太溪两穴治疗腰腿疾患效果非常明显。

（5）腰骶小关节滑膜嵌顿：《上海针灸杂志》1994 年第 1 期报道，针刺昆仑穴治疗腰骶小关节滑膜嵌顿 27 例，同时令患者抱住双膝，医者轻轻地拍打腰部，让患者做前屈、后伸、侧屈和左右旋转等动作以活动腰部。结果：有效25例（93%），其中1次治愈18例（67%）。

（6）坐骨神经痛：《菏泽医专学报》1994年第1期报道，针刺昆仑穴治疗坐骨神经痛113例，每日1次，10次1疗程。结果：有效111例（98.2%），其中治愈98例（86.7%）。

《中国针灸》1996年第8期报道，昆仑穴位注射654-2治疗坐骨神经痛97例，重者每日1次，轻者隔日1次，5次为1个疗程。结果：有效92例（94.9%），其中痊愈44例（45.4%）。

（7）红斑性肢痛症：《针灸临床杂志》1995年第8期报道，强刺激昆仑、三阴交治疗红斑性肢痛症16例，大部分疼痛立刻减轻，治疗1～3次全部治愈。

3. 其他病症　滞产、难产、胞衣不下。

（三）操作方法

指压、按摩（可以与内侧面的太溪穴对捏按揉）、艾灸、刮痧、皮肤针叩刺或皮肤滚针滚刺，点刺出血。针刺法也十分安全，根据不同人跟腱的厚度，用毫针直刺1寸左右或直接透刺内踝面的太溪穴。

六十三、既伸筋脉又宁神志的申脉穴

"申"同"伸"，含舒展、矫健之意，也指十二时辰之申时气血注入膀胱经；"脉"，即筋脉。因为本穴与主治下肢及足部的经脉拘急的阳跷脉相通，针之能使血脉畅通、筋脉得伸，故名。又名"阳跷"。

（一）定位取法

足外踝正下缘凹陷中（图 200）。

（二）治疗作用

舒经通络、祛风止痛、镇惊宁神。

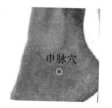

图 200　申脉

1. 本经所过的肢体病症　配太溪、昆仑治踝关节扭伤、肿胀、疼痛、活动不利，后枕头痛、落枕、项、背、腰、腿疼痛、腰扭伤，配阳陵泉、足三里治下肢痿痹、下肢痉挛、麻木、软弱无力、瘫痪、肌肉萎缩、功能失用。

（1）落枕：《内蒙古中医药》1987 年第 1 期报道，针刺申脉穴配合局部推拿、按摩治疗落枕 125 例。申脉穴常规针刺，留针15 ～ 20 分钟。留针过程中，推拿、按摩局部 10 ～ 15 分钟。结果：1 次治愈 68 例，2 次治愈 31 例，3 次显效 26 例，全部有效。

（2）急性腰扭伤：《四川中医》2004 年第 11 期报道，按揉申脉、仆参治疗急性腰肌扭伤 200 例。先用拇指按揉申脉、仆参10 ～ 20 分钟，再按揉并轻推腰痛局部及周围组织 10 ～ 20 分钟。每日 1 次，3 天为 1 个疗程。另设 100 例对照组，口服腰痛片，每次 6 片，1 日 3 次，3 天为 1 个疗程。结果：穴位组治愈 160例（80%），好转 36 例（18%），无效 4 例（2%），总有效率为98%；对照组治愈 48 例，好转 36 例，无效 16 例，有效率 84%。两组疗效经 χ^2 检验，差异有显著性（P<0.05）。

2. 头面、五官病症　配后溪治头痛、目眩、面瘫及面肌痉挛，目赤肿痛、内耳性眩晕（配风池、翳风）、鼻出血。

（1）枕神经痛：《河北中医》2002 年第 8 期报道，针刺申脉穴治疗枕神经痛 86 例。取双侧申脉穴，常规消毒，进针得气后行平补平泻手法，每 5 分钟行针 1 次，留针 30 分钟。每日 1 次，5 日为 1 个疗程。结果：治愈 74 例（86.1%），好转 10 例（11.6%）；无效 2 例（2.3%），有效率 97.7%。

（2）面瘫:《四川中医》2003 年第 2 期报道，针刺申脉、足三里为主治疗面神经麻痹 68 例（随症加减）。结果：有效 64 例（94.1%），其中治愈 48 例（70.6%），对有效病例随访 1 年无复发。

（3）眼肌痉挛:《陕西中医》1984 年第 12 期报道，一患者眼睑跳动 1 年多，经中、西医治疗不愈，求治于针灸。先针眼周穴加三阴交、阳陵泉未效，后改用申脉配鱼腰穴，1 次而愈。

《中国针灸》2003 年第 12 期报道，针刺申脉穴治疗眼胞振跳 24 例，同时令患者按摩眼部，以利气血运行，每日 1 次，7 次为 1 个疗程。结果：全部治愈。

3. 神志病症　配风池、大椎治疗失眠、癫痫（白天发作）、狂证、角弓反张。

失眠:《浙江中医杂志》1990 年第 4 期报道，针刺申脉为主并随症加穴治疗失眠 200 例，每日或隔日 1 次，7 次为 1 个疗程。经治 1～4 个疗程，全部有效。《中国民间疗法》2000 年第 2 期报道，针刺申脉穴为主并随症加穴治疗更年期不寐 60 例，每日 1 次，7 次为 1 个疗程。结果：全部有效，其中治愈 52 例。

4. 其他病症　急性肠炎，灸之即效。

腹泻:《四川中医》1989 年第 3 期报道，艾灸申脉穴治疗急性泄泻 32 例，每次灸 10 分钟，每日灸 1～2 次，所有病例均治 1～3 次而愈。

《中国针灸》2002 年第 3 期报道，针刺申脉穴治疗腹泻 79 例，每日 1 次，全部有效。

（三）操作方法

指压、按摩、艾灸、刮痧、皮肤针叩刺或皮肤滚针滚刺、点刺出血。

六十四、滋阴补肾有太溪

"太"指盛、大，"溪"即山间流水。山之谷通于溪，而溪通百川，寓意肾水出于涌泉穴，通过然骨，聚流成溪。又名"吕细""内昆仑"。

（一）定位取法

内踝高点与跟腱之间的凹陷中
（图 201）。

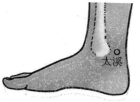

图 201　太溪

（二）治疗作用

太溪是肾经的本源之穴，能够激发、调动身体的原动力，是肾经及全身养生保健要穴，有补益肝肾、滋阴降火、温肾纳气、止咳平喘等治疗作用，被誉为针灸中的"六味地黄丸"。

1. 泌尿、生殖系统病症　尿频、遗尿（配气海、肾俞）、小便不利、尿潴留、泌尿系结石、全身水肿（配水分、水道）、遗精、阳痿（配关元、内关、三阴交）、月经不调、痛经、带下（配关元、肾俞、三阴交、阴陵泉）等。

刺激太溪穴，可使肾泌尿功能增强，尿蛋白减少，高血压也会有所下降，浮肿减轻，对肾炎病人有一定治疗效果。

（1）尿频：《吉林大学学报》（医学版）2004 年第 4 期报道，

针刺太溪穴治疗尿频70例，经3次治疗，全部有效，多数患者1次即效。

（2）遗尿：《安徽中医学院学报》1995年第3期报道，刺激太溪穴治疗遗尿，疗效显著。

（3）尿潴留：《针灸临床杂志》1997年第3期报道，温灸太溪配合从肚脐向下按摩腹部正中线治疗中风尿潴留30例，同时嘱患者做排尿动作，有效25例（83.3%），其中痊愈10例。

（4）肾绞痛：《广西中医药》1996年第3期报道，太溪配照海、行间治疗肾绞痛32例，全部有效，26例疼痛消失，6例疼痛减轻。

（5）遗精：《安徽中医学院学报》1995年第3期报道，补太溪、泻大陵（心火）治疗梦泄，效果甚佳（附例略）。

（6）更年期综合征：《浙江中医学院学报》1997年第5期报道，刺激太溪（补法）、神门穴（泻法）治疗更年期综合征。10次治疗后，五心烦热减轻，睡眠好转；30次治疗后，诸症消失。

2. 头面、五官病症 头痛（肾阴虚、肝阳亢之头痛配百会、风池、太冲）、眩晕（肾阴虚、肝阳亢之眩晕或耳源性眩晕配百会、风池、太冲；肾阴虚髓海空虚眩晕配关元、百会、悬钟）、三叉神经痛、视疲劳综合征、眼睛干涩、视物不清、近视、夜盲、耳鸣、听力下降（肾虚耳鸣配听宫、三阴交）、鼻出血、慢性咽炎、咽干喉燥、声音嘶哑（配列缺、照海）、牙痛（肾虚型虚火牙痛配颊车、照海）。

（1）三叉神经痛：《中国针灸》2000年第12期报道，强刺激太溪、冲阳（足背动脉搏动处）治疗三叉神经痛，往往即可见效。

（2）视疲劳综合征：《河南中医》2001年第5期报道，刺激太溪穴为主治疗视疲劳综合征36例，有效35例（97.2%）。

（3）鼻出血：《中国针灸》2002年第9期报道，单刺太溪治疗鼻出血 35 例。经 1 次治疗后，治愈 5 例，好转 30 例。

（4）慢性咽喉炎：《浙江中医学院学报》1997 年第 5 期报道，刺激太溪、廉泉治疗慢性咽喉炎。治疗 1 次后，咽干减轻、好转，5 次后症状消失。

3. 神经系统病症　失眠或多梦（配神门、三阴交）、健忘、心烦、善怒易惊。

睡眠由心神所主，神安则寐，神乱则寤。但神安需要依赖阴血滋养、卫气充和、肝气调达、心肾相交、水火相济。太溪既可以滋阴降火、补益肾精，又能调肝理气、交通心肾。临床应用时，以太溪、神门、百会、四神聪、三阴交为基本处方。

《北京中医药大学学报》1997 年第 1 期报道，以太溪为主穴治疗失眠、多梦。经 7 次治疗后，睡眠好转，治疗半个月痊愈。

4. 本经循行部位病症　足内踝及足跟痛，痛风，足肿难行（配昆仑、申脉），下肢痿痹，腰痛。

足内踝及脚后跟是肾经循行分布的部位（肾经绕内踝、别入跟中），如果踝关节不慎扭伤，或跟骨骨刺，使局部血瘀肿胀，经络不通，不通则痛。通过刺激足跟局部的穴位，通经活络，行气活血，就能起到"通则不痛"的作用。

（1）踝关节扭伤：《中国针灸》2004 年第 4 期报道，针刺太溪穴治疗急性踝关节损伤 37 例，同时嘱病人活动患侧踝关节，有效 36 例（97.3%），其中治愈 30 例（81.1%）。

足跟痛多因骨质增生或骨刺引起，中医认为是肝肾亏虚的结果。刺激太溪穴，一是补益肝肾、强筋壮骨，二是促进局部血液循环，增强新陈代谢，舒筋通络，通则不痛。

（2）跖疣：《中国针灸》2001 年第 12 期报道，太溪穴位注射 2% 普鲁卡因 1mL、维生素 B_1 50mg、维生素 B_{12} 5mg 混合液治疗跖疣 78 例。经 10 次治疗后，有效 75 例（96.1%），其中显效 59 例（75.6%）。

（3）腰痛：《中国临床医生》2003 年第 3 期报道，强刺激太溪、昆仑治疗急性腰扭伤，同时嘱患者做腰部活动，基本上都是 1 次而愈，腰部运动如常。《浙江中医学院学报》1997 年第 5 期报道，刺激太溪、肾俞治疗肾虚腰痛，经 10 次治疗腰痛减轻，20 次痊愈。

5. 其他病症 肾虚咳喘（配气海、太渊）、咳嗽、咯血（配太渊、列缺）、呃逆、五更泄或津亏便秘、脱发、糖尿病。

太溪属先天之本肾经，强壮泌尿、生殖机能，而且还生津止渴、润肠通便，对慢性咽炎（肾阴不足、咽干喉燥、没有唾液、喝水也不管用）、习惯性便秘、糖尿病起一定的治疗作用。

（1）呃逆：《北京中医杂志》1994 年第 2 期报道，强刺激太溪、素髎（鼻尖）治疗呃逆 114 例，有效 112 例（98.6%），其中治愈 68 例（59.6%）。

（2）五更泄：《浙江中医学院学报》1997 年第 5 期报道，灸太溪、关元治疗肾阳虚慢性五更腹泻，每次每穴灸 10 分钟，连灸半年，大便成形，精神振作。

（三）操作方法

指压、按摩、艾灸、皮肤针叩刺都可行，每次 5 ～ 10 分钟。指压、按摩（可以与外侧面的昆仑穴对捏按揉）、针刺法也十分安全，根据不同人跟腱的厚度，用毫针直刺 1 寸左右或直接透刺外踝面的昆仑穴。

揉太溪穴时，很多人根本没反应，尤其是身体虚弱的人，什么反应都没有，而且一按就凹陷下去了。这时，痛的要把它揉得不痛；不痛的（麻木），一定要把它揉痛。

六十五、照海——滋阴润肺，清利咽喉

"照"乃光明所及，"海"为百川所归。穴在内踝下，为肾经脉气所归、阴跷脉所生之处，脉气明显，阔大如海，故名。又名"阴跷"。

（一）定位取法

足内踝尖下方凹陷处，两足底相对，内踝下凹陷处是穴（图202）。

（二）治疗作用

通经活络、调理肝肾、镇惊宁神、滋阴降火。

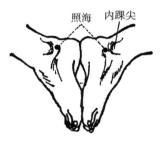

图202　照海

1. 本经所过肢体病症　配昆仑、太溪、申脉治踝关节病（扭伤、肿胀、疼痛、活动不利、足下垂）、足跟痛、下肢痿痹、足外翻（配三阴交、纠外翻：承山穴内侧5分处）。

2. 泌尿系统疾病　小便频数、淋沥不尽、尿潴留。

（1）尿道炎：《中国针灸》1991年第5期报道，针刺照海、中极（加灸）、三阴交为主治疗非淋菌性尿道炎405例，每日1次，10次为1个疗程。结果：多数患者在1个疗程内治愈，重者3个疗程可愈。

（2）尿闭：《上海针灸杂志》2002年第4期报道，深刺照海穴治疗手术后尿潴留34例，每日治疗1～2次，有效33例

（97.1%），其中痊愈30例。

《河南中医》2002年第3期报道，照海穴位注射生理盐水治疗手术后尿潴留50例，30分钟左右令病人排尿。结果：有效48例（96%），其中即时排尿40例。

《江西中医药》2004年第2期报道，强刺激照海穴治疗尿潴留40例，全部见效，其中针后即能自主排尿者35例。

（3）肾绞痛：《广西中医药》1996年第3期报道，针刺照海、行间、太溪穴治疗肾绞痛32例。其中26例疼痛消失，6例疼痛减轻、可以忍受。

3. 妇科疾病　配关元、三阴交治月经不调、痛经、赤白带下，阴痒、不孕症、难产、产后恶露不下、产后腹痛、子宫脱垂（配百会、关元、归来）。

不孕症：《中国针灸》2001年第6期报道，针刺照海等穴治疗子宫位置异状的不孕症12例（肝郁气滞加太冲，月经有血块、色黑者加三阴交），每日1次，7次为1个疗程。结果：受孕10例（3个疗程受孕5例，6个疗程后受孕4例，9个疗程后受孕1例）。

4. 头面、五官病症　治面神经麻痹、头目昏沉、面黑、眼睛干涩、夜盲、耳鸣等病症。配列缺、合谷，治胸膈、肺系、咽喉诸疾，诸如咽喉干痛、声音嘶哑或失音、喉肌或声带麻痹、咽神经症（梅核气）、虚火牙痛。

（1）咽喉肿痛：《陕西中医》1988年第3期报道，针刺照海、鱼际、太溪为主治疗各种病因引起的咽喉肿痛220例，每日1次。结果：有效198例（90%），其中治愈195例（88.6%）。

（2）急性咽炎：《山东中医杂志》1999年第11期报道，强刺激照海穴治疗急性咽炎45例，全部治愈。其中1次治愈28例，2次治愈9例，3次治愈8例。

（3）慢性扁桃体炎：《中国针灸》2001年第6期报道，针照海、灸涌泉治疗慢性扁桃体炎 30 例，每日 1 次。结果：治愈 12 例，显效 15 例，好转 3 例。

（4）声音嘶哑：《针灸临床杂志》2001 年第 4 期报道，针刺照海穴治疗声音嘶哑 92 例，每日 1 次。结果：有效 86 例（93.5%），其中治愈 65 例（70.7%）。

（5）梅核气（咽神经症）：《针灸临床杂志》1995 年第 2 期报道，针刺照海穴治疗梅核气 65 例，有效 63 例（96.9%），其中治愈 54 例（83.1%）。

5. 神志病症　失眠（配神门、三阴交）或嗜睡，精神恍惚、忧郁，善悲不乐，梦游症，癫痫夜发（金元时代名医张洁古说："癫痫夜发灸阴跷。"阴跷即指照海穴），惊恐不宁，小儿惊风（《三因方》"小儿初生，脐风撮口，诸药不效，取照海穴针入三分或灸三壮，立效"）。

失眠：《时珍国医国药》2003 年第 12 期报道，艾灸照海穴治疗不寐 124 例，每天下午治疗 1 次，10 次为 1 个疗程。经治 2 个疗程治疗，有效 110 例（88.8%），其中治愈 50 例（40.3%）。

6. 其他病症　咳嗽、气喘、咯血、呃逆（配内关、后溪）、高血压、头痛、头晕、梅尼埃病、肋间神经痛疝痛（配大敦），便秘属虚者（配中脘、大横、支沟、太溪，《玉龙歌》"大便秘结不能通，照海分明在足中，更把支沟来泻动，方知妙穴有神"）。

（1）头痛、头晕：《新医学》1976 年第 3 期报道，针刺照海学治疗感冒引起的头痛、头昏 13 例。1 次治疗后，8 例症状消失，2 例减轻。

（2）梅尼埃病：《甘肃中医》1995 年第 4 期报道，针刺照海治疗梅尼埃病 230 例，可酌情配用内关、太冲穴。结果：有效 226 例（98.3%），其中近期治愈 207 例（90%）。

（3）肋间神经痛：《云南中医杂志》1982 年第 6 期报道，强刺激照海穴治疗肋间神经痛 50 例，有效 46 例（92%），其中治愈 29 例（58%）。

（三）操作方法

同"申脉"穴。

六十六、先天之本、肾之根——涌泉

穴名本意是指地下出水，穴在足心，居人身最低位，是肾经的"井"穴，脉气所发，如水之源头（泉水从井底涌出），注入溪流，汇入江河。其所生之肾水可灌注周身诸脉，使生命之力不息，故名。又名"足心""地冲"。

（一）定位取法

足底部，不连脚趾的足底正中前 1/3 与后 2/3 交点凹陷中。如果将足趾向下屈曲，则足底前缘大小鱼际之间形成的凹陷中点即是（图 203）。

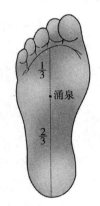

图 203　涌泉

（二）治疗作用

全身要穴之一，有泻热开窍、回阳救逆、滋肾清心、降压止痛的作用。

1.本经所过的足底局部病症　足心热、足心出汗、足跟痛、足跖疼痛、足底疼痛。

（1）足底痛：《上海中医药杂志》1987 年第 7 期报道，拇指顺时针按揉涌泉穴 10 分钟，治疗足底痛 19 例，每日 1 次。经

7～15 次治疗后，痊愈 17 例，显效 2 例。

（2）足心（手心）瘙痒症：《河南中医》1999 年第 1 期报道，针刺治疗足心（手心）瘙痒症 50 例。取穴：足心瘙痒，取患侧涌泉、足三里，配对侧合谷、劳宫；手心瘙痒，取患侧劳宫、合谷，配对侧涌泉、足三里；若手足都发热瘙痒，双侧手足均取。单刺涌泉或劳宫时，用粗毫针浅刺，待有针感时留针 15 分钟；手三里、足三里采用泻法，以针感传至手或足为佳；合谷穴针尖斜向手心劳宫，平补平泻。每日 1 次，15 次为 1 个疗程。结果：有效 49 例（98%），其中痊愈 48 例（96%）。

（3）足跟疼痛：《上海针灸杂志》1996 年第 3 期报道，隔姜灸涌泉穴治疗跟痛症 132 例。患者俯卧位，脚心朝上。切 3 分厚鲜姜片，用针密刺小孔后置于患足涌泉穴上，灸 7 壮后换姜片，再灸 7 壮。每日 1 次，10 次 1 个疗程。结果：全部有效，其中痊愈 113 例（85.6%）。

2. 泌尿、生殖系统病症　遗尿、二便不利、尿潴留、肾结石等。

遗尿、尿频：《中国针灸》1995 年增刊报道，伤湿止痛膏外贴涌泉穴，治疗 2 例用西药未效的遗尿、尿频患者。经 3～5 天治疗后，病情明显好转，1 周痊愈。

泌尿系结石：《医学理论与实践》1995 年第 10 期报道，将王不留行籽用伤湿膏贴敷在双侧涌泉穴上，每天按揉多次，7 天更换 1 次；并加中药排石散（玄参 300 克，生地、麦冬各 240 克，金钱草 200 克，黄柏、知母、鸡内金、海金沙各 100 克，牛膝 60 克，丹参、地龙各 50 克，皂角刺、穿山甲、甘草梢各 30 克。气虚加党参、黄芪；恶心呕吐加半夏；发热或尿内有脓细胞加金银花、蒲公英。焙干研细为末，分为 30 包，每包 50 克，每日 1

包，水煎取汁 2000 毫升，连同药末频频饮服），治疗泌尿系结石 106 例，30 天为 1 个疗程。经过 5 ～ 60 天的治疗后，有效 93 例（87.7%），其中治愈 77 例（72.6%）。

3. 头面、五官病症　阴虚火旺，虚火上炎证致头顶痛、头晕目眩（相当于高血压，配百会、太冲）、腮腺炎、视物昏花、眼干涩、耳鸣、鼻出血、口疮、口角流涎、肾虚牙痛、舌强不语、咽炎、咽干喉燥、声音嘶哑等。

（1）高血压病：中医学对高血压的认识，基本上属于肾水不足、肝火偏旺的阴虚阳亢证，指压或刺激涌泉穴有较好的滋阴潜阳、平降肝火的降血压作用。《针灸特定穴临床实用集粹》（郭长青等 . 北京：人民卫生出版社，2002.）中记载：针刺涌泉穴有很好的降血压作用，艾条温和灸 30 分钟后，收缩压（新标准）t 值为 8.55，舒张压 t 值为 8.09，与口服"心痛定"具有同等快速的降压效果。

《中国民间疗法》2004 年第 4 期报道，掌心按摩涌泉穴，控制高血压 20 例。晚上睡前先用热水泡脚，后用双手掌心劳宫穴分别与双脚涌泉穴对搓约 10 分钟，每日 1 次。结果：显效 12 例（能保持血压平稳），好转 7 例，无效 1 例。

（2）咽炎：《山东中医杂志》1995 年第 8 期报道，吴茱萸粉外敷涌泉穴治疗小儿咽炎。急性咽炎晨贴晚取，并可配用银黄口服液；慢性咽炎宜晚贴晨取，每日 1 次，连用半月。结果：急性咽炎 24 小时内咽痛主症可消失，48 小时退热者占 83.3%；溃疡性咽炎 24 小时咽痛、拒食消失，5 日内痊愈率占 80%；慢性咽炎 75% 的患儿自觉症状消失，咽后壁色暗红及增生的淋巴滤泡大多消失。

（3）扁桃体炎：《中国民间疗法》2000 年第 5 期报道，土茯苓外敷涌泉穴治疗小儿急性扁桃体炎 20 例。将土茯苓 20 克研为细末，米醋调为糊状，涂敷于两足涌泉穴，外贴一层塑料布，然后以绷带包扎，睡前敷药，次日晨起取下。结果：均获疗效，一般 1～3 次见效。其中治愈 16 例。

4. 神志病症　失眠、神经衰弱、记忆力下降（配神门、三阴交）、中暑（配曲泽、委中），配水沟、百会、中冲救治中风、昏迷、癫痫、癔症、小儿惊风等。

足心涌泉是肾经经气的起点，从足底顺经而上，贯穿脊髓直通大脑；而与大脑、小脑、五官等组织器官有关的都相对集中在脚趾部位（大趾端和足心还分别是脾、肝、肾三条经脉的起始点），对它们进行正确的按摩刺激，能够达到增强记忆力的目的。配合关元（下腹部正中线脐下 3 寸）、内关（掌面腕横纹中点上 2 寸）、太溪（足内踝与跟腱水平连线中点凹陷中）还能治疗惊恐伤肾之症。

（1）失眠：《中国针灸》2000 年第 2 期报道，艾灸涌泉穴治疗失眠症 38 例。临睡前先用温热水泡脚 10 分钟，点燃艾条对准两侧涌泉穴分别施灸 15～20 分钟，每日 1 次，7 日为 1 个疗程。结果：痊愈 21 例，好转 17 例，全部有效。《陕西中医》2005 年第 5 期报道，艾灸涌泉、足三里配合捏脊治疗失眠症 62 例。先用温热水泡脚 10 分钟，然后用艾条温灸双侧涌泉和足三里，每次每穴各灸 20 分钟；灸后再按捏脊常规操作 3～5 遍。每日 1 次，10 次为 1 个疗程。结果：有效 60 例（96.7%），其中痊愈 36 例。

（2）高考前神经衰弱症：《江西中医药》1995 年增刊报道，中药敷贴涌泉穴治疗高考前期学生神经衰弱症 47 例。吴茱萸、肉桂、酸枣仁各等分，研为细末，临睡前取药粉 10 克左右，调酒炒热敷于两足涌泉穴（可根据症状加神门、三阴交、太冲）。每天换药 1 次，1 周为 1 个疗程。结果：全部有效，其中痊愈 29 例。

（3）癔症：《中医杂志》1981年第2期报道，短促强刺激涌泉穴治疗癔病性失语68例，1次而愈67例（98.5%）。《湖北中医杂志》1987年第5期报道，针刺涌泉穴加语言暗示治疗癔病50例，49例1次而愈（98%）。《中国针灸》和《黑龙江中医药》1995年第3期报道，针刺涌泉穴治疗癔病39例，均1次而愈。

5. 其他病症　感冒、体虚咳喘、老慢支、支气管哮喘、肺炎、肺心病、咯血、呃逆、泄泻、五更泄，产后乳少、乳腺炎，遗尿、二便不利、尿潴留、肾结石。

（1）支气管哮喘：《上海中医药杂志》1966年第5期报道，中药外敷涌泉穴治疗小儿支气管哮喘12例，取桃仁60克，栀子18克，杏仁6克，胡椒3克，糯米4.5克，共为细末，加蛋清调成糊状敷涌泉穴12小时。每日1次。结果：全部获效。

（2）咯血：《中国针灸》2001年第7期报道，中药外敷涌泉穴治疗支气管扩张咯血56例。将肉桂末、冰片各3克，硫黄末6克，大蒜粉（若无大蒜粉，可用新鲜大蒜瓣去皮）9克，研匀后加蜂蜜适量调成膏状，分成2等份置于医用胶布中间备用。将双足洗干净，取药膏敷贴双侧涌泉穴，成人男性一般贴6～8小时，成人女性贴4～6小时，儿童贴3小时。2次为1个疗程。结果：有效51例（91.1%），其中治愈37例（66.1%）。

（3）肺心病：《中国民间疗法》1999年第1期报道，外敷涌泉穴治疗肺心病288例。取桃仁、杏仁各12克，栀子3克，胡椒7粒，糯米14粒，紫皮大蒜10瓣，捣碎用生鸡蛋1个调为糊状，每晚睡前洗净足部，将5毫克药糊贴于涌泉穴（左右脚交替应用）。每日1次。结果：有效237例（82.4%），其中痊愈108例（37.5%）。

（4）产后乳少：《中国针灸》2002年第5期报道，强刺激涌泉、三阴交为主下乳46例，每日1次。对气血虚弱严重者配合营养饮食及补血药如当归、党参、黄芪等煎服。结果：全部有效。

（5）产后乳汁不通：《中医杂志》1987年第2期报道，在强刺激膻中、乳根穴，乳汁仍未出者再针双侧涌泉穴治疗乳汁不通64例。针后立即用手捏挤乳房，并让婴儿吸乳。结果：均获良效。乳房红肿硬结者可以明显消退，一般于2日内显效，3日恢复正常；泌乳不足者绝大部分在针刺得气后有针感由股内直至胞宫，同时有子宫收缩感，半小时后乳房发胀，乳汁泌出。《单穴治病选萃》（吕景山，人民卫生出版社，1995年第1版）针刺涌泉穴治疗乳汁不通83例，起针后立即用手按摩和挤压乳房，或让婴儿吸乳。经1～3次治疗，有效81例（97.6%），其中显效49例（59%）。

（三）操作方法

指压、按摩、锤击、搓法、泡脚、踩石子、药物敷贴等，都不失为刺激涌泉穴的好方法，指压最好采用拇指或中指直接按揉，也可以用中指在下（点压涌泉）、拇指在上（按揉太冲）的对捏法；如果用针刺法，针向最好朝太冲穴方向透刺0.5～1寸；可以同时起到益肾阴、平肝阳的最佳治疗作用。

1. 涌泉穴最好采用搓法　每晚睡前先用温度比较高的热水泡泡脚，然后坐在床上，弯曲膝关节，根据自身情况的需要，选择实施各种各样的搓法。先将笔者在临床实践中，根据不同病症摸索出来的涌泉搓法简介如下：

（1）传统搓法：同侧的手握住同侧足趾，对侧手指并拢，斜向搓擦足心，反复300～500下，使足心发热、发麻为宜。最后用抓握足趾的手围绕脚趾做圆周揉搓（或者双手掌一手在足背、一手在足底对摩足趾）50下左右（图204）。

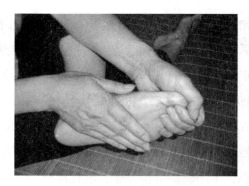

图 204　传统搓涌泉法

　　在上述传统搓法的基础上，笔者结合自己的体会，创立了改良搓法：

　　（2）改良搓法：用对侧手掌搓足心，同侧的手也不要闲着，拇指和其余四指自然分开，虎口轻轻护住小腿下端，随着搓足心的节律，大拇指指腹从脾经三阴交穴向下搓至肾经太溪穴。反复300 ～ 500 下，使足心发热、发麻为宜（图 205）。

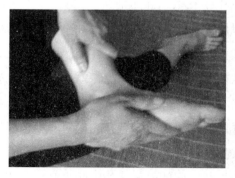

图 205　改良搓法

　　（3）双手交叉搓法：急性子、业余时间不多者，可以用双手交叉搓法，这样可以节省一些时间。坐位，两足心相对，双手掌交叉置于足心同步搓擦，反复 200 ～ 300 下，使足心发热、发麻为宜（图 206）。

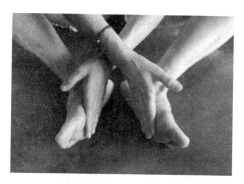

图 206　双手交叉搓法

（4）实施上述传统搓法活改良搓法，如果感觉到搓的手有些累了，也可以改为拳心搓法、掌跟搓法和指关节搓法、第 5 指掌关节搓法等。以拳心搓法为例：同侧的手握住同侧足趾，对侧的手半握拳，用拳心搓擦足心，反复 300 ～ 500 下，使足心发热、发麻为宜（图 207）。

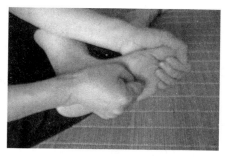

图 207　拳心搓法

（5）就算有时候很累了，不想坐在床上搓脚心，也可以半靠在床缘上，将一只脚的足心压在对侧小腿上，在膝关节与足背之间上下反复搓擦（双侧交替进行，图 208）。这样，足心的肾经涌泉穴摩擦小腿前面的胃经和内侧的脾经、肝经、肾经诸穴，既强壮先天之根，又补益后天之本，"先后天"同时都得到了调节。

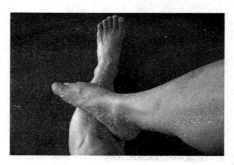

图 208　利用小腿搓足心法

搓涌泉法每天可酌情作 2 ～ 3 次，只要在睡觉前、起床前或平常休息时搓揉几分钟就行了。有交通心肾、引火归元、温肾壮阳、促进睡眠的作用。长期坚持，对于健全脑神经功能、延缓脑细胞衰弱、改善睡眠、旺盛精力、提高智能、防治健忘、增强记忆是大有裨益的。

据文献记载，用手心搓涌泉法源于宋代大文学家苏东坡的养生保健方法。他在《仇池笔记》中记载了扬州的一位长寿的武官，因注重保健按摩，尤其是经常按摩足底的涌泉穴，"每日五更起坐，两足相向，热摩涌泉穴无数，以汗出为度"。虽在气候潮热、疟疾和各种传染病横行的两广地区当官十多年，但从来没有感染过什么病、吃过什么药。年纪虽大依然面色红润、腿脚轻快。使得苏大学士十分羡慕，于是效仿其按摩法，果然有很好的益肾明目、交通心肾、镇静宁神等防病保健之效。

　　苏东坡有一次上寺庙去拜望自己的老朋友——佛印和尚，两人谈天说地直到深夜，东坡也就留宿在寺庙与佛印对榻而眠。和尚每天晚上睡觉之前是要盘腿打坐念佛经的，当他闭眼正念着的时候，听到对面床上似乎有动静。睁眼一看，只见苏东坡也是盘腿而坐，一只手的手心正对着另一只脚的脚心不停地上下搓动。佛印心想：你们文人平时不念佛经，看我们僧人念经，你也来装模作样凑热闹，还搞出新花样的姿势和动作。于是就脱口而出念了四句顺口溜："学士打禅坐，默念阿弥陀，心想随观音，奈何有老婆。"苏东坡搓完脚心，也回应了四句打油诗："东坡搓脚心，并非随观音，只为明双目，事事看分明。"

　　在搓涌泉的同时，如果能同步进行叩齿（在闭口的情况下上下齿轻轻叩击）、漱腮（在闭口的情况下反复做漱口状）、搅海（在闭口的情况下用舌头在牙齿的上下左右乃至上下颚之间反复搅动）、咽津（经过上述反复叩齿、漱腮、搅海等动作，口腔里的津液会越来越多，这时候，再将这些津液分三小口缓缓吞下——三口为"品"嘛！当然，正患口腔炎、牙周炎者例外），则更能发挥固齿生津、补益肾气的效应。适宜于肾虚牙痛，眼、鼻、口干燥综合征等。

　　郭兰英，搓脚心，八十多岁女高音。我国著名女高音歌唱家郭兰英，2009 年 9 月在央视《艺术人生》节目中透露了自己的健身法："每天清晨醒来后，在床上双手交叉按摩脚心的涌泉穴，对身体大有好处。只要坚持，必有成效。"常年坚持搓脚心，八十多岁唱女高音不减当年。

　　2. 足疗或踩石子法　据北京师范大学体育运动学院赵纪生医生报道，现代医学研究表明：当按摩足部反射区后，足部的温度会升高，血液流速会加快（经测定，没有按摩足部时，足部血液流速为 12 毫米/秒，全面按摩足部，血液流速可翻一倍，达到 24～25 毫米/秒），因此是一种很好的强身健体的方法。老年人如果行动不便，可以每天按一按足底。对于年轻人，建议经常去公园的鹅卵石子路上走一走。现在，公园大都会特意铺设一段鹅卵石路，不少社区也辟出弯弯曲曲的卵石小径，健身者可以赤足在上面走或慢跑，或蹦跳几分钟。甚至有的游泳池也将瓷砖底改为卵石底，以便游泳者在挥臂畅游之余，美美地在水中踩石头放松一下。这类活动同郭兰英老师的足底按摩效果相同，有很好的强身健体的效果。特别是在秋天，抵抗力下降，多做做踏石活动，能够起到防感冒的效果。对那些整天生活在写字楼的人，下班后尤其需要多做按摩脚心活动。除了增强身体抵抗力外，人是个带电体，干燥环境中，人体的储电量可达几百至几千伏特。这些静电如不及时释放，就将影响到人的大脑神经及血压。工作一天下来，头会感觉昏昏沉沉就是这个道理。光着脚板踩石子，让人体直接与大地接触，便于静电释放，就像盛夏坐在地下室或躺在地上一样，令人轻松、舒适和清爽，比做些健美操更有效。

3. 涌泉穴药物敷贴法治病疗疾举例

（1）感冒：《中医外治杂志》2000 年第 1 期报道，中药外敷涌泉穴治疗感冒 35 例。睡前用热水浸泡双足 20 分钟左右，双足擦干后，将一粒强力银翘片研细末，分撒在 2 块麝香追风膏上，贴敷在涌泉穴上，喝 1 杯热开水入睡。结果：有效 30 例（85.7%），其中痊愈 19 例（54.3%）。

（2）喘息性肺炎：《中原医刊》1994 年第 10 期报道，中药敷贴涌泉穴辅助治疗喘息性肺炎53例（均系西药抗感染及超雾化吸入常规治疗无效者）：桃仁60克，栀子18克，杏仁、麻黄、白芥子、胡椒各6克，糯米5克，细辛3克，共研细末；再用麻黄、细辛水煎，浓缩约5毫升，与药末调和，加鸡蛋清适量调成糊状，分成4等份，置于伤湿膏上贴敷于涌泉穴及其足背相对应的位置，12小时去药。隔12小时再敷第2次，连用4天。结果：49例均在4天内体征明显好转（92.5%），仅4例无效。

（3）肺心病：《中国民间疗法》1999年第1期报道，外敷涌泉穴治疗肺心病288例。桃仁、杏仁各12克，栀子3克，紫皮大蒜10瓣，胡椒7粒，糯米14粒，捣碎；另取生鸡蛋清1个，加药末调为糊状。每晚睡前洗净足部，将5mg药糊双脚涌泉穴，外以胶布固定，次晨去之。结果：有效237例（82.4%），其中痊愈108例（37.5%）。

（4）顽固性呃逆：《中华护理杂志》2005年第11期报道，吴茱萸外敷涌泉穴治疗顽固性呃逆124例。吴茱萸30克，研成细末，用醋调成稠膏，晚上睡前取适量敷于双足心涌泉穴，外盖塑料薄膜纱布，胶布固定，次晨去掉。结果：有效122例（98.4%），其中治愈118例（95.2%）。

（5）泄泻：《上海针灸杂志》1990年第4期报道，中药外敷涌泉穴治疗泄泻110例。吴茱萸、白芥子各适量，研为细末，加陈醋调成糊状每晚睡前敷于涌泉穴，次晨去下。结果：有效107例（97.3%），其中痊愈103例（93.6%）。

（6）高血压病：《河北中医》2004年第10期报道，吴茱萸贴敷涌泉穴治疗高血压病31例。吴茱萸10克，研末，加醋和蒜泥适量调成糊状，用纱布包后敷双侧涌泉穴，胶布固定，24小时更换 1 次，10 次为 1 个疗程，隔 1 周进行下 1 个疗程。结果：治愈 2 例，显效 18 例，好转 9 例，无效 2 例，有效率 93.5%。《中医外治杂志》2002 年第 2 期报道，涌泉穴贴药治疗妊娠期高血压 21 例。吴茱萸 10 克，研末，加蒜泥适量调匀，每晚睡觉前先用温水洗脚，然后将上药敷于双侧涌泉穴，再用伤湿止痛膏外敷固定，一般 3 次为 1 个疗程。结果：治愈 17 例，好转 3 例，无效 1 例。

（7）腮腺炎：《中国社区医师》2006 年第 23 期报道，中药贴敷涌泉穴治疗小儿腮腺炎 58 例。取吴茱萸 9 克，胡黄连、胆南星各 6 克，大黄 4 克，肉桂 1 克，研成细末，每次取少量药粉，用陈醋或水调成糊状，敷贴于涌泉穴，外用纱布固定，每天更换 1 次。均在 2～4 天痊愈。

（8）鼻出血：《中国民间疗法》2003 年第 8 期报道，中药贴敷涌泉穴治疗鼻出血 27 例。将大蒜与大黄粉等量共捣如泥，贴敷同侧涌泉穴（单侧出血取患侧，双侧出血贴敷双侧）。经贴敷 15～30 分钟后全部血止，一般贴敷 5 分钟后即可见衄血明显减少。《浙江中医杂志》2002 年第 8 期报道，中药涌泉穴贴敷治疗孕期鼻出血（倒经）27 例。山栀 7 个（去皮），鲜葱白适量，共捣烂，每晚敷双涌泉穴，用绢布包扎至第二天早晨。每天 1 换，10 天 1 疗程。结果：有效 22 例（81.5%），其中治愈 13 例。

（9）口角流涎：《儿科临床经验选编》（赵心波，人民卫生出版社，1979 年第 1 版）：中药涌泉穴贴敷治疗口角流涎 100 例。按 3∶1 的比例取吴茱萸、胆南星，共为细末，每次取 15 克，用陈醋调成糊状敷于涌泉穴。每日 1 次，连用 2～3 周。结果：全部治愈。

（10）口腔溃疡：《安徽中医学院学报》1994 年第 4 期报道，中药外敷涌泉穴治疗口腔溃疡 256 例。大黄 40 克，吴茱萸 30 克，胡黄连、天南星各 20 克，烘干，共研细末，每晚睡前取药末 20 克加醋适量，调成稀糊状，敷双侧涌泉穴，外用塑料布覆盖，再用纱布固定，次晨起床时去掉。治疗期间停用其他药物，多饮水，可配用金霉素液漱口，连用 5 次为 1 个疗程。结果：有效 219 例（85.5%），其中治愈 167 例（65.2%）。